中国百年百名中医临床家丛书

张 云 鹏

张云鹏　著

胡　军　周琴花　杨悦娅　陈理书

协助整理

陈理书　统稿

全国百佳图书出版单位

中国中医药出版社

·北　京·

图书在版编目（CIP）数据
张云鹏 / 张云鹏著. -- 北京：中国中医药出版社，2002.8（2025.8 重印）
（中国百年百名中医临床家丛书）
ISBN 978-7-80156-333-0
Ⅰ.①张… Ⅱ.①张… Ⅲ.①中医学临床－经验－中国－现代 Ⅳ.①R249.7
中国版本图书馆 CIP 数据核字（2002）第 011568 号

中国中医药出版社出版
北京经济技术开发区科创十三街 31 号院二区 8 号楼
邮政编码 100176
传真 010-64405721
廊坊市佳艺印务有限公司印刷
各地新华书店经销

开本 850×1168 1/32 印张 12 字数 277 千字
2002 年 8 月第 1 版 2025 年 8 月第 2 次印刷
书号 ISBN 978-7-80156-333-0

定价 53.00 元
网址 www.cptcm.com

服务热线 010-64405510
购书热线 010-89535836
维权打假 010-64405753
微信服务号 zgzyycbs
微商城网址 https://kdt.im/LIdUGr
官方微博 http://e.weibo.com/cptcm
天猫旗舰店网址 https://zgzyycbs.tmall.com

如有印装质量问题请与本社出版部联系（010-64405510）

出版者的话

祖国医学源远流长。昔岐黄、神农，医之源始；汉仲景、华佗，医之圣也。在祖国医学发展的长河中，临床名家辈出，促进了祖国医学的迅猛发展。中国中医药出版社为贯彻卫生部和国家中医药管理局关于继承发扬祖国医药学，继承不泥古、发扬不离宗的精神，在完成了《明清名医全书大成》出版的基础上，又策划了《中国百年百名中医临床家丛书》，以期反映近现代即20世纪，特别是新中国成立50年来中医药发展的历程。我们邀请卫生部张文康部长做本套丛书的主编，卫生部副部长兼国家中医药管理局局长佘靖同志、国家中医药管理局副局长李振吉同志任副主编，他们都欣然同意，并亲自组织几百名中医药专家进行整理。经过几年的艰苦努力，终于在21世纪初正式问世。

顾名思义，《中国百年百名中医临床家丛书》就是要总结在过去的100年历史中，为中医药事业做出过巨大贡献、受到广大群众爱戴的中医临床工作者的丰富经验，把他们的事业发扬光大，让他们优秀的医疗经验代代相传。百年轮回，世纪更替，今天，我们又一次站在世纪之巅，回顾历史，总结经验，为的是更好地发展，更快地创新，使中医药学这座伟大的宝库永远取之不尽、用之不竭，更好地服务于人类，服务于未来。

本套丛书第一批计划出版140种左右，所选医家均系在中医临床方面取得卓越成就，在全国享有崇高威望且具有较高学术造诣的中医临床大家，包括内、外、妇、儿、骨伤、针灸等各科的代表人物。

本套丛书以每位医家独立成册，每册按医家小传、专病论治、诊余漫话、年谱四部分进行编写。其中，医家小传简要介绍医家的生平及成才之路；专病论治意在以病统论、以论统案、以案统话，即将与某病相关的精彩医论、医案、医话加以系统整理，便于临床学习与借鉴；诊余漫话则系读书体会、札记，也可以是习医心得，等等；年谱部分则反映了名医一生中的重大事件或转折点。

本套丛书有两个特点是值得一提的：其一是文前部分，我们尽最大可能地收集了医家的照片，包括一些珍贵的生活照、诊疗照，以及医家手迹、名家题字等，这些材料具有极高的文献价值，是历史的真实反映；其二，本套丛书始终强调，必须把笔墨的重点放在医家最擅长治疗的病种上面，而且要大篇幅详细介绍，把医家在用药、用方上的特点予以详尽淋漓地展示，务求写出临床真正有效的内容，也就是说，不是医家擅长的病种大可不写，而且要写出“干货”来，不要让人感觉什么都能治，什么都治不好。

有了以上两大特点，我们相信，《中国百年百名中医临床家丛书》会受到广大中医工作者的青睐，更会对中医事业的发展起到巨大的推动作用。同时，通过对百余位中医临床医家经验的总结，也使近百年中医药学的发展历程清晰地展现在人们面前，因此，本套丛书不仅具有较高的临床参考价值和学术价值，同时还具有前所未有的文献价值，这也是我们组织编写这套丛书的初衷所在。

中国中医药出版社

2000 年 10 月 28 日

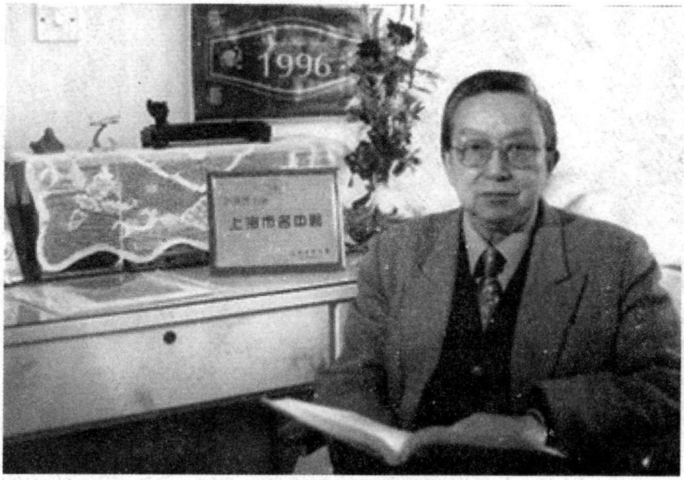

张云鹏先生在寓所

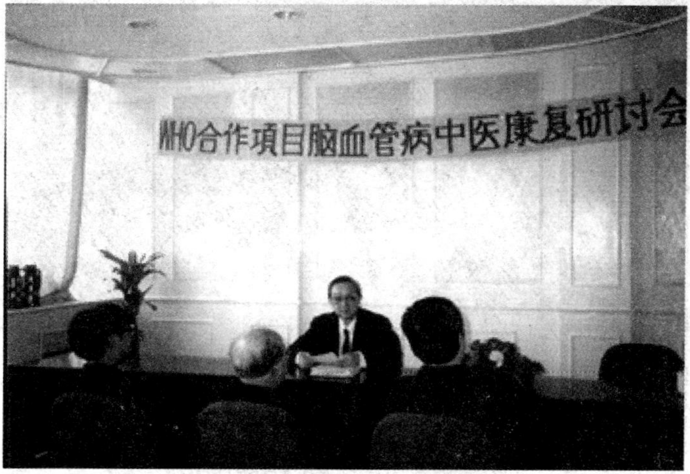

张云鹏先生在主持会议

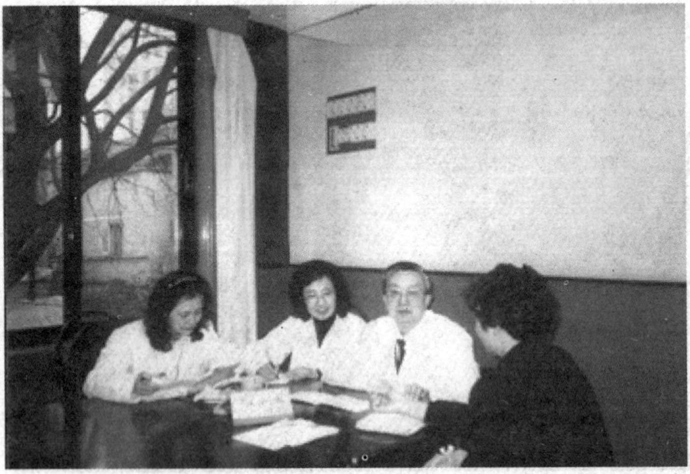

张云鹏先生正在为患者诊治

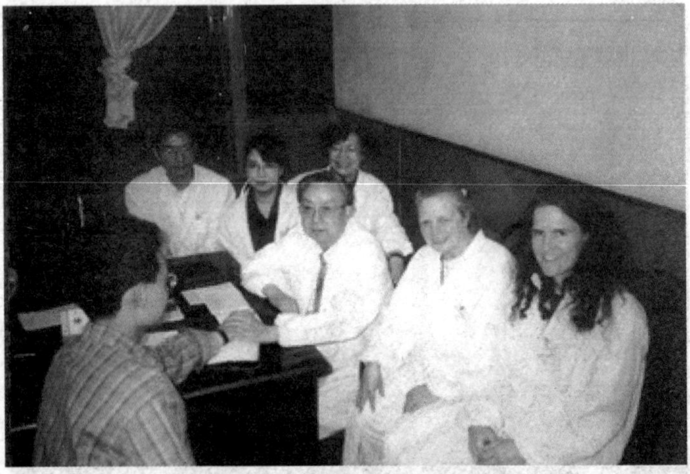

张云鹏先生带教外国留学生

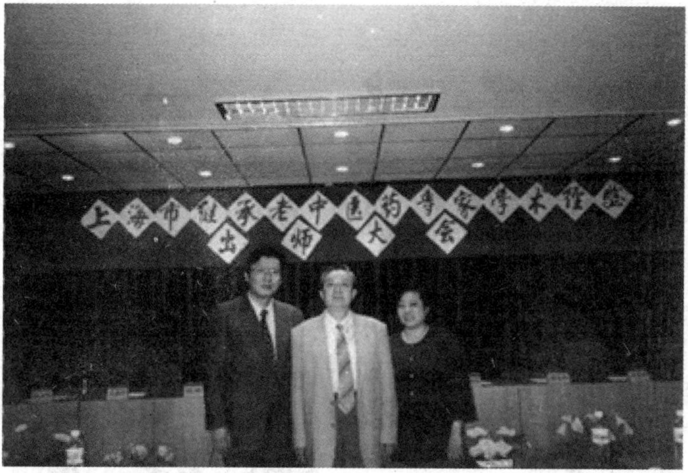

在出师大会上师生合影

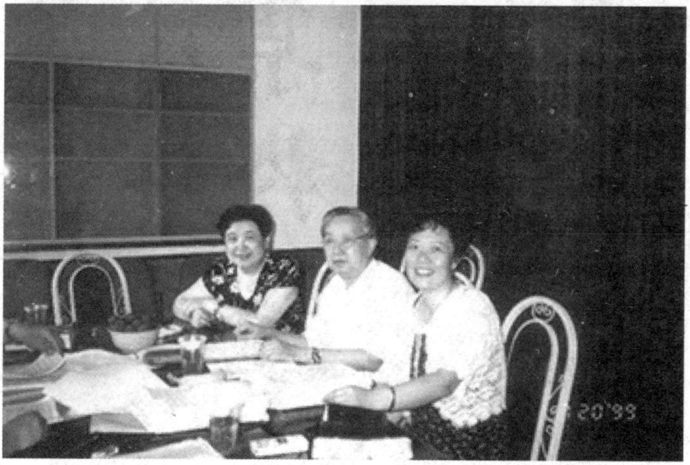
张云鹏先生正在审定文稿

醫案為古人積驗所在近賢經驗之總結亦滙集於醫案特持贈雲鵬同志揣摩

章次公倚裝

時同事於第五門診部

目　录

医家小传

张云鹏（1930年10月），男，江苏省启东市人。主任医师。首届“上海市名中医”、全国名老中医专家。

先生虽年逾古稀，却精神矍铄，脸上常挂着一丝微笑，接待着千千万万的患者，不知疲倦地工作着，从来没有双休日，也难得有假日。不妨看一看先生的诊疗工作一览表：从星期一开始就在上海第二医科大学仁济医院，上海市府大厦特诊部，上海国际医学交流中心医学专家特诊部，上海市中医文献馆老中医门诊部，上海市中医医院，上海市名老中医诊疗所，上海市中西医结合医院，复旦大学医学院金山医院，上海市传染病医院，名医堂，名医苑等单位门诊、会诊、查房，还要临时出诊、义诊，实在太忙了。有人问：“是不是可以推掉一些？”先生深深吸了一口气，轻轻地说：“情面难却，旨在奉献。”为什么有这么多医疗单位邀请先生呢？因为他有精辟的学术观点，丰富的临床经验，辨证深思明鉴，用药广取巧配，铸成自己的独特风格，自成一体，赢得广大病家的信任和好评。

一、学术观点撷菁

崇尚仲景学说，撷采诸家论述

先生从事临床近半个世纪，逐步形成以仲景学说为经，诸家论述为纬，兼收并蓄，融合汇通，坚持发展，重在实效的学术思想。先生精通伤寒，崇尚仲景学说，在 20 世纪 80 年代，先生就发表了长达数万字的“《伤寒论》要义”，认为整体观念是《伤寒论》的基本精神，辨证准确是《伤寒论》的精髓所在，论治严密是《伤寒论》的关键之道，六经提纲是《伤寒论》的辨证要领，合病并病是《伤寒论》的常中之变，而汤证对比、分辨异同指导临床，更是后世医家处方的楷模。

先生善用经方于临证。如桂枝汤治外感风寒表虚证、营卫不和自汗症及雷诺病、冻疮等；桂枝麻黄各半汤治汗出不彻外邪不解证及身痒证；麻杏石甘汤治邪热壅肺之咳喘证；芍药甘草汤治胃肠痉挛及肌肉挛急证；小陷胸汤不仅可治消化系统的痰热互结证，也可治呼吸系统的痰热互结；泻心汤辛开苦降治心下痞，胃气不和，以及寒热错杂偏于湿热的消化道疾病；小柴胡汤常治寒热往来半表半里少阳证，也曾加大剂量治肾周围脓肿之寒热往来而取效；大柴胡汤治胰腺炎，还治肝脓疡；茵陈蒿汤治阳明发黄，肝胆湿热所致的阳黄；白虎汤为阳明经症之主方，又治病毒性脑炎有效；大承气汤攻下通腑，多用于急腹症，收到满意效果，同时对中风闭证有釜底抽薪之妙；四逆散先生非常推崇，常说此方是柴胡疏肝散、逍遥散的祖方，以疏肝解郁、升降气机、调和透邪见长，可治肝郁气滞、月经不调、邪热内郁以及情志不遂等多种疾病；四逆汤回阳救逆治少阴阳虚而阴寒内盛之证，并可统治各种疾病发展到阳气虚脱，周围循环衰竭，休克之证。

先生学宗仲景，旁及诸家，既悟经方之旨，也集时方之长。对汉唐以后的各家学说，善于吸收，研究各家学说不先存成见，而是独立思考，临床验证，为我所用。金·张子和强调汗吐下三法，先生认为：其以汗吐下专治疾病很有独特，但也有缺陷。然对张氏的“良工之治病者，先治其实，后治其虚”之论，先生颇为赞同，成为临床上“祛邪为先”的理论依据。先生治咳喘，寒者从《伤寒论》选用小青龙汤，热者从《景岳全书》选用桑白皮汤，不囿一家之见。赵养葵论述命门相火甚详，形成先生肾为机体调控中心，从肾着手诊治杂病的经验。

明代杰出的传染病学家吴又可，创立“杂气”学说，主张治疗用药针对病因，确为真知灼见，可称中医学上的重大突破。还主张祛邪以宣通为主，急症急攻，常用下法，喜用大黄。对此先生十分欣赏，并在黄疸、中风、肠梗阻、中毒性休克、肝胆疾病中使用，得心应手。

先生也熟悉叶天士的温病学说，在临床实践中不断推敲总结，如治疗昏迷、谵语患者，既遵《伤寒论》阳明腑实症以攻下通腑，又从温病逆传心包理论，配以芳香开窍之药；又如治邪热壅肺，既用麻杏石甘汤清泄肺热，也加用银花、连翘清热解毒。从而提出“伤寒温病统一溶化论”，创热病分期分类的辨证纲要。《临证指南医案》中指出：“今叶氏发明内风，乃身中阳气之变动，肝为风脏，因精气衰耗，水不涵木，木少滋荣，故肝阳偏亢，内风时起。治以滋液息风，濡养营络，补阴潜阳。”先生很赞赏此段有关中风的论述，结合《内经》“诸风掉眩皆属于肝”，“血之与气，并走于上，则为大厥”的著名论断，从而提出中风发病重在“气血逆乱”。

先生佩服王清任敢于指出前辈不能自圆其说矛盾的勇气和创新的精神，尤其是活血化瘀法，对后人很有启发和推广使用的价值。曾撰写“王清任瘀血学说与常见心脑病的临床探讨”一文，参加全国王清任学术思想讨论会。先生临床常用活血化瘀法治疗中风后遗症、高脂血症、心血管疾病、瘀滞型肝炎黄疸、肝硬化腹水及各种疑难杂症。

清代陈士铎的《辨证录》，先生非常推崇，指出陈氏辨证细致，用药精当，在某些药物上剂量较大，有异军突起之妙，符合抓住事物主要矛盾，解决主要方面的辩证思维逻辑。先生在用药构思时，某种程度上引进了陈氏的观点。

总之，先生尊重历史，更注重时代的变迁，从实际出发，融合汇通，形成坚持发展，重在实效的治学思想。

重视系统观念，主张多元辨证

我国从20世纪50年代中期由著名科学家钱学森主持，开始了系统工程的研究。80年代，先生有幸与钱学森博士会见，对钱氏渊博的学识非常敬仰。

先生非常重视系统科学的发展及其与中医学理论的相关性。认为系统科学中占有重要地位的“整体性”“巨系统”“母系统”“子系统”“多层次观念”“加和性与非加和性”“综合性原则”等，在祖国医学的“整体观念”“天人相应”“三因论”“脏象论”“元气学说”“辨证论治”等中，几乎都可以找到某种原始思想。早在80年代，先生就应《光明日报》之约，撰写一篇“中医学理论与现代科学发展总趋势相适应”的文章，并得到北京有关人士的好评。系统观念也包括生物圈的概念，医学气象学研究的兴起，使天人相应的观点得到重视。先生80年代与上海中医学院有关专家合作，进行了日全食对人体有无影响的观察研究，主要负责观察日全食对心血管疾病患者心电图、血压、症状的影响，客观地揭示了天人相应观点的正确性。此项研究，获得了科研奖。

先生从系统观念出发主张多元辨证，提出从多层次、多侧面、多因素、多变量、多方位地考虑疾病的始因与变化。运用系统观念的“关系”，辨人、辨时、辨地、辨病位、辨病因、辨病态、辨病机等，对疾病的认识不但要看到现在症状，还要了解过去症状，同时要预测未来的症状。就辨证而言，中医有八纲辨证、病因辨证、气血津液辨证、脏腑辨证、经络辨证、六经辨证、卫气营血辨证、三焦辨证、七情辨证等。医者，必须整体出发，全面审察，统筹考虑，优化选择，不能执一而论，失之偏颇。在多项式的辨证过程中，必然导致运用综合调节原则。疾病是复杂多变的，证候的显现有真象也有假象，故有“舍脉从症”和“舍症从脉”的理论。还有，在治症、治病、治人上，何者为先，何者为急，都必须在系统整体观念上，采用综合的原则去认识疾病，分析疾病，处理疾病。《素问·阴阳应象大论》说“治病必求其本”，这个“本”是指凡属一切造成这疾病的因素的综合性名称，治其本也就是综合调节，使生命回复到一定的轨道上。

先生对疑难杂症尤宗综合调节，从本施治的方法。如曾治风湿性心脏病伴心肾衰竭，见全身浮肿，心悸气促，腹胀难忍，不能平卧，小便5日不利，舌质暗红，脉沉细而促。

中医辨证阳气衰微，水湿泛滥，气机升降失常。急予扶正与祛邪相兼，理气与化瘀并举，药后小便200~300mL，效不更方，后水肿退，脱离危险出院。

明察邪正态势，果断攻补有序

先生认为：人体是一个有机整体，构成人体的各个组成部分，以各自不同的功能在生理上既相互依赖又相互制约，取决于疾病是逐渐向愈，还是日趋严重，其中的关键所在，是人体的邪正态势。有时扶正为了祛邪，有时祛邪为了正安，医者要根据邪正态势，来正确掌握祛邪与扶正。先生正是善于从众多的症状中抓住要领，分清邪正盛衰，主次关系，矛盾的主要方面，正确观察疾病邪正的走势，不失时机地运用有效的攻与补，治愈了很多疑难杂症。

如甲型病毒性肝炎，发病急，来势凶，有强烈的传染性，先生认为是感受时行疫疠之邪，具有外感热病中瘟疫病的特征。肝胆湿热，热毒内盛是甲型病毒性肝炎的主要病机。因此治疗着眼于消除疫毒，疏理肝胆。急性期以祛邪泄热为主，稳定期以调整机体为主。祛邪不要太猛，扶正不宜蛮补，理气防止过分香燥，疏肝注意耗伤阴液。先生以上述方法治疗甲型肝炎肝功能持续异常者240例，临床治愈率达96.7%。半年后随访，仍达到基本治愈标准。

又如肝硬化，先生认为此系邪毒久恋，痞塞中焦，脾不运化，肝失疏泄，气郁血凝，肝络瘀阻，脾肾两虚，三焦壅塞，气化失司，水湿内停所致。正虚为本，瘀浊阻结为标，是虚实夹杂、寒热交错的复杂重证。治疗主张攻法与补法相结合，内服与外治相结合。内服汤剂重在辨证施治，调节整体，提高免疫功能。当见到肝硬化腹水，胸腹膨胀绷急，气急不能平卧，饮食不下，大小便少而难通，苔腻，脉弦数有力者，先生常用舟车丸、葶苈子等攻下逐水；外敷利于药物吸收，直达病所，疏通经络，改善门静脉血流。先生认为：病达肝硬化腹水阶段，已是邪既实而正却虚，攻逐腹水，虽可缓一时之急，但毕竟是权宜之计，临证要根据患者的寒、热、虚、实、气滞、血瘀、兼湿、夹痰、脏腑虚损的不同，结合肝功能生化指标的具体情况，分清主次先后，何时可攻，何时则补，做到攻补有序。一般采取首先退黄疸，依次是降酶、降球蛋白、升白蛋白，三阳转阴。先生以此法治疗87例肝硬化患者，经过1~3个疗程的治疗，都获得良好效果。

明察邪正态势，果断攻补有序，作为一种治病方法，先生亦用于其他疾病的治疗中。曾治肺炎患者，先予麻杏石甘汤治疗，患者服药后症状有好转，但发现患者面色苍白，汗出较多，脉细无力。表现为阳气不足，先生认为：此患者有邪实的一面，但不能忽视阳气虚的另一面，故采用麻杏石甘汤中加入附子治疗，果然药到病除。

先生在近半个世纪的临床实践中，比较推崇“祛邪为本”，“邪去则正乃安”，“祛邪即是扶正”。这充分反映了先生治病如用兵，主动出击，掌握有利时机，进退有节，积极进取的将军风度。

汲取时代新知，为我临床所用

先生有很深的中医学理论造诣，是中医领域的专家，但他从不满足，而是不断学习一切时代新知，为我临床所用。先生在综合性医院当过多年的中医科主任，与西医同道密切合作，经常中西医联合大查房，建立了很好的友谊。先生从不排斥西医，而是不断学习先进的诊断方法、手段和用药规律。先生认为，中西医互有长短，应该互相学习，取长补短，共同提高。一切从患者利益出发，不要有门户之见。先生在治疗中风中脏腑、肝昏迷患者及尿毒症患者时，经常使用鼻饲、高位保留灌肠的西医给药途径，来保证药物的有效摄入。先生认为广泛的给药途径，本无中医或西医之分，只要对患者有利，谁都能加以应用。

中药药理的研究及其新的进展，先生在临床实践的同时，不断予以关注。如威灵仙治痛风、蒲公英治胃炎及胆囊炎、石韦治尿蛋白、葛根治脑血管疾病、芦荟软化血管、马鞭草抗肝纤维化、黄芩降血压、水牛角解毒保肝、苦参治心动过速、桂枝治心动过缓。先生常在辨证施治的基础上加以应用，提高了临床疗效。先生既采用传统的常用药物，同时又重视民间野生草药，如研究云南小红参治疗心血管疾病、用江西与福建的叶下珠治乙肝等。先生在医疗实践中发现，外感热病的各阶段均存在程度不等的微循环障碍，如肺炎，虽在卫气同病阶段，但每每加入活血药就会缩短疗程，有利于炎症的吸收。先生还将这种思路用于慢性病的治疗，对肺源性心脏病、糖尿病以及一些难病和怪病，在临床尚未发现明显的血瘀征象前，即加入活血化瘀药，果然提高了疗效。

我们经常被先生渊博的知识，引经据典的娓娓道来，参古论今、灵活清晰的思路火花所折服。继承不泥古，创新不离宗。立足于中医，立足于临床，立足于疗效，为中医事业不断作出贡献。这是先生一贯的主张和信念。

二、学无止境　诲而不倦

先生学术思想的由来与形成，与他的“学无止境”的主张是分不开的。先生早年就读于江苏启东董氏中医学校，对唐容川的《伤寒论浅注补正》《金匮要略浅注补正》《本草问答》《血证论》《中西汇通医经精义》《六因条辨》有所认识，对中西汇通有朦胧的认识。其后，又师从启东名医、上海市纺织工业局第二医院中医顾问吴安庆先生，主攻《伤寒论》，以背诵原文为主，逐条进行讲解，并前后互参，深刻领悟，逐步打下了基础。为了不断提高中医学术水平和现代医学知识，先生参加了以张镜人为班主任的上海市第五中医进修班学习，从此先生称张镜人为老师，非常敬佩，尊敬有加，直至今天。1954年起，又利用业余时间，到西藏中路八仙桥青年会九楼，上海市开业医师医学进修班学习现代医学知识达三年之久，听取上海市第一流西医专家讲课，马永江教授任班主任。先生学习认真刻苦，被推选为学习委员。这次进修班的学习使先生扩大了对现代医学知识的视野，同时，先生对著名教授上课的思维方法、语言表达、姿态风范等也悉心观察，为日后的教学工作提供了有利条件。

1955年3月先生开始一个新的起点，到上海市卫生局直属中医门诊所学习，后改为上海市公费医疗第五门诊部，上海市名中医均云集于此。为了培养青年中医，经徐福民主任推荐，先生向陈大年老师学习妇科，向章次公老师学习内科。经名师指点，学识大增。章次公老师赴北京任卫生部中医顾问前夕，还赠《柳选四家医案》医书与先生，以示鼓励。

上海市卫生局决定在综合性医院建立中医病床，有利于总结中医临床经验，于1956年7月调先生至上海市公费医疗医院筹建中医病房。在医疗工作实践中又拜姚揖君与曹惕寅为师。姚师重在经方的应用，曹师主张万病惟求一通。其后，又进上海市卫生局中医内科进修班及上海中医学院深造，并得到章巨膺、金寿山、沈济苍的关爱，再三提出留校执教，因故未成。先生认为：虚心学习，汲取各家之长，融会贯通，提高水平，是一个永恒的课题。诲而不倦，教学相长是一个历史的使命。

先生在临床医疗实践的同时，先后在上海、北京、云南、山东等地，担任不少中医伤寒、温病、诊断、内科、妇科等教学任务和讲学活动，为培养国内外中医、西医学习中医人才，作出积极贡献。尤对《伤寒论》分析讲解令人钦佩。专题讲座“攻下法的临床一得”，“附子的辨证运用”，理论联系实际，使人信服。1987年被云南中医学院评为“教书育人优秀教师”光荣称号。在国际交往中，如1986年在国际科技交流传统医学专修班讲授“心病中医疗法”，深受国外学者欢迎。培养的学生遍及美国、日本、澳大利亚、韩国、中国台湾等地。

应该指出的是，近十年来，先生为上海第一、二、三届名老中医药专家学术经验继承教学，倾注了极大热忱。他担任上海市继承老中医药专家学术经验研究班副班主任、导师。制订研究班教学计划，不仅自己带，自己教，还要全面管。特别是名老中医专家作学术报告，先生总是亲自主持，专家报告后，作三点总结，学员普遍反映说：“张老师三点总结，不多也不少，抓住要点，主题突出，简明扼要，评论恰当，有画龙点睛之妙。”

上海市继承名老中医药专家学术经验工作，在上海市卫生局的领导下，得到国家中医药管理局的肯定，名列前茅，这与先生的辛勤劳动、敬业精神分不开的。先生还被国家中医药管理局邀请至北京，起草有关全国继承工作文件。受中医处委托，先生还参与上海市高层次中医临床人才的培养及上海市高层次中西医结合临床科研人才的培养工作。先生总是说：教学相长，发展中医，提高中医临床水平是要务。

三、精诚服务　创新求效

在人生道路上遵循“唯物求是、以和为贵、精诚服务、旨在奉献”的主张。以“宽容、至诚、创新、求效”八字为座右铭。

先生是全心全意为人民服务的典范，总是把患者放在第一位。患者多时，一天达100多号，怎么办，有人提出，限额。先生认为不妥。限额会造成紧张气氛，患者多，可以分为三个时间段慢慢看。有人说，提高诊疗费，先生认为也不妥，不要增加患者负担。先生就是这样处处为患者着想。在社区服务中，先生常说：“人人为我，我为人人”，“要有一点精神，一片真情，一颗爱心，旨在奉献。”自1989年以来，一直坚持在单位所属卢湾区瑞金街道和家住普陀区石泉街道义诊服务。《新民晚报》曾报道：“名医下里弄六年如一日”，《新普陀报》以“为了提高居民的生活质量”为题，报道了先生为人民服务的事迹。在漫长的医疗生涯中，先生多次被授予“先进工作者”，“优秀知识分子”称号。1996年荣获上海市“老有所为精英奖”，1997年又荣获全国“老有所为奉献奖”。1999年被评为上海市卫生局系统优秀共产党员。1986年先生在云南昆明市中医医院任中医内科主任时，《春城晚报》报道“云厚雨猛，弓劲箭远”为题，以“一封不寻常的感谢信”表扬了他的医德医风；以“极有见地的一招”称赞了他的创新求实。先生识疾治病，主张整体出发、多项辨证、明析标本、分清缓急、坚定果断、机动灵活的原则。先生医术精湛、临床丰富、辨证细致、疗效卓著，对热病、高血压病、冠心病、心律失常、高脂血症、中风、脑血管疾病有独到见解与用药新招；治疗乙肝、脂肪肝、肝硬化、肝癌也积累丰富的临床经验，颇有特色；对妇科月经不调、不孕症、老年病、养生保健等亦有深入研究。擅治疑难杂症，总的思路是全局着眼、调理脏腑、分清虚实、标本兼顾、抓住难点、综合施治。常用虫类药及补肾温阳药治疗疑难杂病，善用攻下法及清热解毒药，以救危急，屡建殊功。

先生历任上海市公费医疗医院中医病房负责中医师，昆明延安医院中医科副主任，昆明市中医医院中医内科主任、主任医师，昆明市中医医院学术委员会副主任，中华全国中医内科学会委员，中华全国中医学会云南分会理事，云南省中医学会内科专业委员会副主任委员，中华全国中医学会昆明分会秘书长。上海市中医文献馆老中医经验及民间医药研究室主任，上海市中医文献馆馆长助理，上海市中医文献馆、上海市中医药科技情报研究所学术委员会主任，上海市中医文献馆、上海市中医药科技情报研究所顾问，《中国医药学报》特约编辑，《云南中医杂志》编委，《中医文献杂志》副主编。上海中医药大学、上海市中医药研究院专家委员会名誉委员，上海市名中医学术之家办公室主任。上海市高等学校教师高级职称中医评审委员会成员。上海市卫生系统高级职称评审委员会名老中医学科组成员。国家中医药管理局医政司脑病急症协作组顾问、上海市中医中风医疗协作中心顾问。中医疑难病研究所特约研究员、风湿病研究所特约研究员、良春中医药临床研究所名誉董事暨专家委员。上海市中医药学会理事、香港国际传统医学研究会国际学术顾问。香港中华中医药学院客座教授。国际卫生医学研究院教授，中国科技文献研究编辑委员会中医典籍编辑部特约编辑。《世界名人录》特约顾问编委、《中国传统医学名医特技荟萃》常务编委、《中国当代高级专业技术人才大辞典》编委、《全国专科特长名医选编》特约编委。《古今中风医案荟萃》顾问。1992年被国务院表彰为发展我国医疗卫生事业做出突出贡献的专家，享受政府特殊津贴待遇。1995年荣获首届“上海市名中医”称号。1997年荣列当代世界传统医学杰出人物。1997年人事部、卫生部、国家中医药管理局确认为全国名老中医药专家学术经验继承工作指导老师。

发表论文，“发热辨治初探”“不整脉特征及中医治疗探讨”等85篇；主编《中国中医独特诊断大全》《中风病》等著作6部；协编《心脏病基本知识》等著作8部。曾获“高血压病临床初步研究”等科技成果奖9项；还有“缺血性中风辨治规律及运用通腑化痰法诊治的临床研究”获卫生部科技成果乙级奖；“肝病辨治心法”等2项，获世界传统医学国际优秀成果奖，“脂肪肝防治要领”获’98世界医药成果杰出论文优秀奖；“姜春华学术思路与方法的研究”获上海市卫生局中医药科技奖三等奖。由于悉心钻研中医学术与临床，成绩显著，引起国内外医学界、学术界的重视，深受海内外广大病员的欢迎和赞扬。主要传略业绩，先后被《中国中医名人辞典》《中国名医列传》《世界名医大全》《上海高级专家名录》等18种辞书、史书所登载。

陈理书整理

专病论治

发热初议

——附100例分析讨论

一、发热的概念

祖国医学对发热的病理生理有着完整的理论体系，它主要建立在“正邪矛盾对立斗争”的观点之上，正如《内经·百病始生篇》说：“风雨寒热，不得虚邪，不能独伤人。卒然逢疾风暴雨而不病者，盖无虚，故邪不能独伤人。此必因虚邪之风，与其身形，两虚相得，乃客其形。”说明疾病发生的过程，也就是“正气”和“邪气”相互斗争的过程，而发热一症，是正邪斗争过程中的剧烈表现，因此，发热的意义，应从两方面来考虑，一方面是正气对致热刺激因素——病邪的一种适应性反应，是生理性抗病措施，又是正气旺盛的标志。故《内经·阴阳应象大论》说："阳胜则热"。《内经·热论》说："人之伤于寒也则为病热，热虽甚不死。"《伤寒论》又以手足温与不温来判别阳之回与不回，来决生死。

但是，另一方面，人体要有一定温度的内环境，因此，发热超过一定限度，就会严重地影响内脏的正常职能，尤其上扰神明就要危象毕露，正如《内经·灵兰秘典论》指出："主不明则十二官危，使道闭塞而不通，形乃大伤。"这种情况，就应该采取《内经·六微旨大论》所说："亢则害，承乃制，制则生化"的方法，把亢热清之下之。

仲景《伤寒论》就是根据"正邪矛盾对立斗争"的观点，把发热过程中的临床表现，根据人体正气的盛衰，病邪的强弱，病位的深浅，以及病势的进退缓急等方面，进行分析、归纳，找出其一定的规律，而定出六个不同的综合性证候类型，将"发热恶寒"列为太阳病；"发热不恶寒"列为阳明病；"寒热往来"列为少阳病；"手足自温"列为太阴病；"不发热但恶寒"列为少阴病；"时厥时热"列为厥阴病，成为六个大纲，对临床指导意义很大。

二、发热的临床表现

发热的临床表现形式是多种多样的，有表，里，寒，热，虚，实之分。

1. 翕翕发热

《伤寒论》："太阳中风，阳浮而阴弱，阳浮者，热自发，阴弱者汗自出，啬啬恶寒，淅淅恶风，翕翕发热，鼻鸣干呕者桂枝汤主之。"（12）

《伤寒明理论》说："所谓翕翕发热者，谓若合羽所复，明其热在外也。"若合羽所复，溢于肌表，属外，风寒之邪，仅止于浅表之位，正气开始抵抗，阳气怫郁于外，太阳病的发热，外感热病恶寒期的发热，表寒，表热证的发热，大都是翕翕发热。

2. 蒸蒸发热

《伤寒论》“太阳病三日，发汗不解，蒸蒸发热者，属胃也，调胃承气汤主之。”（248）

《伤寒明理论》“所谓蒸蒸发热者，谓若熏蒸之蒸，明其热在内故也。”蒸蒸发热，形容热气蒸腾，犹蒸笼之热，由内达外，邪气入里，正气抵抗病邪最旺盛，内外皆热与表热尽在于表者不同。

里热之所不同于表热，曹颖甫《伤寒发微》有这样描述可作参考。他说：“人非肠胃中有实热，虽当暑令，遇冰及井水毛发为之凛然，无他，心有所畏忌也。至遇之辄喜，绝然无所违忤，甚至好风雨而畏晴日，饮寒泉而拒沸汤，则身中阳热，无可复加矣。盖必如是，乃谓之阳明矣。”

蒸蒸发热，在阳明病，外感热病化热期，气热证，里热证中都见此发热。

3. 恶热

《伤寒论》“问曰：阳明病外证云何？答曰：身热汗自出，不恶寒，反恶热也。”（182）

在《伤寒论》中尚有（221）条涉及“恶热”一证，可查阅。

恶热一证，其热位于身体肌肉之间，常欲去衣被，以露其体而求凉爽，为病在阳明，邪热传内，不在于表，正气旺盛的表现，阳明经证，气热证中的发热，常见此象。

4. 潮热

《伤寒论》提到“潮热”者有（104），（201），（208），

(209),(214),(220),(229)七条，兹举二条。

“阳明病潮热，大便微硬者，可与大承气汤，不硬者，不可与之。……”(209)

“阳明病，谵语，发潮热，脉滑而疾者，小承气汤主之。”(214)

《伤寒明理论》“伤寒潮热，何以明之？若潮水之潮，其来不失其时也。一日一发，按时而发者，谓之潮热。……潮热属阳明，必于日晡发者，乃为潮热。……”

我们体会：潮热的含义有二，一指时间而言，如上所述，二取充实之义，形容发热如海水来潮，大河小溪，皆为水所充满，全身手足皆为热所充实而满，同一潮热又有虚实之辨，阳明潮热属实，痨瘵潮热属虚，前者为邪盛，其热缘缘正赤，后者为阴虚，其热两颧发红，以此为要点。

潮热一证，在阳明病腑证，外感热病化热期，里实证中常见之。

5. 寒热往来

本证在《伤寒论》中，主要有四条(96),(97),(136),(147)。具有代表性的是下面一条：

“伤寒五六日中风，往来寒热，胸胁苦满，嘿嘿不欲饮食，心烦喜呕，或胸中烦而不呕，或渴，或腹中痛，或胁下痞硬，或心下悸，小便不利，或不渴，身有微热，或咳者，小柴胡汤主之。

寒热往来，就是寒往而热来，热往而寒来，寒热互相消长地出现。此为病邪在半表半里之间，正气抵抗病邪能力不强，相持不下，正邪分争之时，介于表热里热之间，热多则正气得胜，寒多则邪气得胜。在少阳病，外感热病化热期，半表半里证多见寒热往来。

6. 烦热

《伤寒论》发汗若下之，而烦热胸中窒者，栀子豉汤主之。

烦热主要在心胸之间，热气怫郁，如灼如蒸，烦为阳证，烦而有热则为实证，或因无形邪热内扰胸膈，或因有形实滞，内结肠胃，或因无汗而邪热郁于内，或因正气欲伸而受遏，在半表半里，气热证中多见之。

7. 虚热

虚热亦称内热，假热。在《伤寒论》中有阴盛于内，格阳于外的如（370）、（317）；有阴盛于下，戴阳于上的如（315）；有阳虚发热的如（82）；有阳气未泯而发热的如（292）、（331）；还有阴虚有热的（303）。可查阅鉴别之。

虚热比较常见的有：肝气郁结，营卫不和，中气下陷，阴血不足，阴虚内热，阳虚发热，瘀血内结等，虚热一证外感与内伤均可见之。在外感热病中以伤阴期，阳虚期，太阴，少阴，厥阴三阴病中见之，本文旨在探讨急性发热的辨证施治，有关虚热低热的病机，不予展开讨论，有待再议。

三、六经辨证、卫气营血辨证、三焦辨证的相互关系

热病辨证有六经辨证，卫气营血辨证，三焦辨证，他们之间相互关系如何？历来医家都有不同的看法，个人略抒管见如下：

1. 三种辨证的精神实质是一致的

六经辨证是后汉张仲景所著《伤寒论》的主要辨证论治方法，它在《内经·热论》的基础上总结了汉代以前我国劳动人民同疾病作斗争的实践经验和理论知识，将疾病的各种

临床表现，概括为太阳病，阳明病，少阳病，太阴病，少阴病，厥阴病六个不同的综合性证候类型。

以后，随着时代的前进，防治外感热病的经验和理论都有了新的发展，逐渐形成了温病学说，清代叶天士在《内经》营卫气血学说的基础上，着重领会了营卫气血具有内外浅深表里的意义，同时受了张仲景《伤寒论》六经辨证的启发，在《温热论》中提出以"卫气营血"为温病的辨证纲领。

吴鞠通论述温病，运用三焦辨证，名词虽渊源于《内经》，但赋予新的涵义，其思想方法，是仿《伤寒论》六经辨证体例，著《温病条辨》以三焦为纲，病名为目，分证论治，逐条分辨。它和卫气营血辨证，纵横交织。组成了温病辨证施治的理论体系。从此在历史上对外感热病的辨证施治形成了伤寒与温病两种学派，长期争论不休。

从我们临床实际出发，三种辨证方法都有一定的临床指导意义。六经、卫气营血、三焦的名称，虽各不相同，但他们讨论的基本内容，同样是外感热病，立论的基础，都是辨证施治，思想的方法，均从整体观点出发，因此，它们的精神实质是一致的。

2.《伤寒论》是温病学说的基础

卫气营血辨证与三焦辨证是受《伤寒论》六经辨证的启发，叶天士在《温热论》中说："辨营卫气血，虽与伤寒同，若论治法，则与伤寒大异。"叶氏在这里指出：卫气营血的辨证方法，是受了张仲景《伤寒论》六经辨证的启发与影响，是在《伤寒论》的基础上发展起来的。吴鞠通《温病条辨》中说："《伤寒论》六经，由表入里，有浅及深，须横看，本论论三焦，由上及下，亦由浅入深，须竖看……学者诚能合二书而细心体察，自无难识之证。”吴氏主要说明六经辨证与三焦辨证的关系，但有人指责吴氏把自己与仲景相比，未免狂妄自大。从《温病条辨》一书的学术思想，是以叶天士之《临证指南》及《温热论》为主，引申叶氏“仲景伤寒先分六经，河间温热须究三焦”之意，上溯嘉言、又可、安道、东垣、河间以及叔和、仲景《内经》。他提出三焦辨证，其思想方法，是仿《伤寒论》六经辨证体例，所以说有一纵一横之妙。

《伤寒论》所讨论的是广义的伤寒，还指出了温病的特征。如“太阳病，发热而渴，不恶寒者，为温病。”（6）仲景指出了“口渴”是伤寒与温病的辨证眼目，口不渴为伤寒，口渴为温病，是有指导意义的。

《伤寒论》对温病方剂的运用与发展，提供了基础，如《伤寒论》第 6 条指出：温病不可用辛温发汗，给后世治疗温病使用清法以很大的启示。又如白虎汤发展化斑汤，承气汤衍变为增液承气汤、牛黄承气汤，炙甘草汤增损变化为加减复脉汤。再如黄芩汤加葱白治疗温病初期的里热怫郁于表，黄连阿胶汤治疗温病末期的阴分已伤，壮火尚炽之证。《温病条辨》上焦篇第一方就用桂枝汤，中焦篇第 18 条，用栀子豉汤基本上是原文引用《伤寒论》（76）用栀子豉汤的条文，还有一些沿用仲景方或加减运用，不予一一摘录。总之《伤寒论》提供了温病方剂学的基础。

3. 温病学说是《伤寒论》的发展与补充

社会上一切事物，都是不断的向前发展，温病学说，也就是随着社会发展而发展起来的。从某种意义上说，历代温病学说的发展，也就是伤寒的发展。发展的内容，概括起来，在病因方面，创新感与伏邪之说，明确疫证具有流行性与传染性；在辨证方面，提出热入营血，邪入心包的证候，对湿温病有独特的见解；在诊断方面，辨别斑疹，白痦，验齿，察舌；在治疗方面，清营汤和芳香开窍药的运用，重视滋阴增液，保养津伤。这些的确能羽翼《伤寒论》的不足。

4. 伤寒学说，温病学说应该统一起来

过去伤寒学说与温病学说长期争论不休，前者强调六经，后者强调卫气营血，前者强调用药必须辛温，后者强调用药必须辛凉，前者强调阳虚，后者强调伤阴等，其实这些认识都是从临床实践中来，两种学说各有所长，各有所短，因此，我们必须全面地看问题，取其所长，补其所短，在临床实践中，把伤寒学说与温病学说统一起来，综合运用。

外感热病初起恶寒期，一般多见表证如表寒证，及太阳病，表热证即卫分证，上焦手太阴肺经证。

病邪由表入里，即转入化热期，这个时期常见的是阳明病，少阳病，半表半里证，气分证，里实证，中焦证。

如病情严重，可进入营血期，出现营分证，血分实热证，上焦手厥阴心包证。

外感热病后期，邪留正虚，可出现伤阴期，包括血分虚证，下焦证，厥阴病等症状。温病学者认为温是阳邪，只能伤阴而不会伤阳，没有看到疾病的性质在一定的条件下，可以转化的一面，转化为阳虚证如少阴病、太阴病，因此我们要以临床症状为依据，进行辨证施治。

试将六经辨证、卫气营血辨证、三焦辨证以及有关的八纲辨证、脏腑辨证列外感热病辨证互参表如下：

外感热病辨证互参表

热病分期	热病分类	六经辨证	卫气营血辨证	三焦辨证	八纲辨证	脏腑辨证	主要证候
恶寒期	表寒	太阳	卫	上焦	表寒	肺	发热恶寒口不渴
	表热				表热	肺	发热微恶寒口渴
化热期	半表半里	少阳	气	中焦	半表半里	胆	寒热往来
	气热	阳明			里　热	胃肠	发热不恶寒反恶热
	里实				里热实		高热腹痛便秘或下利
营血期	血热		营血	上焦	里实热	心包	神昏斑疹出血抽搐
伤阴期	阴虚	厥阴 少阴	血	下焦	里虚热	肝肾	咽干口燥齿黑，唇裂或瘛疭
阳虚期	阳虚	少阴 太阴		下焦 中焦	里虚寒	肾脾	脉微细汗出肢厥食不下自利

四、急性发热的辨证分期分类

急性发热的辨证分类，有六经辨证、卫气营血辨证、三焦辨证。在临床上很需要有一个三者结合的辨证纲领，来指导实践。我们在临床实践中，将体温在38℃以上的急性发热者100例，作了比较系统的观察。100例中单独中药治疗者29例，中西药物合并治疗者71例。疗效就发热而言，96例全部热退，4例未退，从整个疾病说：治愈者79例，好转者20例，死亡者1例。根据资料分析，结合六经、卫气营血、三焦辨证的内容，初步提出急性发热的辨证分期分类如下：

（一）恶寒期

1. 表寒类

乃感受风寒之邪，客于皮毛肌肤而成。主要症状：翕翕发热，恶寒较甚，口不渴为特征，头痛骨节疼痛，脉浮，舌苔薄白，治以辛温解表为原则。

若有汗，脉浮缓，为风邪客表，肌腠空虚，宜桂枝汤，辛温解肌。

若无汗，脉浮紧，为寒邪束表，玄府闭塞，宜麻黄汤，辛温发汗。

若发热，恶寒，头痛，而脉反沉，则为素体阳虚，太少合病，宜麻黄附子细辛汤，温经散寒。

本组属于此类者3例，其中肺炎1例，上呼吸道感染1例，肺心病感染1例。

药用麻桂合剂1例，麻附细辛汤加味1例，苓桂术甘汤加味1例。

病案举例：

巫某，男，34岁。住院号：8037。

翕翕发热已6天，体温在38℃左右，汗出热不解，口不渴，头痛，恶寒，微咳，胸闷，骨节疼痛，脉浮紧带数，舌苔薄白，血常规检查：白细胞11200，嗜酸性粒细胞2%，嗜中性粒细胞67%，淋巴细胞29%。胸部X线透视：肺门阴影增深，无活动病灶发现。西医诊断：上呼吸道感染。中医辨证：风寒外袭，稽留肌表，治以疏解其肌，微开其表。处方：

麻黄3克　桂枝5克　白芍6克　光杏仁10克　生姜3克　大枣5枚　炙甘草3克

次日复诊：药后微汗，头痛减轻，体温 37.4℃，继用桂枝汤加味，服二剂后，热退，其他症状亦消失。

按：表寒类，因寒邪外束于表，卫阳被遏，且寒性凝滞，故恶寒骨节疼痛为必具症状，病未入营，则舌质不受影响，脉浮为邪在表的特征，体温不超过 39℃，白血球不超过 12000，均显示正气开始抵抗，而寒邪阻滞于外的征象。

2. 表热类

温邪上受，首先犯肺，肺合皮毛，肺与表卫同时为病，或素质阴虚，受寒化热。主要症状：发热，微恶寒，口渴，脉浮数，舌苔薄白，治以辛凉解表为原则。

若头痛，咽痛，口干引饮而恶寒极轻，为表热较甚，上犯清窍，宜银翘散加减，辛凉清热。

若咳嗽，胸闷，鼻塞涕多，为风邪犯肺，清肃不行，宜清风宁嗽汤（桔梗，枳壳，半夏，陈皮，前胡，葛根，茯苓，紫苏，杏仁，桑叶，甘草）加减，辛苦宣肺。

若发热微恶寒，而下利不止，为温邪化热，下陷于肠，宜败毒散加减，或葛根芩连汤，逆流挽舟，解表清热。

若头重，肢倦，胸闷苔腻，脉濡而浮，为湿邪伤表，宜藿香，佩兰，苏叶，苡仁，桔梗，茯苓之类，疏表化湿。

本组属于此类者 21 例，其中肺炎 5 例，病毒感染 1 例，沙门氏菌感染 1 例，丹毒 1 例，急性肠炎 2 例，上呼吸道感染 8 例，流感 1 例，急性气管炎 1 例，中毒性消化不良 1 例。

药用银翘散加减或鸡苏散加味 11 例，清风嗽宁汤加减 5 例，败毒散加减 1 例，葛根芩连汤合保和丸 1 例，藿香，佩兰，苏叶，米仁，桔梗，茯苓之类 3 例。

病案举例：

曹某，女，24 岁。住病号：3833。

发热在37.5~38.6℃之间，咽痛一周，咳嗽无汗，涕多口渴，鼻衄，背部发出风疹，小便深黄，左耳疼痛，脉浮数，舌苔薄腻。血常规：白细胞12800，嗜中性粒细胞75%，嗜酸性粒细胞5%，淋巴细胞22%，单核细胞1%，胸透(-)。西医诊断：上呼吸道感染并发鼓膜炎。中医辨证：风温犯肺，上扰清窍。治以宣肺疏表，清热解毒。处方：

银花12克　连翘6克　鸡苏散12克　豆卷15克　荆芥5克　前胡6克　桔梗5克　杏仁9克　陈皮5克　姜半夏9克　黄芩6克　甘草3克

复诊：上方加减服二剂后，体温略减，服五剂后，体温恢复正常。

按：表热类，也属于正气开始抵抗，但所感受为温热之邪且易化燥伤津，体温往往超过39℃以上，虽有恶寒，但伴有口渴与咳嗽，与表寒类有很大的区别，特别是口渴一症是辨证的眼目，咳嗽一症，正如叶天士说："温邪上受，首先犯肺"使然。表寒类就是伤寒，表热类就是温病，若病邪化热，由表入里，则无伤寒温病之分，表寒类与表热类因均有恶寒一症，故称为外感热病恶寒期。

（二）化热期

1. 半表半里类

此为少阳病，属邪正交争，相持不下的局面。病邪不全离于表，又不全入于里，主要症状：寒热往来，胸胁闷痛，食欲不振，口苦心烦，脉弦数，舌苔白腻或淡黄腻，治宜和解少阳，以小柴胡汤为主方。

若大便秘结，宜大柴胡汤，表里双解。

本组属此类者5例，其中阿米巴肝脓肿2例，急性胆囊炎 1 例，渗出性胸膜炎 1 例，盆腔腹膜炎 1 例。

药用小柴胡汤 3 例，大柴胡汤 2 例。

病案举例：

李某，男，30 岁。住院号：23646。

寒热往来，一日二三度发，发作时体温高达 39℃ 以上，先有寒颤，持续时间在 2~3 小时，经全身汗出淋漓而热渐解，右胁疼痛颇甚，发热时疼痛加重，心烦，口苦，时欲泛恶，大便三日未通。检查：神志清楚，巩膜无黄染，肝上界在第 5 肋间，下界刚扪及，肝区呈明显叩击痛，胆囊点无压痛，病理反射（-），白细胞计数 9600，嗜酸性粒细胞 7%，嗜中性粒细胞 74%，淋巴细胞 19%，肝功能检查：谷丙转氨酶 84 单位，黄疸指数 7 单位，胆红素 0.6 毫克%。超声检查：于第 6 肋锁骨中线及第 7 肋腋前线，可见液平。西医诊断：肝脓疡，胆道蛔虫病。中医辨证：病在少阳，兼及阳明之腑。中西医综合治疗，中药治以清肝胆郁火，导阳明腑气。处方：

柴胡 12 克　黄芩 12 克　赤芍 12 克　枳实 9 克　郁金 12 克　姜半夏 9 克　甘草 5 克　生大黄 6 克（后下）　芒硝 6 克（冲）　银花 15 克　连翘 15 克　制香附 9 克

次日复诊：大便得通，寒热往来次数减少，胁痛有所减轻，仍守原法加减，服药四剂后，热退，尚有恶寒，汗出减少，胁痛未全止。上药又服十九剂，胁痛基本消除，好转出院。

按：半表半里是反映病邪的部位而言，胸胁是少阳经脉所循之处，邪热壅于少阳，故胸胁闷痛，邪热郁阻胸中，影响于胃故嘿嘿不欲欲食，弦脉为少阳之象，寒热往来与发热恶寒有别，为外感热病已步入化热之期，正邪相争呈相持不下的状态，故体温与白细胞都在中等水平。

2. 气热类

病邪在表，若不外解，邪从热化，由表卫而入气分，温邪内袭，肺胃应之。主要症状，发热炽盛，而恶寒消失，有汗热不解，烦渴，舌苔白或黄，小溲黄赤，脉浮数而有力，治以清热解毒为主。

若身热口渴，心烦，苔黄白相兼，脉数，为气分初热，宜栀子豉汤加味，清透邪热。

若高热，咳嗽，气急，为热壅于肺，肺气上逆，宜麻杏石甘汤，清热开肺。

若大渴引饮，蒸蒸发热，汗出，脉洪大，为热炽阳明，无形热结，宜白虎汤加味，大清气热。

若烦热，口燥咽干，烦躁不宁，为温热炽盛，漫及三焦，宜黄连解毒汤加减，清热泻火。

若发热肢倦，胸闷口渴，溺赤，舌苔黄腻，为湿热留恋，三焦不畅，宜甘露消毒丹加减，清热化湿。

本组属此类者有39例，其中肺炎23例，伤寒3例，流感3例，病毒感染3例，链球菌感染1例，产后感染2例，风湿热1例，颜面蜂窝织炎1例，肺心病感染1例，发热待查1例。

药用麻杏石甘汤加味24例，白虎汤加味1例，黄连解毒汤加味5例，甘露消毒丹加减4例，栀子豉汤1例，普济消毒饮加减1例，苇茎汤合葶苈大枣泻肺汤加减1例，蠲痹汤加减1例，清瘟败毒饮加减1例。

病案举例：

朱某：男，39岁，住院号：21705。

发热，咳嗽，头痛已十余天，蒸蒸发热达39.4℃，不恶寒，头痛如劈，胸痛，咳嗽咯痰不畅，痰质黏稠，呼吸急促，纳谷不佳，口渴唇干欲饮水，小溲黄赤，脉浮数有力，舌苔薄白，舌质微红。血常规检查：白细胞 13900，嗜酸性粒细胞 2%，嗜中性粒细胞 72%，淋巴细胞 26%，胸透：右下肺炎。西医诊断：右下肺炎。中医辨证：热灼肺胃，肺气上逆，治以开肺气，清胃热，处方：

净麻黄 5 克　生石膏 30 克（先煎）　杏仁 12 克　生甘草 5 克

复诊：服上药一剂，体温即恢复正常，头痛减轻，口渴亦除。后用宣肺化痰健脾之剂，四天后血常规检查：血常规接近正常，有轻度咳嗽。

按：此类由于正邪剧争，阳明气分炽盛，故恶寒基本已无，即使恶寒，与表证之恶寒不同，本类恶寒因于汗多腠理开泄之故，由于邪热炽盛而伤津，舌质开始微红，边红的变化，体温达 40℃以上者为多，38～39℃者为少，是无形邪热亢盛的表现，高热，口渴，汗多，为此类的特点，属外感热病化热期。

3. 里实类

外感六淫之邪，由表入里，盘踞肠胃，热毒内结为患。主要症状，高热，神昏，腹痛，脉数，舌苔腻，或便秘，或下利，治以清热通里为原则。

若潮热，神昏，抽搐而便秘者为阳明内实，腑气不通，宜承气汤加味，荡涤积热。

若高热，神昏，下利频迫，为热毒蕴结，血分受灼，宜白头翁汤，清热止利。

若发热，黄疸，胁痛便秘，为湿热郁结，宜茵陈蒿汤，清泄湿热。

本组属此类者共 19 例，其中蛛网膜下腔出血 1 例，中毒性脑病1例，菌痢5例，急性胆道感染伴中毒性休克2例，肠梗阻2例，胃穿孔1例，肝管结石感染1例，阻塞性黄疸1例，阑尾包块4例，中毒性消化不良1例。

药用：承气汤加味6例，白头翁汤6例，阑尾消解汤加减3例，红藤煎加减1例，茵陈蒿汤加味1例，茵陈蒿汤合大柴胡汤1例，连朴饮加减1例。

病案举例：

袁某，男，38岁，住院号1733。

患者于11月25日突然右上腹疼痛，放射至右肩部，疼痛持续存在，阵发性加剧，伴有发热，无呕吐，无泛恶。体检：巩膜黄疸，右上腹压痛明显，腹肌紧张。血常规：白细胞28800，嗜中性粒细胞95%，淋巴细胞5%。血压60/50mmHg。西医诊断：急性化脓性胆管炎伴中毒性休克，遂邀中医会诊，中西医共同抢救，诊得神志尚清，巩膜黄染，发热腹痛，以右上腹为甚，胀满，饮食不下，小溲黄赤，大便5天未行，舌质红苔焦黄而腻，脉弦细带数。中医辨证，湿热郁结，腑气痞塞，治以清泄湿热，并通腑气。处方：

大黄30克（后下）　枳实15克　厚朴15克　芒硝15克（冲服）　银花30克　连翘30克　郁金30克　木香18克　黄芩15克　山栀15克　金钱草30克　茵陈60克　赤芍10克

复诊：一剂药后，大便二次色黑，右上腹拒按减轻。其后仍守上方，略减其量，再服二剂，腹痛消失，饮食好转，大便通畅，舌苔薄白而不黄，脉细而不弦。最后，以疏肝解郁，健脾利湿之剂善其后，血常规正常，血压稳定，黄疸减退，体温正常出院。

按：里实类与气热类，同属于化热期，一为有形热结，一为无形热炽，邪热入里与积滞相结，病在肠胃，故见消化道症状，里热上扰，故见昏迷抽搐。昏迷一症，里实证有之，血热证亦有之，鉴别之法，可从大便是否秘结，腹部是否拒按，舌上有无垢苔等方面来判断。抽搐一症，系热盛生风为主，气热，里实，病邪化热，热极可以动风，然血热亦可动风，所以，热盛动风，不另列一类。热久伤阴，真阴受烁，每见虚风内动，在辨证时，须分清未动风，欲动风，已动风。总之，邪热炽盛出现动风为实，肝肾阴伤而见动风为虚。里实类的舌苔变化为大，以黄腻、淡黄腻为主，清代邵坤安《伤寒指掌》说："黄苔胃经，辨阳明里证之热邪也。"确系经验之谈。

（三）营血期

血热类

此为温热时疫之邪，传入心包，营血热炽，甚则扰乱神明。主要症状：高热烦躁，舌色红绛，脉数，甚则昏迷，抽搐，动血，治宜清热凉血为原则。

若高热神昏烦躁，为热入营血，神明受蒙，宜犀角地黄汤加味，凉血解毒。

若手足抽搐，脉象带弦，为热极动风，厥阴为病，宜犀角羚羊之类，凉血息风。

若肝火炽盛，可参用龙胆泻肝汤，泻肝经实热。

本组属此类者 4 例，其中败血症 2 例，脑膜炎 2 例。

药用犀角地黄汤加味 1 例，犀角羚羊或参用龙胆泻肝汤 2 例，清营汤 1 例。

病案举例：

倪某，男，28 岁，住院号：23096。

入院前一周，发现右侧臀部有一肿块，疼痛，直径约4厘米，其后逐渐向左侧腰背部蔓延，并在体表出现小脓疱，高热40℃，呼吸急促，口渴恣饮，烦躁不宁，咳嗽不畅，大便三日不通，脉弦滑而数，舌质绛，苔干黄。检查，神情恍惚，咽红，肺部有啰音，肝可触及，有压痛，白细胞30500，嗜中性粒细胞85%（内有毒性颗粒），淋巴细胞15%。西医诊断：脓毒血症。中医辨证：热毒入营，邪势鸱张，内迫神明。病情危急，中西医共同救治，中药用清热解毒，凉血开窍方。处方：

广犀角9克（用代用品）　鲜生地30克　赤芍15克　丹皮9克　银花30克　连翘15克　桃仁9克　生苡仁30克　生大黄6克（后下）　黄芩9克　川连5克　芦根2支　紫雪丹3克（吞）　六神丸20粒（分二次服）

复诊：上方加减二剂后，体温逐渐下降，服药九剂后，体温恢复正常，后用调理脾胃之剂。

按：营是血的前身，营分有热，势必累及血分，血分有热，营分必然有热，在临床上，往往营血并提，所以此类也包括营热的症状，故称为营血期。营气与心气相通，心主血，热毒侵入营血，故现昏迷与烦躁，病不在表，脉数而不带浮。舌为心之苗，血有热故舌质为红，为绛。白细胞最高达41000，最少在21000以上，成为本类病证的突出现象。

（四）伤阴期

阴虚类

患者素体阴虚或热邪久羁，真阴受烁，由实转虚。主要症状：咽干口燥，齿黑唇裂，手足心热，神倦瘛疭，舌质红、绛或紫晦，脉细数。治疗原则：养阴清热为主。

若夜热早凉，热退无汗，口干唇燥，脉细数，此为热自阴来，宜青蒿鳖甲汤，养阴清热。

若下午发热，颧红口渴，此为阴虚生内热，宜清骨散加减，养阴清火。

若心烦口干，夜间盗汗，舌红绛，脉虚数，此为阴虚火旺，宜当归六黄汤，滋阴泻火。

若便艰难行，舌红欠液，此为阴亏液涸，宜增液汤，增水行舟。

若口干心悸，汗多，舌质红，脉虚软，此为气阴衰微。宜生脉散，益气敛阴。

本组属此类者 5 例，其中肺炎、术后感染、中毒性脑病、病毒感染、原因不明发热各 1 例。

药用生脉散加味，增液汤加味，明目地黄汤加减，当归六黄汤加减，清骨散加减各 1 例。

病案举例：

王某，男，35 岁。住院号：21092。

因病毒感染而入院，发热 38.1～39.8℃，不恶寒，汗出，全身酸痛，纳差，胸透（-），血培养无致病菌生长。8 月 28 日诊得：夜间烘热，热气外窜，随即汗出浸衣，头昏乏力，眠差梦多，大便干结，舌质微红苔薄，脉细带数。中医辨证，邪气虽去而未尽，病势虽缓而正虚，阴虚火旺之候，拟予扶正养阴，清热止汗。处方：

当归 9 克　黄柏 6 克　黄芩 6 克　黄芪 15 克　女贞子 9 克　麦冬 9 克　五味子 6 克　牡蛎 15 克

复诊：药后二剂，夜间烘热，汗出大减，又五剂后，烘热退，盗汗止，眠佳纳增。

按：一般认为，温邪容易化燥伤津，后期尤多阴枯液涸。然而在我们临床实践中，阴枯液涸之象，并不普遍，伤阴情况，也不严重，细推其故，恐与西医治疗热性病过程中采用补液一法有关。伤阴期阴虚类，应与营血期血热类相鉴别，前者是邪热久留而正气衰弱的虚热证，后者是热入血分而正气并未大伤的实热症。两者之间主要区别在于有无大热和有无阴血虚损的证候，前者有阴虚之候，后者有大热之证，尤当细辨。

实其阴以补其不足，为治疗温病一大法门，但妄用滋阴无益于阴液，反足以资邪热而助痰浊，所以，叶天士有“慎勿用血药以滋腻难收”之告诫，吴鞠通也有“壮火尚盛者，不得用定风珠、复脉”之禁忌。

（五）阳虚期

阳虚类

患者素体阳盛或久病致虚，正气衰弱，邪气易受。主要症状：发热不高，头昏肢倦，食欲不振，脉细软，舌质淡，苔薄白。治疗原则：扶阳扶中为主。

若大汗淋漓，呼吸急促，脉微欲绝，为心阳暴脱，宜独参汤或参附汤，扶正救逆。

若发热自汗，神疲食少，脉虚大无力，为中气不足，宜补中益气汤，甘温除热。

若终日倦怠有恶寒者，为阳虚或气血不足，宜十全大补汤或合龟鹿二仙胶加减，峻补气血。

本组属此类者 4 例，其中白血病、粒细胞缺乏症、心搏骤停、发热待查各 1 例。

药用十全大补汤和龟鹿二仙胶加减 2 例，独参汤 1 例，补中益气汤 1 例。

病案举例：

刘某，女，37岁，住院号：22510。

全身乏力，消瘦已一个多月。入院前发热已三天（38.4℃），喉痛，头昏，精神委顿，面色晦暗，心烦，睡眠易醒，大便干燥，脉沉软，舌苔白腻，舌尖红。检查：白细胞1050，嗜中性粒细胞1%，淋巴细胞99%，骨髓涂片：内有核细胞数极少，细胞形态正常，白细胞系统内成熟细胞比例减低，表示细胞成熟受到抑制。西医诊断：粒细胞缺乏症。中医辨证：气阴两虚，虚火上浮。中西医结合治疗。中药用益气养血，兼清虚火。处方：

移山参6克　黄芪12克　当归9克　白芍9克　生甘草5克　制首乌12克　玉竹9克　川石斛9克　南沙参12克　竹茹6克　瓜蒌皮9克　陈皮5克

复诊：服一剂后，发热退净，但神情仍委顿，脉仍沉软。移山参改为别直参一钱（研末吞），先后加肉桂、龟鹿二仙胶、熟地、川芎等。服药八剂，热退，咽痛已除，纳谷尚佳，白细胞2300，嗜中性粒细胞13%。又服五剂，白细胞5350，嗜中性粒细胞55%，好转出院。

按：阳虚类属正气不足。清阳精血不能上充于头，故头昏而不痛，与恶寒期、表寒类、表热类的头痛不同。舌质淡，反映心肾脾气血不足，与营血期、血热类的舌质红绛恰成相反。体温大都在39℃以下，正气抵抗力不强的表现，与化热期、气热类、里实类正气旺盛之象不同，白血球计数显著低下，亦属气血无以御邪的征象，与营血期、血热期又可对照。

急性发热的伤阴与亡阳，在历代医家中，有人主张伤寒亡阳，温病伤阴。我们临床体会，热病由表入里，则不必分为伤寒与温病，吕椂村说："恶寒自罢，汗出而热仍不解，即转阳明之候，当此之时，无论风寒暑湿所感不同，而同归火化。"是有道理的。伤阴抑或亡阳的转化，决定于患者的体质与邪气的强弱，若素质阳虚，则阳易亡，素质阴虚，则阴易伤。本组100例，根据疾病后期的变化，其中脾胃不健57例，阳气虚弱5例，阴分虚损10例，中气不足3例，无特殊25例，以脾胃不健为最多，因发热则脾胃运化散精的功能受到抑制，这就提示我们，在治疗过程中，照顾脾胃是很重要的一环。苦寒清热之品，每多克伐，应适可而止，不能多用。在阳虚与阴亏之间，应首先注意伤阴，但不能忽略阳气，因阳气易脱，稍缓莫救，故亦宜重视。

五、从临床实践来看新感与伏邪

1. 新感与伏邪的概念

由于温病学说的发展，在温病的成因上分成了两大类型，新感与伏邪。所谓新感就是一种感受六淫之邪随时发作的疾病，所谓伏邪就是感受外邪后，不即时发作，邪气伏藏于身体之内，过时而发的疾病。历来医家有的主张伏邪，有的主张新感，有的主张新感引动伏邪。多数的意见则主张新感与伏邪两种并存。在一般概念上，新感温病比伏气为患较轻，病程较短，恢复健康较快。而伏气瘟病与新感温病恰恰相反，一开始就有较重的里热，或伴有显著的化燥伤阴现象，所以俞根初说"新感温病浅而轻，伏气温病深而重"，是一个确论。

新感温病有：风温、暑温、湿温、秋燥、冬温；伏气温病有：春温、伏暑、温疟。新感温病与伏气温病的鉴别，可概括列表如下：

新感温病与伏气温病的鉴别

	新感	伏气
病机	从表入里	从里出表
一般病情	较轻	较重
表证	明显	不明显
发热	退后不再发	退后重复再发，起伏不定
脉象	初起脉浮数	初起脉沉数而躁或脉证不相应
舌苔	由白薄润而黄厚燥	初起往往舌绛无苔，继则厚腻黄浊之苔渐生
伤津过程	缓	速
神情	初起无异常	初起即烦躁异常
病程	较短	较长
治疗	宜轻清宣透为主	以清里热为主

2. 病邪伏藏的问题

伏邪，又称伏气。伏邪的理论根据，是《内经·生气通天论》“冬伤于寒，春必病温”。自晋代王叔和以至元末王安道，都是以冬伤于寒即病与不即病的观念来区别伤寒与温病发病的原理。即病为伤寒，不即病为伏气温病。

至于伏邪潜藏在人体的部位，历来医家有着不同的见解。最早的说法是寒毒藏于肌肤。如王叔和在《伤寒例》中说：“不即病者，寒毒藏于肌肤，至春变为温病。”还有邪伏肌骨之说，如巢元方说：“寒毒藏于肌骨之中。”金元之后，医学受滋阴学派之影响。滋阴的方法发展到用于治疗温病，因此有些医家又引《内经·金匮真言论》“藏于精者，春不病温”之语，从反面来推论温病之因，由于冬不藏精，产生“邪伏少阴”之说。喻嘉言有病温三例：“一为冬伤于寒，二为冬不藏精，三为既伤于寒又不藏精”。柳宝诒说：“若夫温病，乃冬时寒邪伏于少阴，迨春阳气内动，伏邪化而为热。”

吴又可倡言温疫之邪自口鼻而入，反对冬伤于寒伏气成温最烈，但吴氏又言：“伤寒感而即发，温疫感而后发”，“温疫之邪，伏于募原……”，自此之后，又有温邪伏于募原之说，张锡纯亦有邪伏募原的说法，俞根初认为：“实邪多发于少阳募原，虚邪多发于少阴血分阴分”。为伏邪外发的部位又提出了新的见解。邪伏募原是温热之邪内蕴，邪伏少阴是热烁肾阴的病变。以上诸家的说法，尽管各不相同，但都是根据症状的轻、重、虚、实等不同情况，来作为判断邪伏部位的依据，如果离开了临床的表现空谈所伏何邪，邪伏何处是没有意义的。

3. 新感与伏邪的基本精神

我们在临床实践中体会：新感与伏邪，是从疾病演变过程中，各种不同的证候，加以推论的结果。是一种辨证求因，审因论治的辨证原则。如在热病初起阶段，出现一般表证，可以称为新感，但是分辨是表寒证，还是表热证。如果表解热退，病势稳定，病程较短，这就属于单纯的新感。相对地，如果继新感症状之后，随即出现气热证，里实证，那就构成所谓“新感引动伏邪”。更有初起并无新感症状，一发病即出现气热，里实，或血热的证候，则属纯粹的伏邪，不称为新感。如果从病因学上考虑，可能是属于内外因发病关系上，是人体内在因素起主导作用的体现，初步体会：新感与伏邪的区别，在临床上就是表证先出现，还是气热证、里热证、血热证先出现的问题，不必过分追究其伏邪于少阴，募原，还是肌骨……更不必计算其邪伏多长时间？固然，伏邪与现代医学所说的病菌的潜伏，在某些方面也有其类似的意义，但两者之间不是等同的。本组病例，绝大多数是从表证出现，或者逐渐传变为里证（气热、里实、血热），其中有 3 例表热证的症状为时很短，遂即传变为血热证，另有 4 例，短暂的表热证，传变为里实证，这种情况，也可称为伏邪范围。

新感与伏邪的学说，是病因学、发病学、病理学、治疗学、分类法的综合概括。在温病学的发展上曾起着一定的推动作用。至于伏邪的病机，是一个尚待研究的问题，既不能贸然肯定，也不能断然否定。对新感与伏邪的认识，必须以临床证候为依据，否则，会失掉辨证求因，审因论治的精神实质。

六、对急性发热治疗上的思考

1. 关于四时用药的问题

温病这一名称，是一个总名称，又依据时令、气候，结合比较突出的症候，分为风温、春温、湿温、暑温、伏暑、秋燥、冬温等名称，吴鞠通《温病条辨》提出九种温病的名称，我们体会首要的是抓住热病的共同性，提出一个共同的辨证纲领，其次结合四时变化，掌握特征，参考用药。如春天用桑叶、菊花、蝉衣、薄荷之类，夏天用藿香、佩兰、芦根、滑石之类，秋天用前胡、苏叶、杏仁、梨皮之类，冬天用麻黄、桂枝、荆芥、防风、葱白之类。当然，这也不是一成不变的，还应有是证，用是药，不能拘泥于四时。

2. 扶正与祛邪的关系

在治疗发热疾病时，主要目的是祛邪，但也不能忽略人体原有的抵抗力，当选用清热药无效，或面色白，脉细无力时，应考虑扶正药的施用，或加附子，或加党参，即所谓“扶正以祛邪”。小儿患者，尤宜照顾阳气，本组用麻杏石甘汤加附子者 4 例，都收到满意的疗效。

3. 化痰药的应用

急性发热，除解表清热药之外，对化痰药的应用，不能轻视，因痰浊胶固，热难清解，本组100例中，有38例，佐以化痰之品，如陈皮、竹茹、冬瓜子、瓜蒌仁、莱菔子、菖蒲、郁金、竹沥、天竺黄等，选择应用。

4. 攻下剂在治疗急性发热中的作用

攻下剂是根据“实者泻之”的治疗原则制定的，它具有通导大便，荡涤实热的作用，是急性发热过程中，症见腹痛拒按，便秘发热者，就可用大黄、芒硝等药以泻积泄热，若兼有脘腹胀满，可配伍厚朴、枳实、木香等行气除满的药物。只要见到阳明腑证、里实证的征象，攻下剂就当机立断地应用，我们在临床上，一般掌握以下几个方面：

（1）攻下剂无表证时应用，若表证未解，里实不甚，治当先表后里的原则，若表症未解，里实已甚，可用表里双解的方法。

（2）阳明腑证明显，而有神昏谵语者，攻下与芳香开窍药同用。

（3）阳明腑证明显，而高热稽留不退，攻下与清热药同用。

（4）阳明腑证明显，而抽搐痉挛者，攻下与平肝息风药同用。

（5）阳明腑证明显，而痰声辘辘者，攻下与化痰开郁药同用。

（6）阳明腑证明显，而阳气衰微者，攻下与温阳扶正药同用。

（7）阳明腑证明显，而瘀血内阻者，攻下与活血化瘀药同用。

5. 活血化瘀法的应用

近年来，活血化瘀法在临床各科领域内广泛地被采用。天津南开医院动物实践表明：活血化瘀药物有降低毛细血管通透性，减少炎性渗出的作用，在不同的实验性炎症过程中，均表明有抗炎作用，能减轻炎性反应，促使炎症吸收，并能使炎症病灶局限化，使炎症过程停止进行，因而减轻了感染过程的病理损害。在我们临床实践中，对风湿热、肝胆疾患、肺炎等也辨证地加以运用。

高血压病临床初步研究

——附155例临床分析

高血压病为常见病多发病之一，兹结合临床实践，对本病的病机、中医辨证论治及其与现代医学的关系等，提出以下初步观察。

一、临床资料

1. 本组155例，性别：男50例占32%，女105例占68%。年龄：最小21岁，最大70岁；其中21~30岁者5例，占3%；31~40岁18例，占12%；41~50岁76例，占49%；51~60岁者42例，占27%；61~70岁14例，占9%。

2. 职业：工人85例，占55%；干部24例，占16%；教师20例，占13%；技术员13例，占8%；会计5例，占3%；营业员4例，占3%；医务人员、退休各2例，占1%；脑力劳动与体力劳动之间，无明显差别。

3. 病程：1 年以内 20 例，2~5 年 72 例，6~10 年 38 例，11~30 年 25 例。

4. 症状：以头晕、头痛、心悸、失眠、腰酸为多见。

5. 脉舌：本组脉细者 80 例，占 52%；细弦者 54 例，占 35%；弦者 14 例，占 9%；弦紧、细结各 2 例，均占 1%；细紧、弦数、细数各 1 例，均占 0.6%。舌质微红 106 例、尖红 13 例、红 7 例，共 126 例占 82%，其次舌紫者 19 例可见瘀点者 3 例、舌淡者 5 例、淡红者 2 例；舌苔以薄白为多占 90%。

6. 尿常规检查：本组 155 例中正常者 138 例占 89%，尿蛋白者 16 例占 10.3%，尿红细胞者 1 例占 0.6%。

7. 血脂：胆固醇检查 140 例，增高者 32 例占 23%，甘油三酯检查 43 例，增高者 17 例占 40%，β 脂蛋白检查 49 例，增高者 4 例占 8%。

8. 眼底检查：共查 104 例，其中正常者 6 例占 6%，Ⅰ级 51 例占 49%，Ⅱ级 41 例占 39%，Ⅲ级 4 例占 4%，出血 2 例占 2%。

9. X 线胸部透视：142 例中，正常者 39 例占 27%、主动脉增宽 54 例占 38%、左心室增大 49 例占 35%。

10. 心电图（从略）。

11. 中医证候分型：155 例中阴虚阳亢 64 例占 41%（其中兼瘀血 6 例，兼痰湿 2 例），肝肾阴虚 43 例占 28%其中兼瘀血 8 例）；冲任不调 24 例占 16%；瘀血阻滞 12 例占 8%（其中兼阴阳两虚 1 例、兼阳亢 1 例）；痰湿郁阻 2 例占 1%；阴阳两虚 10 例占 6%（其中兼瘀血 1 例）。

12. 现代医学分期：根据 1974 年冠心病、高血压病普查预防座谈会标准。本组 155 例中属Ⅰ期（甲）12 例占 8%，

Ⅰ组（乙）51 例占 33%，Ⅱ期 81 例占 52%，Ⅲ期 11 例占 7%。

13. 中医辨证与西医分期的关系：阴虚阳亢集中在Ⅱ期与Ⅰ期（乙），肝肾阴虚多在Ⅱ期，而冲任不调则散见于各期，瘀血阻滞多于Ⅱ期，阴阳两虚见于Ⅱ期、Ⅲ期，不见于Ⅰ期。

14. 疗效：我们主要统计降压疗效，其评定标准，根据 1974 年冠心病、高血压病普查预防座谈会。本组 155 例，显效 70 例占 45%，有效 74 例占 48%，无效 11 例占 7%，总的有效率为 93%。

二、中医证候

1. 阴虚阳亢

主症：头痛，眩晕，口苦咽干，失眠多梦，舌质较红苔微黄，脉弦或弦细或弦紧。

治则：育阴平肝。

方剂：天麻钩藤饮加减。

药物：天麻 6 克　钩藤 30 克（后下）　黄芩 10 克　桑寄生 15 克　夏枯草 15 克　地龙 10 克　珍珠母 30 克　夜交藤 15 克　牛膝 15 克　葛根 30 克　枸杞子 15 克　白芍 10 克

加减法：口苦烦躁甚者，可酌加龙胆草 6 克，木通 3 克。头项强痛者，重用葛根，加蜈蚣 2 条。筋惕肉跳者，可酌加全虫 3 克，蜈蚣 1 条。

本类亦可用高血压Ⅰ号方：钩藤 30 克（后下）　葛根 30 克　槐花 15 克　桑寄生 15 克　灯盏花 15 克　陈皮 6 克　泽泻 15 克　黄芩 9 克　地龙 9 克　朱灯心三扎

2. 肝肾阴虚

主症：头昏，耳鸣，视物模糊，腰腿酸软，舌质红或绛，苔少，脉细或细弦。

治则：滋养肝肾。

方剂：复方首乌丸加减。

药物：制首乌 30 克　枸杞子 15 克　女贞子 15 克　豨莶草 15 克　菟丝子 15 克　牛膝 15 克　桑椹子 15 克　黑芝麻 30 克　菊花 15 克　丹参 30 克　葛根 30 克

加减法：心慌易惊、神志不宁者，可酌加枣仁 15 克，远志 5 克，灵磁石 30 克。血管硬化，可用桃仁、海藻、地龙等。眼底出血者，加槐花 15 克，花蕊石 30 克。

3. 冲任不调

主症：头部烘热，升火出汗，腰酸失眠，浮肿，月经不调，舌质微红，苔薄腻，脉细弦或细数。

治则：调理冲任。

方剂：二仙汤加减。

药物：仙灵脾 10 克　当归 15 克　知母 10 克　黄柏 10 克　白芍 10 克　益母草 15 克　车前子 10 克　牛膝 10 克

加减法：汗多加淮小麦 30 克，牡蛎 30 克。头痛加珍珠母 30 克，潼蒺藜 15 克。

4. 瘀血阻滞

主症：眩晕，头痛，麻木，胸闷或痛，舌质紫或有瘀斑，脉细，或涩，或细结。

治则：活血化瘀。

方剂：通窍活血汤加减。

药物：赤芍 10 克　川芎 10 克　桃仁 10 克　红花 5 克　葛根 30 克　丹参 30 克　地龙 15 克　山楂 15 克

加减法：胸痛者加郁金 10 克，全瓜蒌 15 克，降香 6 克。肢麻重者加豨莶草 30 克，牛膝 15 克。

5. 痰湿郁阻

主症：眩晕，头重，胸闷，心悸，纳呆痰多，苔白腻，或黄腻，脉弦或滑。

治则：化痰除湿。

方剂：温胆汤加减。

药物：陈皮 10 克　法半夏 10 克　茯苓 30 克　竹茹 10 克　泽泻 15 克　钩藤 30 克（后下）　焦山楂 15 克　黄芩 10 克　菖蒲 5 克

加减法：血脂偏高者，可加决明子 30 克，荷叶 10 克。痰湿偏寒，可用苓桂术甘汤加减。

6. 阴阳两虚

主症：头晕，耳鸣，腰酸，健忘，肢冷，尿频，阳痿，遗精，或气促浮肿，舌质淡，苔薄白，脉细或结。

治则：养阴助阳。

方剂：右归丸加减。

药物：大熟地 15 克　山药 10 克　山萸肉 10 克　仙灵脾 15 克　巴戟天 10 克　当归 15 克　菟丝子 10 克　朱茯苓 15 克　附子 10 克

加减法：精神呆滞者酌加地龙 15 克，丹参 30 克。左心室肥厚者酌加丹参 30 克，川芎 10 克，桃仁 10 克。肾功能不全、尿蛋白加茅根 30 克，石韦 15 克，黄芪 30 克，党参 30 克。阳虚水泛浮肿显著者，可用真武汤加减。

三、讨论与体会

1. 对病因与病机的探讨

有关高血压病发病的理论，历来有数种说法，从《内经》角度看认为与“风”有关，从河间学派的观点看与“火”有联系，按丹溪主张则与“痰”不无牵连，根据东垣论点则应想到“虚”等问题。这是从各个不同角度来阐述其发病原理，都为高血压的辨证论治奠定了基础，但也有不足之处。从我们临床实践观察，其发病原因大体是七情郁结、肾气不足、嗜食肥厚、内伤虚损等四个因素综合作用的结果。

《内经·举痛论》说：“百病皆生于气也，怒则气上……思则气结。”指出了七情可以伤及五脏之气，使气血升降混乱，阴阳平衡失调而致病。

肾为先天之本，受五脏六腑之精而藏之，又为真阴真阳之原，如肾气不足，必延及于肝，肝为刚脏，赖肾水以滋养，肾阴不足则肝失所养而肝阳上亢。肾水亏损则水火失济而心火上炎。肾精不足则影响冲任。肾阴虚损，又能阴损及阳，导致阴阳两虚。

饮食不节，嗜食肥厚，肠胃受戕，则湿浊内生，痰阻脉络；亦有湿郁生痰，痰湿化热，即所谓“无痰不作眩”之说。

内伤虚损的原因较多，尤其脑力劳动过度，耗伤气阴，气虚血衰，虚阳内动；亦可阳气不足，经脉郁阻。气为血之帅，气病及血，可见瘀血阻滞之象。

在病机、病程转归的认识上，有两种看法。第一种：阳亢→阴虚阳亢→阴虚→阴阳两虚。第二种：阴虚→阳亢→阴虚阳亢→阴阳两虚。笔者倾向于第二种看法，因为本病的发生与肝心肾脾四脏功能失常有关，但与肝肾关系尤为密切，从发病原理看，病变在肝，发源在肾，阴虚为本，阳亢为标，阴虚与阳亢往往先后同时出现，或偏于阴虚，或偏于阳亢。阴虚主要是肾阴虚，阳亢主要是肝阳亢。本病虽以阴虚为主，其间也有挟风、挟火、挟痰等证，形成本虚标实之象。

2. 临床征象与肝肾

本组病例之 15 种症状中，以眩晕的发生率最高（占100%）；其次为头痛、心悸、失眠、腰酸；再次为目糊、肢麻、耳鸣，均为肝肾阴阳失调的征象。有人认为：高血压病，多系肝病，又因血管多硬化，脉必弦。但我们体会高血压病脉弦，并不是绝对的，弦 脉者往往血压并不甚高，脉弦的出现与性别、年龄、血压没有固定的关系。本组 155 例中脉细者占 52%，细弦者占 35%，脉弦者只占 9%，这似意味着肾气不足，气血失调占优势。舌诊的观察，辨舌质知机体阴阳、气血的虚实，辨舌苔探病邪、胃气的性质和变化，本组 155 例舌质属红、微红、尖红者占 82%，而淡红、淡者占4%，这就提示本病的基础在于阴虚而不是阳虚，阳虚是阴虚发展的结果。我们也注意到舌有紫、瘀点者占 14%，说明高血压病有瘀血阻滞的情况。舌苔的变化 90%属正常范围。从症状与脉舌来求因，可知本病以肾阴虚为源，肝阳亢为果，阴损于前，阳亏于后。

3. 中医证候分类的意见

全国各地对高血压病的辨证分型作了不少研究，有的以阴阳分型，有的以脏腑经络分型，有的以脏腑、八纲、病因、病机、病名相互结合分型，也有以虚实分型，还有以高血压病分期结合分型。本文分为阴虚阳亢、肝肾阴虚、冲任不调、瘀血阻滞、痰湿郁阻、阴阳两虚六个证候类型。对瘀血阻滞，文献较少提及，但临床确有所见，本组155例中，定为该证候者有12例，兼有瘀血者15例占17%。痰湿郁阻，较为忽视，临床见有舌苔淡黄腻等，投以温胆汤加减，可得到较好的疗效。关于冲任不调，有的作为附录，有的将二仙汤加减作为阴阳两虚的处方，似觉不妥，冲任属奇经八脉，把它运用到高血压病方面，是一个新发展，冲任经脉与肝肾经脉相连，所以说，冲任隶于肝肾。阴阳两虚，不宜用二仙汤，而二仙汤适用于冲任不调。本组冲任不调24例，均系女性，与月经异常有密切关系。

4. 中医辨证与现代医学分期的关系

中医辨证分型是根据症状、舌苔、脉象而归纳出来的，而现代医学分期，则主要根据血压、器官的病理改变而区分的。我们对两种分类法作了对照，阴虚阳亢、肝肾阴虚似可认为以早期为主，而阴阳两虚12例，无1例属于Ⅰ期者，病为阴损及阳，心肝肾阴阳俱病，与现代医学心脑肾器质及功能性损伤，似有相吻合之处。冲任不调，临床症状变化较多，而又散见各期，无相似之点。痰湿郁阻，可见于早期，而瘀血阻滞，则多见于Ⅱ、Ⅲ期，符合祖国医学初病在气，久病累血，初病在经，久病入络，符合现代医学高血压病后期血液循环和血管功能障碍，以及组织缺氧等病理变化。上述资料表明，两种分类法，既有互相一致的一面，又有互相不平行的一面，它们不呈绝对平行的关系，但在临床上采用中医辨证与西医分期相并列的方法，对于患者症状差异性、机体反应性、病情严重性及其相互关系的深入了解，是有积极意义的。

5. 治疗体会

作者临床观察绝大多数高血压的演变过程中，表现为“阳常有余，阴常不足”的征象，因此，以滋阴平肝降火为主，但平肝降火之药，不宜长期服用，注意苦寒伤胃。如属于阴阳两虚偏阳虚者，亦可用真武汤加减。总之，要从调节人体阴阳，促使恢复自然调节功能为出发点。

在降压过程中，如遇疗效不满意，多考虑用活血化瘀药物。应用活血化瘀的指征是：①舌质有瘀点、有紫气；②口唇发紫；③胸透，左心室扩大；④心电图，左心室肥厚、心肌劳损。以上四项出现任何一项即可。

如大便秘结，应充分应用润肠攻下之药，务必保持大便通畅。如小便短少，亦应加强分利小便之品。

血压相对稳定后，用平补肝肾法，巩固其疗效。

眩晕临床观察与讨论

——附 175 例临床分析

眩晕是临床常见的一种病证，发作时轻者但觉头晕眼花，胸中上泛，重者则感觉自身或周围景物旋转，眼前发黑，甚或仆倒，自 1982 年至 1984 年 12 月共收治眩晕患者 175 例，现结合临床观察，对有关几个问题作一初步探讨。

一、临床资料

性别与年龄：住院 175 例眩晕患者中，按性别区分：男性 85 例，占 48.6%；女性 90 例，占 51.4%。从年龄来统计：20~30岁14例，31~40岁21例，41~50岁46例，51~60岁57例，61~70岁30例，71岁以上7例，其中以41~70岁居多数，共为133例，占总数的76%。

西医情况：

1. 主要病史：同眩晕发生有关的主要病史，按其病例多寡顺序依次为：有高血压病史者87例，占49.7%；长期失眠19例，占10.9%；原因不明头晕日久15例，占8.6%；内耳性眩晕病史14例，占8%；脑外伤和脑血栓病史者11例，占6.3%；突发眩晕者10例，占5.7%；咳喘史5例，占2.9%；反复感冒和慢性胃痛史各4例，占4.6%；手术后和有出血病史、食物中毒各3例，占3.4%。

2. 主要检查：175例眩晕患者住院期间，视其不同情况进行了有关辅助检查。心脑血管疾病患者中：发现眼底动脉硬化者48例，冠状动脉供血不足者26者例，高血脂12例，脑动脉弹性差者3例；心脏和血液疾病患者中，发现左心扩大40例，窦性心动过缓15例，心律不齐12例，血色素低于正常者9例；脑部和颈椎疾病患者中，发现颈椎骨质增生5例，椎基底动脉供血不足5例，眼球震颤7例，甘油试验阳性者8例，脑电图提示，有脑内占位性病变4例。

3. 主要诊断：175例眩晕患者中，其主要按西医最后诊断统计，原发性高血压病（包括高血压性心脏病，高血压危象）73例，占41.7%；神经衰弱综合征19例，占10.9%；内耳性眩晕16例，占9.1%；冠状动脉粥样硬化性心脏病10例，占5.7%；脑动脉硬化症、高脂血症、脑外伤后遗症、贫血各6例，占13.7%；颈椎病、椎基底动脉供血不足、脑血栓形成后遗症、更年期综合征各5例，占11.4%；脑占位性病变4例，占2.3%，蕈中毒、慢性支气管炎、慢性胃炎各3例，占5.1%。

中医情况：

1. 发病因素：从询问病史中得知，175例眩晕患者的主要致病因素为，慢性虚损73例，占41.7%，情志失调30例，占17.1%；疲劳（房劳）过度27例，占16%；不明原因突发眩晕10例，占5.7%；外伤12例，占6.8%；饮食失调6例，占3.4%；先天不足和食物中毒各3例，占3.4%。

2. 主要脉症：我们将175例眩晕患者，按其临床主要脉症，归纳为以下八类，其中，将先眼花而致头晕者列为目眩，将先头晕而致眼花者列为头晕，将头晕眼花并重者列为眩冒。

（1）眩晕胀痛，视物昏花，烦躁易怒，口苦咽干，痰黄而稠，舌质红或挟瘀斑，脉弦滑数。

（2）头晕目眩，如坐舟车，耳鸣如蝉，心烦失眠，痰稠难咯，舌质红少津，脉细弦。

（3）眩晕头重（如裹），胸中上泛，痰多呕恶，胸闷纳呆，舌质淡红苔白腻或黄腻，脉细弦滑。

（4）眩晕头痛，痛有定处，颈项不舒，胸胁胀闷，舌质暗红或有瘀斑，脉结或涩。

（5）头昏心悸，神疲乏力，面色㿠白，纳少眠差，舌质淡红苔薄白，脉细弱。

（6）头晕耳鸣，腰膝酸软，精神萎靡，阳痿遗精，舌质淡红，脉细。

（7）头昏烦躁，耳鸣眼花，烘热汗出，夜寐不安。舌质淡红或夹瘀斑，脉细或细弦。

（8）头晕眼黑，呕吐涎沫（或清水），心悸气短，四肢欠温，舌质淡苔水滑，脉沉弱。

3. 证候分类，175例眩晕患者的主要脉症，其证候相应归纳为以下八种。

（1）肝阳暴涨，风火痰瘀：49例，占28%。

（2）阴虚阳亢，痰瘀阻滞：39例，占22.2%。

（3）土虚木摇，痰浊中阻：38例，占21.7%。

（4）瘀血阻滞，脉络不通：17例，占9.7%。

（5）气血亏虚，心脾不足：8例，占4.6%。

（6）髓海空虚，精血亏耗：15例，占8.6%。

（7）冲任两虚，阴阳失调：5例，占2.9%。

（8）阳虚水泛，饮邪上泛：4例，占2.3%。

二、中医论治与疗效

175例眩晕患者除少数病例血压升高至200/120mmHg左右时，临时加用利血平和复方罗布麻，以防止脑部病变的发生，全部病例均以中药为主治疗。

1. 治则与方药：针对不同的证候和辨证，相应地采用如下方药：

（1）平肝息风，化痰活血法

天麻15克　钩藤20克　黄芩10克　夏枯草10克　赤芍10克　地龙10克　葛根30克　牛膝15克　贝母10克　石决明30克　僵蚕10克　全瓜蒌15克

（2）滋阴潜阳，化痰通络法

制首乌30克　黑芝麻30克　菟丝子15克　珍珠母15克　豨莶草15克　杞子15克　菊花10克　贝母10克　郁金10克　牛膝15克　葛根15克　丹参15克

（3）健脾息风，化痰除湿法

法半夏10克　天麻15克　白术10克　陈皮10克　茯

苓 15 克　泽泻 10 克　石菖蒲 6 克　钩藤 10 克　竹茹 10 克　山楂 15 克

（4）活血化瘀，疏通经络法

当归 10 克　川芎 10 克　赤芍 10 克　地龙 10 克　桃仁 10 克　红花 6 克　丹参 15 克　牛膝 15 克　山楂 15 克　葛根 15 克

（5）补益气血，养心安神法

黄芪 30 克　党参 20 克　当归 10 克　白术 10 克　木香 6 克　桂圆肉 10 克　枣仁 15 克　五味子 6 克　远志 6 克　大枣 5 克　琥珀末 3 克（吞）　杞子 15 克　炙甘草 6 克

（6）益肾助阳，添髓填精法

熟地 15 克　山萸肉 10 克　杜仲 15 克　菟丝子 15 克　当归 15 克　牛膝 15 克　巴戟 15 克　鹿角胶 15 克　仙灵脾 10 克　茯苓 15 克　山楂 15 克

（7）补益冲任，调和阴阳法

仙灵脾 10 克　当归 15 克　白芍 10 克　知母 10 克　黄柏 10 克　巴戟 15 克　牛膝 15 克　益母草 15 克　浮小麦 15 克　茯苓 15 克

（8）温阳利水，和胃降逆法

制附子 10~30 克（先煎）　茯苓 15 克　白术 10 克　白芍 10 克　干姜 10 克　砂仁 6 克　竹茹 10 克

2. 治疗时间：175 例均系住院患者，治疗 10 天以内者 8 例，11~30 天者 75 例，31~60 天者 67 例，61~90 天者 16 例，90 天以上者 9 例。其中，治疗 10~60 天者共 142 例，占总数的 81.1%。

3. 治疗结果：以眩晕为主要统计对象，结果分为四类：

（1）痊愈（临床症状完全消失）：30 例，占 17.2%。

（2）显效（临床症状基本消失）：83例，占47.4%。
（3）有效（主要症状有改善）：58例，占33.1%。
（4）无效（症状无变化）：4例，占2.3%。

三、分析与讨论

1. 眩与晕

“眩晕”二字，最早见于《灵枢·海论》：“脑为髓之海，髓海不足，则脑转耳鸣，腰酸眩晕。”“眩”字除《灵枢·口问》篇有“上气不足，脑为之不满，目为之眩”的论述外，《伤寒杂病论》内则有十一条之多，并将其区分为“目眩”“头眩”“眩冒”“眩悸”“癫眩”等。

继《内经》《伤寒杂病论》之后，历代医学家著作及现代医家均谓“眩者，眼花也，晕者，头运也”，二者常同时并见，故统称“眩晕”。

通过对175例眩晕患者的统计，眩晕同时并见者71例，占40.5%，仅晕而无眩者为104例，占59.5%。仅眩而无晕者，似无明显病例。175例中，属于真眩晕者115例，占60.5%，其余均为常见的头昏眼花。

2. 四因说

眩晕证的病因，历代医家学说纷纭，但近世特别是现代医家，一般均将其归纳为“风、火、痰、虚”四种因素。

“肝风内将”说，出自《素问·至真要大论》，云：“诸风掉眩，皆属于肝。”指出眩晕系因肝风内动而发生。“风火为患”说，出自《素问玄机原病式·五运主病》，有“风火皆阳，多为兼化，阳主乎动，两阳相搏，则为之旋转”，“痰浊中阻”说，出自《丹溪心法·头眩》，云：“无痰不作眩。”丹溪认为由于痰浊中阻，升降失调而至眩，并提出

“治痰为先”的治疗原则。“亏虚”之说，出自《景岳全书·眩运》，称：“无虚不能作眩，当以治虚为主，而酌兼其标。”总之，眩晕发生的病因病机，除外感六淫之邪外，在内伤类眩晕中，均不外乎肝风内动，情志不遂，气郁化火，痰浊阻滞，脏腑亏虚等因素所致，故有人将眩晕分为“风眩”“火眩”“痰眩”“虚眩”。

我们对175例患者的病因分析，其中，由于风（火）所致者49例，占28%；由于痰浊所致者38例，占21.6%；由于亏虚所致（包括虚中挟实）者87例，占50.3%。以上病因分类统计，说明了四因学说是符合客观实际的。

此外，从临床观察“瘀血”在眩晕的发病中也是一个重要的因素。《灵枢·邪客》说：“邪气恶血固不得住留，住留则伤经络。”《素问·调经论》说：“气血者喜温而恶寒，寒则痛，能留，温则消而去之。”王清任说：“血受热则煎熬成块。”以上论述，说明了导致“瘀血”的因素是多方面的，就前面归纳的八种证候，其中有两种均属瘀血或兼有瘀血，约占总病例的50.4%。

3. 虚与实

眩晕有虚证与实证之分，临床以虚证居多，所谓虚者，系指因五脏（肝、心、脾、肺、肾）虚损，导致气血不足，阴阳两虚，精血不能上奉于脑所致。所谓实者，有风、火、痰、瘀阻滞经络所致。临床上虚证与实证有单独出现，有相互并见，彼此影响，造成虚实夹杂的证候。

据目前对眩晕的辨证分类，其中，内伤眩晕中的气虚、阳虚、血虚、阴虚等诸虚属“虚证”，而外感眩晕及内伤眩晕中的肝阳、肝火、气郁、痰火、风痰等则属“实证”。

我们对175例统计中，虚证70例，占40%，虚中夹实

（本虚标实）56例，占32%，二者共为126例，占总病历的72%，实证49例，占28%。这与张景岳所谓“虚者居其八九，而兼火、兼痰者，不过十中一二耳”的论点基本相符。

4. 标与本

“急则治其标，缓则治其本”是中医治疗学的一条基本原则，所谓“急则治标”指在病势急剧和病情严重的情况下，把针对症状的治疗放在首要地位；所谓“缓则治本”，指在病势缓慢和病情缓慢的情况下，治疗应首要针对本病的病机或以培补本元为主。

临床中眩晕的病势有缓急之分，病情有轻重之别。一般而言，实证多急证重证，治疗当针对患者最主要的痛苦，俟症状缓解之后，则当转为从本治疗。虚证或虚中夹实证，病情相对缓和而较轻，应用扶正或扶正祛邪的方法，以达到从根本上治愈的目的。

临床在治疗实证患者中，如对肝阳上亢、风火痰瘀的患者，均以天麻钩藤汤为基本处方，视其患者标症的孰轻孰重，加减运用。例如风火炽盛者，则暂时去除方中的寄生、杜仲等养肝肾药，加入羚羊角、珍珠母等药以加强平肝息风的作用；肝火旺盛、躁烦易怒者加夏枯草、龙胆草以加强清肝泻火作用；挟肝气郁滞、口干苦、胸胁胀满者，则又加入沙参、麦冬、川楝等柔肝疏肝之剂；大便秘结者，用生大黄泡水服，大便通则邪热降，使下虚上盛的局面得以改善。候风火平熄之后，则转入滋养肝肾，化痰活血，即标本兼治的措施，对虚证患者，我们始终抓住补益气血，养心安神的治疗原则，从而达到培本扶正的目的。

中风证候及治疗要点探讨

——附178例临床分析

中风一病，已占我国城市人口死亡原因之首位。笔者收治中风患者颇多，现据资料完整之178例进行如下分析，试以探讨本病之证候类型及治疗规律。

一、临床分析

1. 性别与年龄：本组共178例，其中男性119例，女性59例，男女之比约为2∶1。年龄40岁以下者5例，占3%；40~49岁13例，占7%；50~59岁44例，占25%；60~69岁的62例，占35%；70岁以上54例，占30%。其中以60岁以上者发病率为高。

2. 病因：本组有高血压病Ⅱ、Ⅲ期者131例，占74%；脑动脉硬化者40例，占22%；冠心病合并脑血管硬化5例占3%；风心病1例占0.5%；原因不明1例占0.5%。

3. 西医分类：出血性中风49例占27%，其中脑出血43例，蛛网膜下腔出血6例，缺血性中风129例，占72%。其中脑血栓形成97例，脑栓塞1例，一过性脑缺血31例。

4. 中医辨证：中经络122例，占总数的69%，分为三个类型：①痰证27例占22%，其中湿痰者21例，热痰6例。②瘀证32例占26%，其中气虚血瘀者21例，气滞血瘀者11例。③风证63例占52%，其中阳亢风动44例，阴虚风动19例。中脏腑者56例占总数的31%，分为两种类型：①闭证

42例占75%，其中阳闭31例，阴闭11例。②脱证14例占25%，其中阳脱12例，阴脱2例。

5. 治疗法则：①中经络者共120例计有三法：用豁痰通络法28例占23%，活血化瘀法33例占28%，平肝潜阳法59例占49%。②中脏腑者共49例计有四法：用芳香开窍者14例占29%，豁痰宣窍法14例占29%，回阳固脱法11例占22%，通腑攻下法10例占20%，尚有9例患者系西药主治。

6. 疗效：①基本治愈，症状与体征基本消失，能独自徒手步行，生活自理者66例占37%。②显著好转，症状与体症明显好转，能步行者62例占35%。③未愈者，症状体征无明显改善者4例占2%。④死亡46例占26%。其中中脏腑者41例，中经络者5例，因合并肠麻痹、冠心病、心肌梗死、肺部感染等。

二、体会与讨论

1. 证候划分考虑经与纬

中风病是一复杂多变的病种，目前还没有一个统一的分类方法及辨证分型的标准。《内经》虽无中风之名，但有“厥证”“煎厥”“大厥”“薄厥”“喑痱”“偏枯”的记载，颇与中风病相似。《金匮要略·中风历节病脉证并治》篇将中风分为中络、中经、中腑、中脏四类。我们曾采用此法，作为治疗常规证候类型划分的依据。孙思邈《千金方》将中风分为偏枯、风痱、风懿、风痹四类，但风痹一证，其云：“风寒湿诸痹类风状，风胜则周身走注疼痛，寒胜则骨节掣痛，湿胜则麻木不仁”，则属风湿关节为病，与现所称中风无关。至于元《医经溯洄集·中风辨》将中风分为真中风与类中风二类，与唐宋以前主张外风说，金元以后多持内因论有关，实质上是将两论作调和折中之说。由于内因得到普遍重视，故类中风之称，亦为医者运用。

近有人主张以病机来划分证候类型如曾氏分为阴虚阳亢类、肝阳生风类、血虚生风类、阴阳两虚类。也有人以病程来划分第一期、第二期、第三期。但这些方法往往不能反映本病的特征，因此，我们以中经络、中脏腑为经，以痰、瘀、风、闭、脱为纬，来划分证候类型，是符合临床要求的。

2. 卒中救治围绕清与宁

中脏腑者以神志不清为特征，抢救之法应围绕清与宁，积极采取措施，使“不清”转化为“清醒”与“安宁”。根据我们的临床实践体会约有四法。

（1）芳香开窍法：中风闭证是以邪实壅盛为主，此因风阳暴张，气血上逆，挟痰浊蒙闭清窍，遂突然神志不清，横窜经络，络道瘀阻，则见偏瘫、口眼歪斜等症。按热象之有无，又分为阳闭与阴闭，治当分凉开与温开，正如尤在泾所说：“风邪中人，与痰相搏，闭其经隧，神暴昏，脉暴绝者，急与苏合、至宝之属以通之。盖惟香药，为能达经遂通神明也。”

如风阳挟痰火内闭，治以辛凉开窍，可用安宫牛黄丸、至宝丹、牛黄清心丸、醒脑静注射液或麝香 0.1 克，牛黄 0.3 克，冰片 0.3 克研末送服，佐以清肝息风之品，如钩藤、羚羊、石决明、黄芩、菊花等。

如肝风挟痰湿上壅内闭：面白唇清，痰涎壅盛，舌苔滑腻，脉沉滑此为阴闭。治以辛温开窍，可用苏合香丸，佐以息风豁痰之药如天麻、钩藤、菖蒲、郁金等。

（2）通腑攻下法：卒中大多见肝阳暴亢，痰风上扰，血随气逆，血菀于上，正如《内经》曰："血之与气，并走于上，则为大厥。"治应急使血之气向下并走，方能急流挽舟。临床上往往可见便闭不通，口有浊味，舌苔黄腻或黄燥；此时浊气上熏，肝阳火更盛，心神受蒙难清，急予承气汤攻下；亦可用生大黄30克水煎150毫升，保留灌肠，每日一次，直至得便为度，番泻叶亦有效。只有腑通热泄，引血下行，气随血下，亦即釜底抽薪之意。下其燥结，热即孤立，风即自消，邪热燥结去，中焦气机通，气血运行条达，则中风诸症可随之缓解。

（3）豁痰开窍法：朱丹溪论中风"有气虚、有血虚、有痰盛。""西北二方，真为风所中者有之，东南之人皆是湿土生痰，痰生热，热生风也。"尤在泾说："或因风而动痰，或因痰而致风，或邪风多附顽痰，或痰病有如风病，是以掉摇，眩晕倒仆，昏迷等证。"故提出"逐痰涎"一法，涤痰汤和清心散二方，治痰迷心窍之证。

中风者常见喉中痰鸣，痰瘀壅盛，我们用竹沥、莱菔汁。如风痰寒痰，可用小白附子、制南星、半夏、白芥子、皂荚。如痰热则用贝母、竹茹、瓜蒌、天竺黄、青礞石、黛蛤粉等。亦可用猴枣散0.5克冲服，姜汁频频饮服，还可与菖蒲、郁金同用，使痰浊除而心窍清，神明出而智慧爽。

（4）回阳固脱法：中风脱证是以正不胜邪，阴阳离决为主，按阴阳离决之情，又分阳脱与阴脱以及失血气脱之证，但以元气衰微、阳气虚脱更为险恶。症见神昏不语，二便自遗，气息低微，冷汗淋漓，目合口张，脉沉细欲绝，治当回阳固脱。速用人参、附子、龙骨、牡蛎、黄芪、五味子或四逆汤注射液。阴脱者，神志不清，目合口张，面赤，足冷，心烦不宁，脉大无根，可用人参、黄芪、熟地、山萸肉、桂圆肉、山药、枸杞、茯神、枣仁、龙骨、牡蛎、甘草等化裁，生脉散注射液静滴。

由于中脏一证，病情复杂，变化多端，闭证脱证既有真假之分，又有浅深之别，有实闭似脱，实脱似闭；闭证和脱证可以互相转化，又可以同时互见，如内闭外脱者，可人参、附子与羚羊、竹沥、姜汁、至宝丹、导痰汤等同用，应全面辨证，审证精确。

四法者，言其要领也，有一法独用，有数法并进，还有凉血清热，凉肝息风，滋阴潜阳，活血化瘀诸法，亦当推究其因，辨别虚实，分清缓急，参合用之。

3. 治疗始终抓住气与血

中风《内经》称之为“大厥”，《调经论》云：“血之与气，并走于上，则为大厥，厥则暴死，气复反则生，不反则死。”又称为“薄厥”，《生气通天论》曰：“阳气者，大怒则形气绝，而血菀于上，使人薄厥。”《景岳全书》：“凡风痰等证，当辨其在经，在脏……然在经、在脏虽有不同，而回阴回阳，则无不本乎气血，但知气血之缓急，知阴阳之亏盈，则尽其善矣。若必曰某脏某经，必用某方某药，不知通变，多失其真。”

清代汪廷珍说：“血虚者补其气而血自生，血滞者调其气而血自通，血外溢者，降其气而血自下，血内溢者，固其气而血自止。”

卒中期，多为气血逆乱，肝风狂越，气升、血升、火升、痰升，直冲巅顶，或损伤脑络，或瘀滞神明之腑而危证丛生。气有余便是火，气横逆必及血，故药用清气降火，折其肝风之源；潜阳凉血，有降逆止血之功，气为血之帅，血为气之母，气行则血行，气滞则血瘀。气滞而血瘀者，当以理气而化瘀。又有气虚而血瘀者，当以益气而活血；有痰瘀互结者，豁痰化瘀则有疏通经脉之力；还有血虚生风，治风先治血，血行风自灭。采用活血祛风，通经活络之法，尤为恢复期常用之法。

近年来，对“活血化瘀”作了深入研究，同时对“瘀血”概念也有了新的认识，在中风的临床治疗上，取得了很多的宝贵经验。特别对缺血性中风，开辟了广阔的途径。

消栓冲剂治疗中风临床初步观察

我们自 1984 年 5 月至 1985 年 6 月，运用益气活血化瘀的消栓冲剂，治疗缺血性中风，出血性中风恢复期共 30 例，现将临床初步观察报告如下：

一、临床资料

1. 本组 30 例，男 20 例，女 10 例，男女之比为 2∶1；40 岁以下者 1 例；41～50 岁者 3 例，51～60 岁者 11 例，61 岁以上者 15 例。最小年龄 35 岁，最大年龄 76 岁。

2. 病程：1 个月以内 18 例，6 个月以内 11 例，6～12 个月 1 例。

3. 病因分析：脑动脉硬化 10 例，高血压，合并脑动脉硬化 20 例。

4. 实验室检查：其中 24 例尿糖检查，全部阴性，1 例尿糖微量；血脂检查 27 例，其中正常者 17 例，胆固醇偏高者 9 例，甘油三酯偏高者 1 例。血小板治疗前后对比 20 例，结果是：治疗后血小板计数上升者 12 例，下降者 8 例。其中 18 例作了出凝血时间、红细胞压积的治疗前后对比，结果是：治疗后出血时间缩短 7 例，延长 7 例，不变 4 例。凝血时间缩短 8 例，延长 7 例，不变 3 例。红细胞压积增高者 7 例，降低者 10 例，不变 1 例。

5. 心电图检查：28 例中正常有 13 例，异常 15 例（窦速 4 例，心肌缺血 3 例，左前半阻滞 1 例，窦缓 2 例，左心室肥厚偶发房早 5 例）。

6. 胸透：本组 20 例中，正常 5 例，异常 15 例（主动脉弓突出 8 例，左心室扩大者 5 例，慢支肺气肿 2 例）。胸片 5 例中，主动脉弓突出 2 例，慢性支气管炎 2 例，动脉硬化性心脏病 1 例。

7. 西医分类：出血性 4 例，均系脑出血恢复期；缺血性 26 例，均系脑血栓形成。

8. 中医四诊检查：脉象：弦滑 15 例，脉弦滑数 2 例，细弦 9 例，细弦滑 3 例，沉细 1 例。舌质：暗红夹瘀 4 例，暗红 7 例，淡红夹瘀 4 例，舌淡红夹青 2 例。淡红 5 例，舌质淡 1 例，舌尖红 4 例，舌质红 3 例。舌苔：黄腻 14 例，灰黑腻 2 例，白腻 7 例，微腻 1 例，薄白 4 例，薄黄 1 例，少苔 1 例。

偏瘫情况：本组 30 例，左侧偏瘫 25 例，右侧偏瘫 5 例。

9. 中医证候类型：本组 30 例。

肝阳暴亢，风火上扰 6 例；痰热腑实，痹阻脉络 3 例；气虚血瘀，脉络痹阻 4 例；痰湿不化，瘀血阻络 13 例；痰湿不化，瘀血阻络，兼肝阳偏亢 4 例。

二、观察方法与疗效分析

1. 明确诊断，符合①1978 年第二届全国神经精神科学术会议制定的标准；②1983 年全国中医内科学会中风病诊断标准。

2. 治疗方法：消栓冲剂系用黄芪、丹参等益气活血药组成，每次口服一包，每日二次，一般 28 天为一疗程。

3. 按照全国中风科研观察病历进行逐项登记，入院第一周，每三日记录打分一次，以后每五日记录一次。

4. 疗效判定：采取计分法，积分增加少于 4 分为无效；积分增加 5~7 分者为有效；积分增加 8~10 分者显效；积分增加在 11 分以上或满分 28 分者为基本痊愈。

5. 疗效分析：

（1）总的疗效，基本痊愈 10 例，显效 4 例，有效 13 例，无效 3 例，有效率 90%。

（2）治疗前后的肌力变化，本组 27 例中，治疗前后肌力对比：上肢肌力治疗前平均为 2.39，治疗后平均为 3.71，平均提高 1.32；下肢肌力治疗前平均为 3.26，治疗后平均为 4.44，平均提高 1.18。

（3）出现疗效的时间与剂量：本组 30 例用消栓冲剂治疗，有效者 27 例，其中出现有效平均时间为 22.92 天，剂量为 69 包；出现显效平均时间为 21.32 天，剂量为 64 包；出现基本痊愈平均时间为 31.38 天，剂量为 96.13 包。

（4）与疗效有关的因素：通过 30 例的观察分析，可以看出疗效与病程及复中者有密切关系。本组 10 例痊愈者，其病程均在 2 个月以内，超过 2 个月者虽有效但不显著。如本组 2 个月以上者有 7 例均无痊愈与显效；无效的 3 例中，1

例病程为108天，1例病程40天，1例为再次卒中。

三、病案举例

谢某　男　59岁　退休工人

住院号84-1158

既往有眩晕病史三年。1984年2月份在单位医务室就诊时发现血压升高，一直在家自服降压药（药名不详）。1984年5月21日凌晨4时许起床小便，突感头晕目眩，左侧肢体偏瘫不用，神志清楚，继之口角歪斜，语言謇涩，无头痛呕吐及二便失禁，遂送我院急诊室求治，诊断为“高血压病Ⅱ期，脑血栓形成”。给予对症处理，于当天上午11点收住院治疗。

患者1966年患过肺结核。

体格检查：体温35.6℃，脉搏78次/分，呼吸22次/分，血压200/110mmHg。一般情况尚好。胸廓桶状，肋间隙增宽，双肺叩诊过清音，两肺呼吸音减弱。心尖搏动不显，心界未叩出，心率78次/分，律齐，各瓣膜区未闻及病理性杂音。腹平软，肝脾未触及，肾区无叩痛。

神经系统检查：神志清楚，瞳孔等大等圆，对光反射及角膜反射存在。眼动各方向自如，右眼底视乳头边色正。A：V=1：3；左眼底视乳头稍苍白，边缘清晰。A：V=1：3。左侧鼻唇沟略浅，左颜面痛觉稍减弱。左上肢肌力Ⅱ°，左下肢肌力Ⅲ°，肌张力稍增高，腱反射活跃，左耸肩减弱，病理反射未引出，脑膜刺激征阴性。

实验室检查：BPC10.3万/mm^3，BT：1′，CT：4′30″；尿糖阴性；血三脂：甘油三酯60mg%，β-脂蛋白240mg%，胆固醇123mg%；脑脊液检查：氯化物585mg%，糖70mg%，

蛋白28U。心电图：①窦性心动过速；②左心室肥大。胸透：两肺纹理粗乱，透亮度增加，心膈未见异常。

四诊摘要：神志清楚，面色不华，形体稍肥胖，左侧肢体偏瘫，手不能持物，足不能步履，言謇流涎，口角歪斜，咳嗽痰少，纳呆便溏，舌质暗红夹青，苔淡黄厚腻，脉弦滑。

中医诊断：中风。

分证：风中经络。

证候：痰湿不化，瘀血阻络，肝阳偏亢。

西医诊断：1. 缺血性中风。

（1）定性：脑血栓形成——左侧偏瘫。

（2）定位：右侧大脑中动脉皮层血栓形成可能。

（3）病因：高血压并脑动脉硬化。

2. 慢性支气管炎肺气肿。

治疗经过：消栓冲剂1包口服，日3次，服用30天，共90包。

患者入院时左上肢肌力Ⅱ°，左下肢肌力Ⅲ°，治疗3天后左上肢能抬举平肩；治疗7天能对指握拳，趾能活动，在家人搀扶下可在室内行走十余步；10天后左上肢已能摸到右侧耳郭，握力增加，并可单独在室内行走；以后两周左上下肢功能基本恢复正常。上下肢肌力均为Ⅴ，共住院30天，临床基本治愈出院。

中风治则研究述评

中风中医治疗法则的研究，颇受医家所重视，我们试对历代主要文献进行整理研究，结合自己的临床实践加以评述。

一、治则争鸣由来

中风的治疗方法，历代医家积累了许多宝贵经验。由于对中风发病的原委认识不同，故治则争鸣兴起。考《黄帝内经》虽无明确杂病“中风”之名，但“薄厥”“大厥”“煎厥”“偏枯”“偏风”“微风”等，实与中风有关，至于治则，隐约可见，详述确乏。争议的焦点，张山雷曾曰：“古之中风皆是外因，治必温散解表者，所以祛外来之邪风也。今之中风多是内因，治必潜降镇摄者，所以靖内动之风阳也。诚能判别此外内二因的来源去委，则于古今中风证治，思过半矣。”以宏观出发，言之有理，然细心推究，亦不悉是。如仲景《金匮要略》虽以外风为主，但也未曾忽略内在因素，《金匮要略》治疗中风方仅四首，而实寓多向之义，举风引汤为例，六石二鳞介，大队金石坠降，加大黄下引下泄，勿使上犯上冲，用桂枝干姜温通复脉，更具妙义。外风内风，实证虚证，内外合邪，虚实相乘，均可于此求出法门。后世张锡纯的建瓴汤实窃风引汤之义。华佗《中藏经》对治中风偏枯之法指出：“在上则吐之，在中则泻之，在下则补之，在外则发之，在内则温之、按之、熨之也。吐，谓出其涎也；泻，谓逐其寒也；补，谓益其不足也；发，谓发其汗也；温，谓驱其湿也；按，谓散其气也；熨，谓助其阳也。治之各合其宜，安可一揆，在求其本。”强调不可一揆而治，甚有见地。《诸病源候论》指出治宜：“汤熨针石”、“补养宣导”、重视“导引”。广开治疗途径，在《千金要方》《外台秘要》两书中，中风之方采用发表祛风，扶正托邪法为多，其中以续命汤可作为代表。王焘云：“此方为诸汤之最要。”《外台》载《古今录验续命》有三，一在贼风方，一在半身不遂方，一在风痱方，三方各异。此外，尚有大续命汤、小续命汤、小品续命汤、千金续命汤、西川续命汤、深师续命汤、崔氏续命汤等，药品各有加减，分量也有轻重，而其用麻黄发表则一。此皆因持外风入中之说，所以治则以温散祛邪为主，为何持“风邪入中”之说，我们认为恐与《黄帝内经》对中风概念不清有关，张仲景在《伤寒论》中有中风，在《金匮要略》也有中风，因此有热病中风与杂病中风的区别，而《黄帝内经》只有热病中风，没有杂病中风，造成概以风邪入中的误点。

二、勇于创新有所发明

学术的发展，在于创新，中风治则的发展，也不例外。宋·严用和率先提出调气法的重要性，他在《济生方》中说：“根本强壮，荣卫和平，腠理致密，外邪客气，焉能为害？”“若内因七情而得之者，法当调气，不当治风；外因六淫而得之者，亦先当调气，然后依所感六气，随证治之，此良法也。”强调调气法在中风治则学的地位。

刘守真立三法，定三忌，他在《素问病机气宜保命集·中风论》指出：“若风中腑者，先以加减续命汤随证发其表，若急中脏者，则大便多秘涩，宜以三化汤通其滞。”“中风外无六经之形证，内无便溺之阻格，知血弱不能养筋，故手足不能运动，舌强不能言语，宜养血而筋自荣，大秦艽汤主之。”河间立发其表、通其滞、养其筋三法，较前人有所发展，但未能越出发表用续命汤的模式。病之初起“慎勿用大热药乌附之类”，有“阳剂刚胜，积火燎原”之虞，中风，“如小便不利，不可以药利之”，防“荣卫枯竭，无以制火，烦热愈甚。”；中风之人“不宜用龙、麝、犀、珠”之品，恐“益使风邪入于骨髓，如油入面，莫能出也。”提出三忌对后世颇有启迪。还应提出《宣明论·喑痱证》中的地黄饮子，治内夺而厥，舌喑不能言，二足废不为用之证，创从肾论治的先河。清代叶桂《临证指南医案·中风门》金案中说：明明肝肾虚馁，阴气不主上承，重培其下，冀得风熄，议以河间法。张案中说：早用地黄饮子煎法以治下，晚用星附六君子以益虚宣窍。可见河间此法影响殊深，不过清代徐大椿在《慎疾刍言》中，对温补一法竭力反对，他说：“余每年见中风之证，不下数十人，遵古治法，十愈八九；服温补之药者，百无一愈。”措辞十分激烈。我们从河间地黄饮子组成来看，汇集滋补肝肾之品而温煦以鼓荡之，为温补缓调之剂，目的在于扶正，不在于祛邪，虽温补并进，而重在于补，不重于温，验之临床，对肾气虚弱者，确实有效，如有火痰多者，则显然不宜服用。应该承认从肾阴阳兼补，佐以宣发的治法在中风治则学上是有贡献的。

张子和尝用攻下法，以降风火。或先用吐法，后用下法、清法。

李杲虽云中风者非外来之风邪，乃本气病也，而治法则如外人之证，亦以“发表、攻里、行中道”三法，反对用大戟、芫花、甘遂泻大便，损其阴血。而用麻仁丸，顺三焦和五脏，润肠胃除风气，可见东垣老人对中风治疗发明不多。

朱丹溪从“湿土生痰，痰生热，热生风”出发，认为“中风大率主血虚有痰，治痰为先，次养血行血；或属虚挟痰与湿，又须分气虚、血虚。”又说：“治风之法，初得之即当顺气，及日久即当活血，此万古不易不理。”古有以四物汤，吞活络丹愈者，正是此义。若先不顺气化痰，遂用乌附，又不活血，徒用防风、天麻、羌活辈，吾未见能治也。又见风中与肌腠，辄用脑麝治之者，是引风入骨髓也，尤为难治，深可戒哉。对半身不遂指出“大率多痰，在左属死血瘀血，在右属痰有热并气虚。左以四物汤加桃仁、红花、竹沥、姜汁，右以二陈四君子等汤加竹沥、姜汁”。我们曾以半身不遂或左或右的患者进行辨证分析，初步观察难以得出左属瘀血右属痰热的结论，但多属于瘀痰互阻的辨证。丹溪的观点，有待进一步验证，不过重视瘀痰是个发明。丹溪所说“肥白人多湿，瘦人阴虚火热”，确属经验之谈。

罗天益提出“风者，能动而多变。因热胜而动，宜以静胜燥，是养血也。宜行荣卫，壮筋骨也”，有独特见解。

争鸣是推进学术的发展，可以广开治疗途径，汉唐以前中风以风邪入中立论，而金元之时河间主乎火，东垣主乎气，彦修主乎湿，则大异于昔人。元代王履对此采取折中的态度。他说：“吁！昔人也，三子也，果孰是欤？果孰非欤？以三子为是，昔人为非，则三子未出之前，固有从昔人而治愈者矣。以昔人为是，三子为非，则三子已出之后，亦有从三子而治愈者矣……以余观之，昔人、三子之论，皆不可偏废。但三子以相类中风之病，视为中风而立论，故使后人狐疑而不决，殊不知因于风者，真中风也，因于火，因于气，因于湿者，类中风而非中风也。”提出以真中风、类中风加以区别，真是用心良苦，最后还是求之辨证来解脱。王履说：“辨之为风，则从昔人以治；辨之为火、气、湿是从三子以治，如此庶乎析理明而用法当矣。”关于真中风、类中风的问题，我们赞同明代虞抟之见，他在《医学正传》中说：“积年历试，四方之病此者若干人，尽因风湿痰火挟虚而作，何尝见其有真中类中二者之分哉。”其实新的观点形成与发展是显示学术的进步，中风的治疗法则从温散祛邪至调气养血，攻下行中道，化痰活血，无疑是一大发展。

三、培补元气独树一帜

在对中风治则众说纷纭中，明代张介宾可以说独具慧眼。首先论述古今中风之辨，赞赏河间对中风始因，“非肝木之风，亦非外中之风，由于将息失宜”的看法；深服东垣“年逾四旬气衰”，“非外来风邪，乃本气自病”之说。同时也受《证治要诀》论中风“有虚热生风，无气虚，虚则风乘之，治虚当兼治风；有虚证似风，当治其虚，不可以风论”和《奇效良方》提出“内风名曰虚，由房劳虚损，真气内伤，风邪从此入病之所由，皆从此始……虚以补之。”以及《医贯》“专主虚论”“峻补其阴”学说的影响，大胆提出“非风”一说。介宾说“非风一证，即时人所谓中风证也。此证多见卒倒，卒倒多由昏愦，本皆内伤积损颓败而然，原非外感风寒所致。而古今相传，咸以中风名之，其误甚矣。故余欲易去中风二字，而拟名类风，又欲拟名属风，然类风属风，仍与风字相近，恐后人不解，故单用河间、东垣之意，意以非风名之，庶乎使人易晓，而知其本非风证矣。……凡非风证，未有不因表里俱虚而病者也。治此之法，只当以培补元气为主。若无兼证，亦不宜攻补兼施，徒致无益。”“火虚者，宜大补元煎，右归饮、右归丸、八味地黄丸之类主之，庶可以益火之源；水虚者，宜左归饮、左归丸、六味地黄丸之类主之，庶可以壮水之主；若气血俱虚，速宜大补元煎之类，悉心挽回，庶可疗也。”“非风有火盛而病者，即阳证也。火盛者，宜专治其火，以徙薪饮、抽薪饮、白虎汤之类，酌而用之。火微者，宜兼补真阴，以一阴煎、二阴煎，或加减一阴煎之类主之。凡治火之法，但使火去六七，即当调治其本。然阳胜者，阴必病，故治热必以血分。甚者用苦寒，微者用甘凉，欲其从乎阴也。”张氏非风之说在认识中风发展史上是一个重大的转折点。

四、定位论治分期立法

在从中风发病原委中探求总体，综合治则的同时，不少医家或从病位的经络脏腑出发，判定治疗法则，或从疾病的进程中分期立法。如《金匮要略·中风历节病脉证并治》中指出，中风病位概念“邪在于络”“邪在于经”“邪在于腑”“邪在于脏”四个浅深层次；李杲则分为三个层次，中血脉则口眼歪斜，中腑则肢节痿废，中脏则性命危急。此三者，治各不同。但后世大多分为中经络、中脏腑两大类，沿至当今仍喜用之，如全国中医内科学会中风病学组制定的中风治则规范：（一）中经络，肝阳暴亢，风火上扰证，治则为平肝泻火通络；风痰瘀血，痹阻脉络证，治则为化痰通络；痰热腑实，风痰上扰证，治则为通腑化痰；气虚血瘀证，治则为益气活血；阴虚风动证，治则为育阴息风。（二）中脏腑，风火上扰清窍证，治则为清热息风，开窍醒神；痰湿蒙塞心神证，治则为温阳化痰，醒神开窍；痰热内闭心窍证，治则为清热化痰，醒神开窍；元气败脱，心神散乱证，治则为益气回阳救逆。划分证候恰当，治则具体全面，用之确有实效。

亦有从定位出发，指出治疗不当之处，如清代喻昌在《医门法律》中指出："凡风初中经络，不行外散，反从内夺，引邪深入者，医之过也。"强调分四个层次进行治疗，说理清楚但似嫌呆板。又说："凡治中风病，不明经络府藏，徒执方书，妄用下法者，必至伤人，医之罪也。"是针对当时泛用子和下法而发的警言，符合中医辨证论治的精神。

分期立法，一般分为先兆期、卒中期、偏瘫期、恢复期。金·刘守真说："中风者，俱有先兆之证。凡人如觉大拇指及次指麻木不仁，或手足不用，或肌肉蠕动者，三年内必有大风之至。宜先服八风散、愈风汤、天麻丸各一料为效。"八风散原书方阙，愈风汤药味颇多，且有四时加减法，自注能安心养神，调阴阳，无偏胜及不动荣卫，其功效似有言过其实，不敢苟同。至于天麻丸，则以镇熄内风为主，可以服用。明·张三锡在《医学准绳六要》中主张节制饮食，采用疏风顺气、化痰理中的方法，突出化痰的应用。明·赵献可在《医贯》中强调综合措施，当节饮食、戒七情、远房事，此至要者也，……如两尺虚衰者，以六味地黄、八味地黄，培补肝肾；如寸关虚弱者，以六君子、十全大补之类，急补脾肺，才有补益。若以搜风顺气及清气化痰等药，适所以招风取中也，不可不知。赵氏则从培补肝肾、调补脾肺着手，反对用风药与化痰之法，与上述张氏所说恰恰相反。其实，他们各有所专，也有片面的地方。我们认为中风先兆证，肝阳上亢者以平肝息风法，痰浊内阻者以化痰泄浊法，气虚血瘀者以益气活血法，肝肾阴虚者以补肾养肝法。其中化痰法、活血法、补肾法应列为重点研究。

清代尤怡在《金匮翼·中风统论》立卒中八法，一曰开关、二曰固脱、三曰泄火邪、四曰转大气、五曰逐痰涎、六曰除热风、七曰通窍隧、八曰灸腧穴。对卒中救治约言治要，说理精当，惟开关一法，对出血性中风患者应慎用为妥。

张山雷在《中风谫诠》中论中风治法，列举八法，一开闭法、二固脱法、三潜镇法、四开泄法、五顺降法、六培养法、七滋填法、八宣络法。细究前五法，用于卒中期的闭证、脱证，肝阳上扰，痰涎壅盛，气逆火升之证；后三法用于卒中恢复期，图本之治，养心肝之阴，滋填肾脏之阴，疏通半身不遂的经络。张氏论述比较全面完整，较尤氏八法有所发挥，对临床实践更有积极意义。

我们通过 178 例临床观察，主张卒中救治围绕清与宁，其大法有四：芳香开窍法，通腑攻下法，豁痰宣窍法，回阳固脱法。四法者，言其要领也，有一法独用，有数法并进，还有凉血清热，凉肝息风，滋阴潜阳，活血化瘀诸法，亦当推究其因，辨别虚实，分清缓急，参合用之。

偏瘫期对半身不遂的治疗，当首推清代王清任的益气活血法，重用生黄芪的补阳还五汤。对补阳还五汤的适应证，近年来略有争论。我们认为，既用补阳还五汤，生黄芪剂量宜大，在 30~100 克之间。服药时间以 30 剂为一疗程。如肝阳上亢、肝风内动等标实证突出者，补阳还五汤要慎用，应辨证应用为是。

恢复期可宗叶桂滋液息风、濡养营络、补阴潜阳之法，亦可从陈士铎补气、助阳、养血诸法。

总之，先兆期突出一个“和”字，卒中期，围绕一个

“清”字，偏瘫期抓住一个“通”字，恢复期坚持一个“补”字。

五、趋向与展望

中风的概念明确，内风与外风之争，明显地均以内风立论。内外风相引相煽致病之说，亦遭到反对。因此祛风、温散、解表、涌吐之法，已不常用。从春秋战国到明清时期，多以祛风除痰补气益血为主，民国初期增强了通络之品，建国后以养血滋阴、平肝息风、重镇潜阳为主。近年则以活血化瘀为主。总的趋势是从祛风化痰法、平肝息风法向活血化瘀法发展。值得注意的是王永炎等在通腑泄热的基础上，衍化发展到通腑化痰法，作为重要的治疗法则。有人还对腑气不通与证候转归的关系进行探讨，认为大便秘结可作为判断本病预后指标之一，为通腑化痰法的正确性提供了客观的佐证。

近年来有从活血化瘀法向痰瘀同治法发展的倾向，如董汉良认为：痰瘀同治法较单纯，祛风活血法为可靠，沈宝藩、周洪进等均持此见，并认为痰化瘀去，脑络经隧畅达，气血流通，正气盎然，疾病自除。可见清化痰浊，将为治疗本病实证的重要方法。

此外尚有人提出，散风通络法，刚柔相济法，豁痰开窍法，柔肝化痰法，清肝息风法，健脾补肾法，滋水涵木法，初步认为益气法、柔肝法、滋肾法治疗本病有发展前途。

对出血性中风应用芳香开窍之品有争论，有待进一步探索，降低脑压与消除血肿是两大难题，能否从化痰活血通腑方面研究。活血化瘀治疗缺血性中风、可以肯定其效能，如果从整体出发，调整阴阳，辨证应用，还可提高疗效。

中风的综合治疗逐步受到重视，如针灸与中药同用，内服与外敷兼施，煎剂与雾浴合治，还有康复锻炼，导引推拿，调整饮食，心理治疗等，为治疗中风展示广阔的前景。

常见心脏病临床经验举要

心脏病是心血管疾病的统称，它包括慢性心功能不全、慢性肺源性心脏病、风湿性心瓣膜病、高血压病、冠心病、病毒性心肌炎等。在中医学中属于“心悸”“怔忡”“胸痹”的范畴。我们认为心脏病的发病原理，虽然与心脏有关，但又不完全限于心脏本身，而与肺、肝、脾、肾诸脏的关系密切。心脏病的临床表现很多，但可概括归纳为十一个基本的辨证要点和治疗法则。

一、心气虚弱

主症：心悸气短，疲倦乏力，面色苍白，舌质淡苔薄白，脉虚弱或结或代。本证多见于风湿性心脏病、心律失常。治疗原则：益气养心为主。可用自拟益气养心汤：黄芪10克，党参10克，炙甘草5克，茯苓12克，五味子6克，川芎6克，当归10克，柏子仁10克，酸枣仁15克，炙远志6克，淮小麦30克。

二、心阳不足

主症：心悸甚，胸闷（痛）气促，畏寒肢冷，头晕，舌淡而胖，脉沉细或结或代。本证多见于冠心病、慢性肺心病，心律失常。治疗原则：温阳养心为主。可用自拟桂枝甘草新加汤：桂枝10克，炙甘草10克，黄芪15克，生晒参3克，五味子10克。

三、心阴亏虚

主症：心悸易惊，口咽干燥，五心烦热，舌质尖红苔少，脉细数或促。本证多见于病毒性心肌炎、心律失常、甲状腺功能亢进性心脏病。治疗原则：养阴补心。可用自拟养阴补心汤：太子参、玄参、丹参、茯苓、柏子仁、酸枣仁、生地黄各15克，五味子、当归、天冬、麦冬各10克，远志、桔梗各6克。

四、心血亏损

主症：心悸怔忡，精神疲乏，头晕失眠，面色萎黄，口唇色淡，舌质淡白脉细弱或代。本证多见于贫血性心脏病、心律失常。治疗原则：补心养血，可用自拟养心补血汤：党参、当归、熟地、柏子仁各15克，炙黄芪30克，白芍10克，川芎6克。

五、心脉瘀阻

主症：心胸阵痛，如刺如绞，固定不移，入夜为甚，心慌怔忡，舌质紫黯，或有瘀斑，舌下络脉青紫，脉沉涩或结或代。本证多见于冠心病。治疗原则：活血化瘀。可用自拟丹参通脉汤：丹参、黄芪各15克，白檀香6克，砂仁5克，川芎、赤芍各10克，当归20克。

六、忧郁伤神

主症：神志抑郁，善太息，心悸烦闷，舌边尖红，脉细弦。本证多见于心脏神经官能症、心律失常。治疗原则：解郁安神。可用自拟疏肝宁神汤：柴胡、炙远志各 6 克，当归、赤芍、白术、丹参、生地、制香附各 10 克，酸枣仁 20 克。

七、心肝火旺

主症：头晕胀，头痛心悸，烦躁易怒，口干手麻，呼吸困难，血压偏高，舌尖较红或有瘀斑，脉弦或弦涩。本证多见于高血压性心脏病。治疗原则：泻火活血。可用自拟泻肝散血汤：天麻、菊花、山栀子、黄芩各 10 克，钩藤、夏枯草各 30 克，龙胆草 6 克，益母草、丹参各 15 克。

八、心肺气虚

主证：心悸咳喘，气短乏力，动则尤甚，胸闷，痰液清稀，面色苍白，头晕，舌质淡苔白，脉沉弱或结或代。本证多见于慢性肺源性心脏病。治疗原则：补肺养心。轻症用钟乳补肺汤加减：党参 12 克，五味子、桔梗各 5 克，款冬花、紫菀、白术各 10 克，钟乳石、白石英、茯苓各 15 克，淮小麦 30 克。重症用人参蛤蚧散加味：生晒参 3 克，蛤蚧 1 对，杏仁、川贝母、桑白皮各 10 克，茯苓、淮小麦各 30 克，知母 6 克。

九、心脾两虚

主症：心悸气短，头晕目眩，面色不华，倦怠无力，夜寐多梦，舌质淡苔白，脉细弱。本证多见于慢性风湿性心脏病、贫血性心脏病、克山病。治疗原则：补心健脾。可用自拟补心益脾汤加减：党参、白术、茯苓、龙眼肉、陈皮各10克，黄芪、当归12克，酸枣仁20克，远志、木香、炙甘草、五味子各6克，丹参15克。

十、心肾阳虚

主症：胸闷气喘，唇青，肢冷面浮，足肿，舌质淡，瘀斑青紫，脉沉细或迟。本证多见于慢性心力衰竭、病态窦房结综合征。治疗原则：温肾回阳。可用自拟温阳利水汤：制附子、干姜各10克，黄芪、白术、车前子、丹参各15克，茯苓30克，肉桂6克。

十一、心阳虚脱

主症：烦躁暴喘，面色青紫，冷汗淋漓，四肢厥冷，脉微欲绝，血压下降，舌质紫暗。本证多见于心源性休克。治疗原则：急救回阳。可用回阳救急汤：制附子、白术各15克，肉桂8克，生晒参、五味子、炙甘草各10克，干姜12克。

心脏病的发生、发展是由于心、肾、肝、脾、肺等脏腑功能低下，气血循环运行障碍，以及感受时邪，情志不和，饮食失宜，起居不慎等综合因素，致使整个机体不相协调的结果。治疗时要分清寒、热、虚、实，强调辨证施治。同时要尽量避免精神上的刺激，给予良好的安静环境，充分休息。加强生活护理，对本病恢复也有辅助作用。

中医对冠心病病因、病机、证候及其治疗途径的探讨

——附100例临床分析

冠状动脉粥样硬化性心脏病（以下简称冠心病）是常见的心血管疾病之一，我们在临床实践中，对冠心病病因、病机、证候及其治疗途径，有一些初步的体会与认识，兹分述如下。

一、临床资料

本组冠心病的诊断依据，均按1974年普查预防座谈会修订的标准，在100例中确诊冠心病84例、隐性冠心病5例，可疑冠心病11例。

1. 性别、年龄、职业的分布：100例中男性53例，女性47例。年龄最小32岁，最大71岁；其中32~40岁12例，41~50岁44例，51~60岁28例，61~71岁16例。年龄与性别的关系，32~40岁以女性为多，61~71岁以男性为多，41~60岁在性别上无显著差异。本组脑力劳动73例，体力劳动25例，其他2例，以脑力劳动为主。

2. 症状与舌苔脉象的变化：症状以胸闷、头晕、心悸、心绞痛、气急、腰痛为多见，舌质以微红、舌苔以薄白为多见。脉象以细、细弦、涩、弱为多见。

3. 胆固醇、血压、眼底与心电图：本组100例均作胆固醇测定，结果<200毫克%30例；200~300毫克%64例；

>300毫克%6例。血压的变化：舒张压低于91mmHg 72例；舒张压超过90mmHg 28例。眼底检查的情况：在本组100例中无法查与未查者9例，实际检查数91例，其中正常者12例，异常者79例，按动脉硬化分级，Ⅰ级57例；Ⅱ级20例；Ⅲ级2例。心电图变化，在休息时心电图有异常者60例，其中ST段T波变化占多数，心律失常亦较常见。负荷试验有异常者40例，其中多数是经过普查后发现的。

二、讨论与体会

1. 祖国医学对冠心病的认识

在我国古代医学文献中，没有冠心病这个病名，冠心病在祖国医学中究属何病，有的说是“厥心痛”“真心痛”，也有说是“心痹”“胸痹”，还有的说是“心胃痛”。在中医学术上的确往往以证候为病名，而且名词也比较紊乱，需要我们进行分析整理。如《灵枢·厥病》说：“厥心痛，痛如以锥刺其心，心痛甚者。”又说“真心痛，手足青至节，心痛甚，旦发夕死，夕发旦死。”这些症状的叙述，预后的推测，与现代医学冠心病心绞痛、心肌梗死是十分相似的。但是厥心痛、真心痛症状，并不是所有冠心病都是持续存在。本组100例中具有心绞痛典型症状的占78%。在《素问·痹论》指出：“心痹者，脉不通，烦则心下鼓，暴上气而喘”，它是从病机出发而定名，认为该病由于“痹”引起，这个“痹”表现为“脉不通”，这与冠心病的病理基础有类似之处。但急性心肌梗死或心绞痛发作，无一有喘的表现，故此症亦可能有心力衰竭者。本组症状中的心悸占80%，气短或气急者占72%，有人把“心痹”与冠心病联系起来，是不无理由的。在《金匮要略》“胸痹心痛短气病脉证治篇”中说：

“胸痹不得卧，心痛彻背”，“心悬痛”又说：“心中痞气，气结在胸，胸满。”《医宗金鉴》解释说：“胸痹之病，轻者即今之胸满，重者即今之胸痛也。”由此可见“胸痹”一症，涉及不同程度的心绞痛。本组症状中胸闷占87%。应该提出的，通观《金匮要略》中的胸痹，是以心血管疾患为主，但也兼及呼吸或消化系统的疾病，因此不能把胸痹与冠心病等同起来，它与冠心病的关系，不若如真心痛或厥心痛为密切。至于“心胃痛”大多数是指消化系统疾患，其中极少数是指冠心病伴有消化道症状的病例。

综上所述，在祖国医学文献中，厥心痛、真心痛、心痹、胸痹等与现代医学的冠心病、心绞痛、心肌梗死的发病部位、症状的性质和表现，包括放射部位以及严重的预后等都有不同程度的吻合，它们可能同为心脏疾患的表现，前两者属于冠心病中心绞痛的表现，后两者可能与心脏扩大，心力衰竭有联系，但不能把其中的任何一个病名，简单地、绝对地与冠心病划上一个等号。

2. 关于冠心病病因、病机的讨论

近来各地中西医对冠心病的病因和病机的认识，有些不同的看法，大多数人认为是“气滞血瘀”所致；有的认为“气滞血瘀”为标，脏腑虚弱为本；有的认为“痰滞血瘀”为本。我们从临床观察认为本病是饮食、情绪、寒邪为诱因，心肾肝脾四脏功能低下为本，痰凝、气滞、血瘀为标，心脏为发病的场所，肾虚为发病的基础。

在发病的机理上，心的功能低下以及心阳和心阴相对的平衡失调，占重要的地位，心主血、主脉，如心阳衰微或心气不足，则血液失去心力的推动，心阴虚则不能濡养心脏，而循行受阻，亦即所谓“气行血亦行，气滞血亦滞”而见血液凝滞，心脉不通，不通则痛，也就是《内经》指出："心痹者脉不通"有道理，所谓"气滞"可能是心脏对血液的推动力不足和冠状动脉缺血的病理变化，所谓"血瘀"可能是冠状动脉阻塞血栓形成的病理变化。

金代刘完素说："诸心痛者，皆少阴厥气上冲也。"指出肾在冠心病的发病机理上起着很大的作用。我们认为肾在本病的病机和起源上的确是有很大的关系。

（1）首先从经络关系上来看，心与肾属少阴，心属手少阴，肾属足少阴，两者是贯穿的联系的，而且是"同气相通"的。

（2）从生理上来看，肾为先天，为真阴真阳之所在，又是精神所舍和元气所系的脏器，特别是肾阳式微，命门火衰，对心气不足，痰凝、气滞、血瘀的形成有很大的关系。《内经·上古天真论》说："女子五七，阳明脉衰面始焦，发始堕。……丈夫五八，肾气衰发堕槁……"把女子35岁，男子40岁看作人的生理过程中肾气衰退的开始，本组病例最小者32岁，最大者71岁，41~60岁占72%。应该提出的，32~40岁12例中，以女性为多，女性9例，男性只有3例。说明冠心病多见于中年以上的人而女性的年龄较男性为小，这与中医所说的女子五七、男子五八肾气开始衰退的趋势，是有密切联系的。

（3）从临床症状上，可有腰痛脚软，乏力头晕，发白或早脱，尺脉细弱等肾虚的病证，本组病例头晕有81%，腰痛58%，脉细弱占45%。

（4）从治疗上来考察，我们采用补肾药物后，可以提高疗效，浙江医科大学用滋肾为主治疗冠心病取得一定的疗效。

从经络关系、生理过程、临床表现、治疗效果来看，肾虚是本病发病的基础。

饮食因素与脾不健运，对本病的发生有一定的作用，如金代张子和的《儒门事亲》明确指出："夫膏粱之人……酒食所伤，胀闷痞膈酢心。"所谓"膏粱"是指油脂性丰富的食物，也就是说这类食物可引致冠心病一类病证。祖国医学认为：脾主运化，又为生痰之源，脾胃由于饮食失调，如经常摄取膏粱厚味，则运化失常而使痰浊内生，痰涎滞结则阻遏心阳，心阳痹塞遂导致冠心病。本组100例中，血清胆固醇超过正常值者占70%，也正说明了这一点。这与现代医学认为高脂肪饮食，可致脂质代谢紊乱而引起动脉粥样硬化的看法也是一致的，中医的"痰凝"也可能是高脂血症斑块形成的病理变化。

情绪激动与肝失疏泄，容易诱发本病，明代龚信《古今医鉴》中指出："素有顽痰死血，或因恼怒气滞……"肝主疏泄，有舒通调节血管的作用，如长期精神刺激，情志变化郁怒伤肝，肝气郁结，肝阳上亢，脉络失养，舒通不利，气血运行不畅，影响心血不通，可致气滞血瘀痰浊内阻心脉而发生心痛，这与现代医学观点认为高级神经系统活动障碍和体液内分泌紊乱所致脂质代谢和血管壁运动障碍的看法相似。

至于寒邪因素，很早就有记载，如《素问·举痛论篇》说："寒气客于脉外则脉寒，脉寒则缩卷，缩卷则脉绌急……故卒然而痛。"晋代王叔和指出："厥心痛者，乃寒气客于心包络也。"说明了无论外来的寒邪或内生的阴寒，都会影响血液的流通而凝涩，同时感寒还可以使血管缩卷、拘挛，阻碍血流形成一种凝血症或导致血栓形成，血流不畅，

“不通则痛”，据“1973年全国冠心病座谈会专题讨论综合资料”表明：急性心肌梗死以华北及京津地区较其他地区明显地增高，这是否与寒冷有关，值得探讨。在我们临床实践中，也发现冠心病心绞痛在冬季寒冷气候变化时发病较其他季节为多且重，同时对寒邪因素的认识，在中医治疗上有一定的现实意义。

3. 中医辨证论治的探索

冠心病的证候分类，目前尚无统一的意见，根据各地资料，有的以阴阳分，有的以脏腑分，有的以气血分，也有的以证候分，又有以标本分，还有以病期分。我们认为证候分类，以临床实践为基础，通过四诊所获得的资料，结合阴阳脏腑病机八纲的学说，加以综合分析，现将冠心病初步分为气阴两虚，阴虚阳亢，心阳不振，心血瘀阻，心肾阴阳两虚。各组之间是有相互联系的，既有独立的特殊的一面，又有共同的不可分割的一面。兹将辨证施治叙述于下：

（1）气阴两虚

主症：胸闷发憋或心前区疼痛，心悸、气短乏力，腰酸，舌质正常或胖或暗紫，苔薄白，脉细而弱。

病机：胸闷心痛，多为心气不足，血阻心包，心失营养，血流不畅，疼痛发作，心悸气短为气阴两虚，心血活动无力，脉细或弱，为虚证之脉，腰酸为肾虚之兆，本类多见于隐性冠心病，或单纯心绞痛，心绞痛缓解期。心电图多为ST段、T波变化或运动试验阳性。眼底检查，多为Ⅰ级或正常。血压一般不高。本组病例中属于此类者占50%。

治法：益气养阴，补肾通络。

方剂：养心汤加减。

药物：黄芪、党参、黄精、五味子、当归、川芎、丹参、枣仁、远志、制首乌、郁金、白檀香等。

（2）阴虚阳亢

主症：胸部闷痛，头晕且痛，烦躁易激动，四肢发麻，手足心热，舌质红，苔白或薄黄，脉弦或细弦或紧或牢。

病机：平素肝郁气滞，郁久化热，耗伤肝阴或年老肾虚，水不涵木。痰浊瘀血阻于心脉则胸部闷痛，肝阳偏亢故有头晕且痛，烦躁易激动之象，肝风暗动筋脉失养，故四肢发麻；手足心热，舌质红，此为阴虚生内热，脉弦紧牢为肝旺血脉失养之征。本类多见于冠心病合并有高血压者。心电图多为ST段变化或运动试验阳性。眼底检查多为Ⅱ级或Ⅰ级。血压多升高，本组病例属于此类者占17%。

治法：育阴潜阳，活血化瘀。

方剂：天麻钩藤饮加减。

药物：天麻、钩藤、菊花、地龙、珍珠母、全瓜蒌、菖蒲、郁金、丹参、红花、丝瓜络、赤芍等。

（3）心阳不振

主症：胸闷或痛，心动有间歇感，喜欲自按，气少不足为息，舌质较淡或微红，苔薄白，口唇发紫，脉细迟或结或代。

病机：本类较气阴两虚，心气不足更进一筹，心阳虚损不能维持自身的阴阳平衡，而心动有间歇感，喜按，阳气不足则气少不足以息，阳气不振则阴寒痰浊易于阻滞，故见胸闷或痛；阳气不振，血运不足，一时无以补偿故见脉迟、结、代。本类多见于冠心病传导阻滞者。心电图可见房室传导阻滞或心室内传导阻滞。眼底检查多为Ⅰ级或Ⅱ级。血压一般不高。本组病例中属于此类者占8%。

治法：温扶心阳，活血宣痹。

方剂：桂枝甘草汤合瓜蒌薤白汤加味。

药物：桂枝、甘草、瓜蒌、薤白、党参、干姜、白术、丹参、川芎、细辛、郁金等。

（4）心血瘀阻

主症：胸部窒闷重压感，或突然急剧疼痛，或放射臂背，面色苍白，冷汗淋漓，情绪恐惧，舌质有紫色或瘀点，苔白脉细涩或微弱。

病机：在中医病因病机上，心绞痛和心肌梗死是相同的，但心绞痛是支别之络脉受损，心肌梗死则是伤及心脏本经和肾的真阴真阳，阴阳气血突变，是长期心气不足，心肾阳虚的结果。胸部急剧疼痛，舌有紫色，脉细涩是心血瘀阻的表现；面色苍白冷汗淋漓，脉微弱又是心气衰惫，阴阳离决之兆。本型多见于冠心病重度心绞痛、心肌梗死。心电图多有心肌梗死或 ST 段变化。眼底检查多为Ⅰ级、Ⅱ级，血压一般偏低。本组病例属于此类者占 12%。

治法：芳香开窍，活血化瘀，扶正救逆。①胸痛剧烈者用冠心苏合丸半粒或一粒，一日 1~2 服。②气滞血瘀者用复方丹参注射液，每支 2 毫升，肌内注射或静脉滴注。③阴阳欲绝出现休克或低血压倾向，采用独参汤、人参粉、参附汤扶正救逆。④病情稳定，精神倦怠可用益气通阳活血法，药物：黄芪、当归、丹参、桂枝、郁金、延胡索、制香附、陈皮等。

（5）心肾阴阳两虚

主症：胸闷或痛，头晕耳鸣，心悸不安，气急浮肿，腰痛肢冷，或夜间多尿或口干，或健忘，舌质淡红，苔薄或无苔，脉细或细促或散。

病机：心气虚则胸闷或痛，心悸不安，肾气虚则气急浮肿，腰痛健忘，阳虚则肢冷，阴虚则口干，心肾两虚阴阳不足故脉细、促、散。本类多见于冠心病心力衰竭或伴有脑动脉硬化，心电图多为房颤，ST段变化或伴有左心室肥厚。眼底检查多为Ⅱ级或Ⅲ级，也有Ⅰ级。血压基本正常，本组病例中属于此类者占13%。

治法：补养心肾，阴阳两顾。

方剂：地黄饮子加减。

药物：大熟地、石斛、山萸肉、丹皮、苁蓉、桂枝、巴戟天、丹参、当归、茯苓、灵磁石。阳虚明显者加附子、肉桂。

4. 冠心病治疗途径的探讨及其评价

中医防治冠心病方面，摸索了不少途径，并取得了一定疗效，归纳起来，有芳香温通法，活血化瘀法，宣痹通阳法，益气养阴法，益肾宣痹法，辨证论治六个途径，在我们临床实践中，发现不同治疗途径各有所长，亦有所短，如芳香温通法，用冠心苏合丸治疗心绞痛，是有较好的疗效，在较长时间使用后，剂量要适当增加，才能达到初服时的效果。冠心苏合丸，主要药物苏合香油、白檀香等，均为芳香开窍理气之品，按中医观点，长期服用可伤阴耗气，有些患者服药后可见口干咽燥之感，对气虚或阴虚患者，似不宜久服。其中尚有朱砂一味，其主要成分含硫化汞，是重镇安神药，持续服用，亦非所宜。但冠心苏合丸对缓解心绞痛仍不失为有效药物之一。

活血化瘀的途径，是应用最多疗效较好的方法，大家抓住气滞血瘀这个环节，做了大量的工作，成绩是显著的。我们开始治疗冠心病，是以活血化瘀为主，既取得了一定疗效，又积累了一些体会。如病例70，史某，男性，诊断为冠心病，长期用桃仁红花活血化瘀后，患者出现脚酸无力，不能久立，步履不稳，后考虑活血化瘀恐有损正气，何况患者肾气不足，则加重其虚损的一面，后用益气补肾药如参、芪、熟地、苁蓉、续断之品，症状逐渐好转。参三七治疗冠心病也有一定疗效，但在临床上有少数病例出现白细胞、血小板下降或大便出血。病例62，杨某，女性，诊断为冠心病，曾在某医院用参三七治疗，白细胞由8000下降至3000，血小板由20万下降至5万，出现浮肿耳鸣，脉细弱，心率64次/分，一派虚损现象，而胆固醇仍持续在240毫克%。又如病例88，董某，女性，诊断为冠心病，用参三七粉每天一钱，8天后大便出血，因此，在治疗过程中要密切观察。毛冬青制剂治疗心绞痛各地疗效不同，在治疗中发现有少数患者白细胞下降。如病例95，周某，男性，诊断为冠心病，注射毛冬青，白细胞下降至3000左右，最低2400，精神极度疲乏，气短，脉由细弦转变为细软，血压亦下降，后用益气养血补肾法及西药后，白细胞才逐步上升至4600。我们认为活血化瘀是一个较好的途径，主要作用于血管方面，改善血液循环，对心脏本身和调节整体，似乎没有明显、直接的作用。长期作用活血化瘀药物，特别是正气衰弱，肾气不足的患者，还有一定的流弊，因此，只靠活血化瘀法，是不够全面的，还应辨证地把活血化瘀与扶正结合起来，才能提高疗效和防止流弊。

冠心病在临床上，有阴寒痰凝为标，心阳不振为本的表现，所以治疗上有通法与补法相结合，宣痹通阳就是“以通为补”“通补兼施”的一种治疗方法，宣痹通阳一般多与痰浊联系在一起，痰浊可分为寒痰与热痰两大类，治寒痰有南星、白芥子、陈皮、姜半夏。化热痰有瓜蒌、天竺黄、竹茹、海藻、莱菔子。痰往往与湿在一起，有一部分高血脂患者，舌苔上有腻、黏腻、黄腻痰湿的表现，目前有些降脂中药，如茵陈、泽泻、决明子都具有清利痰湿的作用，我们用茵陈、莱菔子降脂，取得一定的疗效。它们之间的关系如何，有待进一步研究。宣痹通阳法有一定局限性，须与其他方法结合起来，才能发挥更好的作用。

益气养阴法与益肾宣痹法，包括灵芝、首乌之类，都是着眼于扶正，调整机体阴阳的平衡，以及提高心脏本身的活动能力。我们在临床上采用党参、黄芪较附子为多，因为冠心病大多数患者有气阴两虚的表现，本组病例舌质微红，红占62%，附子能回阳救逆，但久服则耗损阴津，附子能调整心律，用之不当也能紊乱心律。党参、黄芪特别是黄芪对衰弱的心脏，有强壮的效能，并有扩张血管与利尿的作用，它们都是补气而不伤阴。在仲景用药的规律上，《伤寒论》少阴篇心肾阳虚，阴寒内盛，多用四逆辈，回阳救逆，挽生命于顷刻。在《金匮要略》杂病中，慢性心脏衰弱者，多用黄芪、人参，而不用四逆辈，这是仲景用药的心法，也是他长期临床观察的结果。补肾药与抗衰老药用于冠心病，近年来有所报道，我们临床实践中也有同样的体会，可以提高和巩固疗效。应该提出须把补肾药与助阳药区别开来，不要混为一谈。至于阿胶用于冠心病，似乎不恰当。阿胶为驴皮熬制成的胶块，含有明胶蛋白，在中医临床上用于止血，若内有瘀滞，则不宜应用，这与冠心病的病理变化是有矛盾的。我们曾遇一病例42，杨某，男性，心电图运动试验阳性，经常出现过早搏动，脉时结时涩，在××医院予炙甘草汤，每剂阿胶三至五钱，服20余剂后，胆固醇由250毫克%上升至311毫克%，在服药期间，患者未多摄取高脂肪饮食，推测“阿胶”可能是影响胆固醇升高的外源性因素。益气养阴，益肾宣痹等法，是针对正虚而设，是一种治本的方法，但在某些情况下，芳香温通，活血化瘀，亦是主要的治疗方法。因此，在治疗冠心病时，应根据临床具体症状、体征、心电图、血脂等情况，辨证地选择运用各法。

我们初步设想，心绞痛重度发作时，用芳香温通法，缓解疼痛，作为一时性或短期疗程的措施；心绞痛轻度发作或心前区隐隐作痛，可用活血化瘀法为主，扶正为辅，作为中期疗程的治则；心绞痛缓解后惟有胸闷重压感，可用益气养阴，或益肾养心法为主，活血为辅，作为长期疗程的方法。回阳救逆法则为急救之用；宣痹通阳法在各法中可以互参运用；阳亢降之，阳虚扶之，又当灵活应用。总之，在治疗中要注重整体，注意变化，看到共性，也要看到个性，既从中医观点来分析，又要考虑现代医学的理论，两者结合起来，探讨冠心病的治疗途径。

本文是从临床分析着手，探讨中医冠心病的病因、病机、证候及其治疗途径，结合现代医学的基本理论和我们的临床实践，提出一些不成熟的体会与设想，供参考。

小红参针剂治疗冠心病的初步临床观察

我们自 1973 年 7 月以来开设了中西医结合治疗冠心病的专科门诊，从各种不同的途径，探索治疗冠心病的有效治疗。根据外地的经验，“活血祛瘀”是其中一个重要的途径，遂采用了具有扶正活血的小红参进行观察。在冠心片（以小红参为主）初步取得疗效的基础上，为了进一步探讨小红参单味药的临床作用，在昆明市医药公司和云南省药物研究所的协助下，制成了小红参针剂，对 11 例冠心病患者进行了系统观察，现初步小结于下：

一、药物的属性

小红参（ Rubia yunnanensis Fr Diels ）别名云南茜草，小茜草，另有称为沙糖根、滇紫参、小活血、小舒筋、小红药等。为茜草科，茜草属，分布于滇中、滇东北及滇西北，滇南红河州也有分布。

本品性温，味甘微苦，有补血、活血、祛风除湿、软坚破积、祛瘀生新的作用（有效成分另文报道）。

二、药物毒性试验

经用小白鼠及家兔分别作滴眼、皮下注射、肌内注射及腹腔注射试验，观察 24 小时均无不良反应，局部无炎症，精神食欲佳，活动正常，说明本药无毒。

三、疗效观察

（一）一般情况

1. 性别：男：8 例；女：3 例。

2. 年龄：本组患者最小为 50 岁，最大为 68 岁。50～59 岁组：8 例。60～69 岁组：3 例。平均年龄 57.4 岁。

3. 职业：体力劳动：6 名；脑力劳动：5 名。

4. 诊断标准：按 1973 年全国“三心”会议所拟冠心病诊断标准诊断。

5. 心绞痛发作情况：心绞痛发作时间最长为4年，最短为5个月，其中一例是本院冠心病普查小组在普查中发现，平时无任何症状。疼痛部位以胸骨后或心前区多见，部分患者同时有上腹部及心前区疼痛。6例疼痛较剧；4例较轻，为隐痛、刺痛；1例无疼痛。

6. 伴发病：伴有高血压病4例，胆囊炎1例，神经官能症1例。

7. 胆固醇情况：（本院胆固醇正常值<200毫克%）。100~200毫克%5例；201毫克%以上6例。

8. 心电图变化：T及S-T变化9例；心房纤颤伴不完全性右束支传导阻滞1例；左心室肥大1例。

9. 脉象：脉细者3例，细弦者5例，脉弦者3例。舌质紫或瘀斑者6例，舌质微红者5例，舌苔白腻者4例，苔薄白者6例，苔少者1例。

（二）治疗方法

本组用50%小红参针剂，肌内注射，每日一次，每次2毫升，最短注射1月，最长注射5个月（一般注射时间超过3个月后即改为2毫升隔日注射），8例用药在3个月以上，现已停药。另一例已注射两个月，一例6周，目前尚在继续用药观察。一例用药1月因去外地而停药。

在使用50%小红参针剂期间，一般不用血管扩张剂及降胆固醇药物，但个别患者因注射初期心绞痛发作较频，偶用硝酸甘油，血压过高者则使用降压药。至注射中期均停用甘油类药物。

（三）疗效判定

1. 心绞痛症状分级：轻度 4 例；中度 6 例；无心绞痛 1 例。

2. 心绞痛疗效分级：本组患者因心绞痛发作时间较长，应用本药前，部分患者曾服用过脉通及中草药，均无显著疗效，而改用 50%小红参针剂。用药后显效 5 例；改善 4 例；无效 1 例。另一例治疗前无心绞痛。有效率达 90%，一般于注射 1 个月后症状开始好转，其中一例于注射 10 天后心绞痛发作次数明显减少，程度减轻。

3. 胆固醇：仅复查 8 例。其中原胆固醇超过 201 毫克%之 6 例中，复查了 4 例，有 3 例降至正常值（38～59 毫克%之间），1 例未下降。另 4 例无变化（波动于正常值内）。

4. 心电图改变：应用本药后共有 3 例表现好转。1 例原 S-T Ⅱ、Ⅲ、avF 下降，现恢复正常；2 例原多次检查均有 S-T、T 变化，现恢复正常。

5. 其他情况：注射本药后，脉象基本无变化，舌质紫或瘀斑有所改善者 5 例，舌苔白腻改善者 3 例。普遍反映食欲增进，睡眠改善，精神转佳，其他自觉症状亦有好转，如下表：

症状	例数	显效	改善	无效
心　悸	10	2	7	1
气　喘	10	0	7	3
胸　闷	10	4	5	1
头　痛	9	1	6	2
头　昏	9	1	5	3

（四）不良反应

本组患者注射本药后全身均无不良反应，仅 2 例因注射局部吸收不良而发生硬块，1 例热敷后消散。此外，对心率、心律、血压等均无影响，8 例白细胞分类无变化。

四、病案举例

例 1　张某，男，64 岁，脑力劳动者。有高血压病史一年，平时无任何症状，于本院冠心病普查中发现冠心病，心电图发现 T Ⅰ、Ⅱ、Ⅲ 、avR 、avL 、avF 及 V5、V6 均低平，V4 双向，诊断心肌供血不足，血压 140/84mmHg，心率 88 次/分，规律。眼底检查动脉硬化Ⅱ级，胆固醇 165 毫克%。于 1974 年 7 月 31 日开始使用小红参针剂，注射 3 周后停药 2 周（因出差），又注射 3 周，前后共 6 周，复查心电图，T 波全部恢复正常，胆固醇 149 毫克%，心率 84 次/分，血压 120/86 毫克汞柱，目前仍继续治疗。

例 2　姚某，女，58 岁，轻体力劳动者。发现高血压已二年余，近一年来心悸、气急，伴心前区刺痛，每次发作约 10 分钟，曾服中草药治疗，治疗期间除血压下降外，其他症状无好转，心电图数次检查异常。1974 年 4 月 26 日心电图 T、Ⅱ、Ⅲ、avF 平坦，T avR 倒置，TV5 低平（低于 R1/10），血压 130/90mmHg。1974 年 5 月 2 日起给予 50%小红参注射 1 个月，心绞痛发作次数减少 ，心悸、胸闷、气喘好转，注射 3 月后症状明显好转，后改为隔日注射，于 7 月份及 10 月份两次复查心电图均恢复正常，血压 110/80mmHg。目前已停药随访。

五、小结

以50%小红参针剂治疗冠心病，初步发现改善心绞痛症状有一定效果，有效率达90%，且对改善心悸、胸闷、头昏等自觉症状有一定作用，并能增进食欲、改善睡眠及精神状态，又无明显不良反应，部分病例心电图也有好转，值得进一步试用观察。

本药在降低胆固醇效果方面，由于病例少，尚不能肯定，有待今后继续观察。

慢性风湿性心脏病论治要领

风湿性心脏病，又称为风湿性心瓣膜病。本病是风湿病引起的慢性心瓣膜损害，形成瓣膜口的狭窄或关闭不全，或狭窄与关闭不全同时存在。导致血流动力学的改变，最后心功能代偿不全，形成充血性心力衰竭。

本病属于祖国医学的“心痹”“心悸”“水肿”“血瘀”等范畴。

本病的发生是由于风寒湿三邪侵入人体，合而为痹，病延日久或反复感受外邪由关节肌肉侵犯到血脉遂由血脉累及到心脏。

《素问·痹论》说：“风寒湿三气杂至合而为痹也，其风气胜者为行痹，湿气胜者为着痹，寒气重者为痛痹。”

《素问·痹论》说：“脉痹不已，复感于血，内舍于心。”

《素问·痹论》说：“心痹者，脉不通，烦则心下鼓，暴上气而喘……”

心脉瘀阻影响到肺、脾、肾的功能。肺主气，心主血，肺气贯心脉而行呼吸，如因心脉痹阻，则肺气壅塞，肃降无权，发为咳喘，肺络瘀阻可见咯血。肺气受损，可损及脾肾，肺的通调、脾的运化、肾的气化作用减退，发生水肿，水饮上凌心肺，则心悸咳喘而不得卧。

一、辨证论治要点

本病虚实夹杂,心血瘀阻属实,气血虚弱属虚。气血衰弱是整体的表现。心血瘀阻是病变部位本质,二者互为因果。

心悸的鉴别，如下表所示：

证型	症状
心阳不振	心悸欲得按、乏力、形寒、怕冷、脉沉细无力、舌质淡，苔薄白
心阳虚损	心悸而烦，五心烦热、失眠梦多，脉细数、舌质红、苔薄白或薄黄
肾阳不足	心悸气急，四肢厥逆、浮肿、脉促、结、代，舌质淡暗、舌体肥大或齿痕
气滞血瘀	心悸胸痛，紫绀，颈静脉怒张，肝肿大，舌质暗紫斑

治疗原则：

气血虚弱宜补，心血瘀阻宜消。纯补则瘀血不去，纯消则气血更虚。

因此要掌握好“消法”活血化瘀和“补法”益气养阴补肾的结合运用，抓住主要矛盾，治疗有所侧重。

总之，“以消为补”，补消兼施。一般来讲：气血虚弱不甚，则以消为主，以补为辅。气血虚弱较甚，则以补为主，以消为辅。病情不稳定，消补交替使用。临床上多采取补消兼施。

1. 气血亏虚

症状：心悸气短，动则尤甚，头晕目眩，面色无华。偏气虚者，形寒怕冷，舌质淡，苔薄白，脉沉细无力。偏阴虚者，五心烦热，舌边尖红，脉细数。

治则：益气养血。

方药：偏气虚者，归脾汤加减。黄芪　党参　白术　茯神　当归　远志　枣仁　丹参　红花　桂枝　炙甘草　木香

按：应用此方时，必须重用黄芪、桂枝。

偏阴虚者：天王补心汤加减。党参　玄参　丹参　茯苓　五味子　远志　桔梗　当归　麦冬　枣仁　柏子仁　灵磁石

按：应用此方时，必须重用麦冬、五味子、灵磁石。

2. 心血瘀阻

症状：两颊紫绀，头昏乏力，胸闷气短，心悸甚则咳嗽咯血，脉细数或结或代，舌质青紫或有瘀点。

治则：活血化瘀。

方药：轻证，可用血府逐瘀汤加味。药物：川芎　当归　赤芍　生地　桃仁　红花　柴胡　枳壳　桔梗　牛膝　甘草　丹参

按：应用此方时，必须重用赤芍、丹参。

重症，可用加味活络效灵丹。当归　丹参　乳香　没药　桃仁　红花　蒲黄　五灵脂　地龙　赤芍　川芎

按：应用此方时，必须重用红花、乳香。

3. 脾肾阳虚

症状：心悸、水肿、气喘，重者不得卧，面色瘀暗，恶寒肢冷，小便不利，脉结或代或沉细无力。

治则：温阳利水。

方药：真武汤加减。附子　白术　茯苓　干姜　肉桂　泽泻　丹参　葶苈子　五加皮

按：应用此方时，必须重用附子、葶苈子。

4. 亡阳欲脱

症状：心悸、喘促不得卧，冷汗淋漓，四肢厥冷，脉微欲绝，或促、散。

治则：回阳救道，纳气平喘。

方药：参附汤加减。人参　附子　炮姜　肉桂　山萸肉

按：应用此方时，必须用野山人参。

二、主症的治疗

1. 气急

多由血郁及气虚引起。气虚又可分肺失宣降与肾不纳气。治以活血化瘀，改善郁血，并加重桂枝平冲通脉，郁金宽胸利气，黑锡丹敛纳肾气。

咳嗽甚，如肺失宣降者可加苏子、葶苈子、杏仁、半夏；如肾不纳气，可用温肾纳气法如人参、蛤蚧、坎侲、五味子、桂枝、龙骨、牡蛎之品，如痰稠不宜用收敛之品。

2. 心悸

除用化瘀之品改善血行外，配以珍珠母、紫石英等镇心潜阳。如心阳不足者加重桂枝、甘草；如心营不足加枣仁、柏子仁。

3. 咯血

由于瓣膜病变的咯血，其源为瘀，可用参三七以祛瘀止血。

4. 胸闷、胸痛

有实有虚，但不通则痛，实者为多，破瘀通络法，痛甚于闷，化瘀药中加瓜蒌、薤白；闷甚于痛，化瘀药中加菖蒲、郁金。

5. 浮肿

风心水肿、内脏郁血，有时虽用大剂通阳利水药，如淫羊藿、桂枝木、陈葫芦、茯苓、泽泻等效果不显可配以柴胡、大黄理气理血方能奏效。用大黄破滞荡瘀较之单用利尿之品效佳。

6. 关节疼痛

风湿病多反复发作关节痛，宜桂枝芍药知母汤加减。

不整脉的特征及中医治疗刍议

一、脉的概念

中医学认为："夫脉者血之府也，""诸血者，皆属于心。""心者，生之本，其充在血脉"，"手少阴气绝则脉不通，脉不通则血不流……"。指明脉为血脉，源出于心，而脉搏是心动能的具体表现。

"壅遏营气，令无所避，是为脉。"这是说明血管的缩张，血液来时壅遏血营则脉管必然扩张，血液过后则脉管回缩，其脉管的一张一缩，引起波动，是产生脉动的又一因素。

"脉乃血脉……资始于肾，资生于胃。阳中之阴，本乎营卫。营者阴血，卫者阳气。营行脉中，卫行脉外。脉不自行，随气而至。气动脉应，阴阳之谊。气如橐籥，血如波澜，血脉气息，上下循环。”明确地阐述了血在脉中，随气运行以及脉搏的产生是资始于肾间动气，资生于胃中谷气的情况，从而心脏、血管、血流、脉气四者结合，形成血行往复，脉动不息。

脉诊是中医诊断疾病的一种重要方法，它可以考气血的盈亏，参阴阳的盛衰，探内脏的病变。明邪正的虚实；为辨证指出了方向，为施治找到了依据。故《素问·脉要精微论》说：“微妙在脉，不可不察。”

二、不整脉的特征与脉机

1. 结脉的特征与脉机

结者滞也，是形容脉搏的波动遇有停歇，阻碍之势。

(1)《难经·十八难》：“结者，脉来去时一止，无常数。”

(2)《伤寒论》：“脉按之来缓，时一止复来者，名曰结。”又“脉来动而中止，更来小数，中有还者反动，名曰结，阴也。”

(3)《脉经》：“结脉，往来缓，时一止复来。”

(4)《濒湖脉学》：“结脉缓而时一止。”

这些关于“结脉”的记载说明：①“结脉”的速率缓慢，脉搏跳动 60～70 次/分；②节律不整，但有两种情况：偶尔出现一次间歇，止无定数；或一次间歇后有若干微弱快速，次数不清的搏动，因而脉搏表现强弱不等，节律不齐。

结脉的机理：一由气血痰食饮邪积滞不散，阻碍血行所致，心阳阻滞，脉来迟缓中止；一由气血渐衰，精力不继，心阳不振，因之气亏则血流不畅以致迟缓中止；一由久忧暴惊，七情郁结，气机受阻而见结脉。

2. 代脉的特征与脉机

代，替代也，如力不支给，欲求代也。

(1)《伤寒论》:“脉来动而中止，不能自还，因而复动者，名曰代，阴也。”

(2)《脉经》: “代脉，来数中止，不能自还，因而复动。”

(3)《濒湖脉学》: “动而中止，不能还，复动因而作代者。”

(4) 张景岳认为:“忽见奂弱，乍数乍疏，乃脉形之代，其断而复起，乃至数之代，两者皆称为代。”

这些关于“代脉”的记载说明，“代脉”的节律不齐是:①脉搏歇止的时间长；②脉搏跳动歇止有规律，跳动一次有一个间歇，或跳动两次有一个间歇，或跳动三次有一个间歇；③歇止自还或不能自还是区别结代脉的要点，代脉间歇有常数，结脉间歇无定数。

代脉的机理：一是因脏气衰微，气血两虚，不能推运血行而致脉来歇止，不能自还，良久复来；二是因卒逢惊恐，跌打损伤，风家痹家，影响脉气，以致脉气不能相接所致；三是妊娠二三月，谷入既少，血气尽并于胎息，是脉气不能续接而见代脉。

3. 促脉的特征与脉机

促是形容短与速，如趋而蹶的状态。

(1)《脉经》:“促脉，来去数，时一止复来。”

(2)《濒湖脉学》:“来去数，时一止复来，如蹶之趣，徐疾不常。”

这些关于“促脉”的记载说明：①促脉的速率如“数脉”，脉搏跳动次数 100 次/分以上；②脉搏跳动时有间歇，但无一定规律。

促脉的机理，李中梓说："促脉之故，得于藏气乖违者十之六七，得于真元衰惫者十之二三，或因气滞，或因血凝，或因痰聚，或因食壅，或外因之气，或内因七情，皆能阻其运行之机而为促也。"滑伯仁说："促，阳独盛而不能相和也。或怒气逆上，亦令脉促，为气粗狂闷，为瘀血发狂。"

4. 散脉的特征与脉机

散者不聚之名，是散漫无统纪，无拘束之义。

(1)《脉经》："散脉大而散……"

(2)《脉诀》："虚甚则散，散漫不收。"

(3)《濒湖脉学》："散是扬花散漫飞，来去无定至难齐。"

(4)《脉理求真》："举之散漫，按之无有，或如吹毛，或如散叶，或如羹上肥。"

(5)《脉学简摩》："乍大乍小，乍疏乍数，至之散也，乱如麻子，形之散也。"

这些关于"散脉"记载说明：①散脉涣散不收；②至数不齐；③强弱不匀。

散脉的机理，是因心力衰竭，阳气散离，阴阳不敛，气虚血耗，无力鼓动于脉。

5. 雀啄脉的特征与脉机

如雀啄食，速速搏指。

(1)《难经·第十五难》："啄啄速属，其中微曲。"

(2)《四诊抉微》："雀啄脉，如雀啄食，速三五至忽止，良久复来。"

这些关于"雀啄脉"的记载说明：①脉来急数，②三五不调。

雀啄脉的机理：是由于阴精虚损或阳热亢热，或孤阳亢上，为心肾俱衰阴阳离决之前趋，预后多不良。

6. 屋漏脉的特征与脉机

(1)《内经·平人气象论》:“如屋之漏，……曰脾死。”

(2)《难经·第十五难》:“如水之下漏，是脾衰所见也。”

(3)《四诊抉微》:“屋漏脉，如残漏，良久一滴。”

这些关于“屋漏脉”的记载说明：①脉来极慢；②间歇不匀。

屋漏脉的机理是脏气衰败，脾气脱绝，命门已惫，精气衰竭，失其气血运行之力，是临危之脉。

三、不整脉的产病之因

1. 情志所伤

《素问·举痛论》：“惊则心无所倚，神无所归，虑无所定，故气乱矣。”气乱则脉失调匀。

2. 痰湿阻络

《濒湖脉学》云:“结脉皆因老痰结滞者沉吟。”“促脉其因时时喘咳皆痰积”，指明痰湿阻络与结脉促脉都有密切关系。

3. 寒邪凝滞

《素问·举痛论》云：经脉流行不止，环周不休，寒气入经而稽迟，泣而不行。”可见寒邪导致脉道中的血流不畅而形成不整脉。

4. 热邪亢盛

《脉经》云：“热病七八日……脉代，舌焦干黑者死。”《濒湖脉学》:“促脉数而时一止，此为阳极欲亡阴。”说明热邪能使脉中血流急迫，出现促脉，再如热毒炽盛耗伤阴血，血运不畅，则为代脉。

5. 气滞血瘀

《濒湖脉学》云："结脉皆因气血凝。"气为血之帅，气行则血行，气滞则血滞，气血凝滞，血脉不通，痹阻心阳，脉因而不整。

6. 气血不足

《素问·脉要精微论》云"代则气衰，细则气少，涩则心痛。"指出不整脉与气血虚衰有关。

7. 脏气虚衰

心主血脉，而血脉资始于肾，资生于胃，先后天之阳气是血脉发生的根本；肺朝百脉，肝藏血，主疏泄，血脉的调节有赖于肝与肺，因此，心、肾、脾、肝、肺等脏的虚衰与功能失调，均能影响血脉的运行。

四、分辨虚实，确定治则

1. 结脉虚实辨

（1）脉来有力而结，为阴寒内盛，气滞血瘀，因阴寒内盛，阳气不伸，气血瘀滞属实，治疗应以温经散寒，理气活血，养心安神为主。

（2）脉来无力而结，为心阳虚衰，因心气不足，心阳虚衰，鼓动无能，血瘀不行属虚，治疗应从扶正益气，改善心功能着手。

2. 代脉虚实辨

（1）脉来无力而代，为心阳虚衰，脏气衰微，因心气不足，气血衰败，为虚证，疗法应以扶正益气改善心功能为主。

（2）脉来有力而代，为气机不畅或心神不宁的反应，因气血运行不畅，心神不宁，并非脏气衰微，故脉来有力而代，为实，治疗应以调理气血或养心安神为主。

3. 促脉虚实辨

（1）脉来促而有力为阳盛火亢，邪毒炽盛，《濒湖脉学》云："三焦郁火炎炎盛，进必无生，退可生。"治以清热解毒为主，若因痰积可用滚痰丸以消除痰湿。

（2）促脉而无力，为心气虚损，真元衰惫，伴有心惊气短浮肿喘咳之心脏疾患，属"脏气违""真元衰"的表现，治当以温补为主。

五、脉证参合，辨证施治

1. 心气不足

主症：心悸惊恐，气短乏力，多梦易醒，舌质淡红，苔薄白，脉促或代。

治则：益气安神。

方药：党参　黄芪　茯神　远志　苦参　琥珀　菖蒲　淮小麦

加减法：①肝气郁结加制香附、郁金、佛手。②脾虚者加白术、干姜。

2. 阴虚火旺

主症：心悸不安，心烦少寐，头昏目眩，舌质红，脉细数或促，或疾，或雀啄。

治则：滋阴养心。

方药：生地　玄参　天冬　麦冬　苏条参　丹参　苦参　枣仁　柏子仁　五味子

加减法：①心火旺盛加淡竹叶、山栀。②肝阳偏亢去五味子、加菊花、石决明、钩藤。③热毒内蕴加板蓝根、连翘、贯众。④脏气衰惫加朝鲜白参。

3. 痰湿痹阻

主症：心悸，胸闷，纳呆，恶心，呕吐，苔腻，脉弦结或迟，或促。

治则：化痰宣痹。

方药：陈皮　半夏　茯苓　枳实　竹茹　远志　菖蒲　枣仁　郁金

加减法：①寒痰加制南星、白芥子、薤白、桂枝。②热痰加黄连、瓜蒌、苦参。③顽痰加礞石滚痰丸。

4. 阴阳两虚

主症：心悸气短，活动后加重，头晕目眩，舌质淡红，苔白，脉代或结或促，或雀啄，或屋漏。

治则：益气滋阴，温阳复脉。

方药：炙甘草　生地　阿胶　麦冬　党参　龙眼肉　肉桂　枣仁

加减法：①偏阴虚加桑椹子、玄参。②偏阳虚加附子、仙灵脾。③兼血瘀去阿胶，加丹参、红花、川芎。

5. 瘀血阻络

主症：心悸怔忡，胸闷不舒，胸痛阵作，舌质紫暗或有瘀点，脉涩，迟或结或代。

治则：活血化瘀。

方药：当归　川芎　丹参　赤芍　红花　葛根　白檀香　砂仁　琥珀末

加减法：①心阳虚加桂枝、黄芪、甘草、仙灵脾。②阴虚阳亢加桑椹子、黄芩、钩藤。

6. 心肾阳虚

主症：心悸，面色苍白，肢冷畏寒，头晕目眩，小便清长，舌淡苔白，脉迟、涩、结、代、屋漏。

治则：温阳益气。

方药：党参 人参 黄芪 附子 桂枝 熟地 枸杞子 仙灵脾 巴戟天

加减法：①兼脾阳虚去熟地，加干姜、白术。②兼血瘀加当归、丹参、三七。

7. 心阳暴脱

主症：心悸头晕，突然昏厥，神志不清，舌苔白，脉细微，或促，或雀啄，或结或代。

治则：回阳复脉。

方药：人参 麦冬 五味子 附子 龙骨 牡蛎

加减法：①四肢抽搐加苏合香丸。②心律缓慢者加干姜、桂枝、甘草。

不整脉与心电图及临床诊断辨证相互关系的研究

——附100例临床对比分析

脉诊是中医诊断疾病的一种重要方法。《素问·脉要精微论》说："微妙在脉，不可不察。"《古今医统》更明确指出："脉为医之关键，医不察脉，则无以别证……医唯明脉，则诚良医。"我们从临床实践中，体会到：脉诊可以考气血的盈亏，参阴阳的盛衰，探内脏的病变，明邪正的虚实，为辨证指出方向，为施治找到依据。兹对不整脉与心电图及临床诊断、中医辨证之间的相互关系，进行初步研究。分析论述如下：

一、研究方法

我们在临床实践中，不论门诊与病房，凡不整脉者，经两位中医师（主治医师以上）确定脉象，采集病史，运用望闻问切四诊手段，明辨诊断，中医辨证以及病机，进行脉学研究专题表格。①登记，采用双盲法，另由心电图室专人以日本 cayaiofax 型心电图机测定心脏功能变化，登记于脉学研究专题表格中。②作出心电图结论，并留下描图记录，以资考查。最后，召开研究鉴定会议，进行统计、分析、讨论、阐明其相互关系，以及不整脉发病机理，临床诊断的指导意义。

二、资料分析

本组病例自 1983 年 3 月至 12 月，对象来源系内科病房及中医门诊，共 100 例。其中男性 56 例，女性 44 例；年龄最大 89 岁，最小 7 岁。

1. 脉象的变化：本组 100 例中，以结脉为多见，其次为促脉、代脉。详见表一。

表一　　　不整脉 100 例的分布

<table>
<tr><td rowspan="2">脉象
分类</td><td colspan="6">结　脉</td><td colspan="5">促　脉</td><td colspan="3">代　脉</td><td rowspan="2">散脉</td><td rowspan="2">屋漏</td><td rowspan="2">时结时代</td><td rowspan="2">时促时代</td><td rowspan="2">时结时促</td></tr>
<tr><td>细结</td><td>弦结</td><td>结</td><td>偶结</td><td>滑结</td><td>沉结</td><td>细促</td><td>弦促</td><td>促</td><td>沉促</td><td>滑促</td><td>细代</td><td>代</td><td>偶代</td></tr>
<tr><td>例数</td><td>27</td><td>8</td><td>7</td><td>3</td><td>3</td><td>1</td><td>12</td><td>5</td><td>6</td><td>2</td><td>1</td><td>3</td><td>4</td><td>1</td><td rowspan="2">8</td><td rowspan="2">2</td><td rowspan="2">3</td><td rowspan="2">3</td><td rowspan="2">1</td></tr>
<tr><td>小计</td><td colspan="6">49</td><td colspan="5">26</td><td colspan="3">8</td></tr>
</table>

2. 现代医学诊断的情况：本组病例从现代医学诊断的情况来看，以冠心病、心肌炎、肺心病为多见，如有合并病者，统计时从主要疾病或首发疾病。详见表二。

表二　　100例现代医学诊断统计

病名	肺心病	冠心病	心肌炎	风心病	高心病	急性脑血管病	低钾血症	病窦综合征	贫血	待查
例数	17	34	18	9	4	5	3	1	1	8

注：肺心病内有1例肺性脑病。

3. 中医病名：本组100例，如有两个病名者，以主要疾病作为统计对象；其中心悸58例，胸痛21例，占大多数。详见表三。

表三　　100例中医病名的统计

病名	心悸	胸痛	咳喘	中风	眩晕	虚劳	昏迷
例数	58	21	13	5	1	1	1

4. 中医辨证病机：从望闻问切四诊所得，综合分析，归纳主要病机，有12个类型。疾病往往错综复杂，虚中挟实，我们从较多的症状现象中，抽出其当时关键性病机。其中痰瘀内阻，气阴两虚，气虚血瘀为多见。详见表四。

表四　　100例中医辨证病机的统计

病机	痰瘀内阻	气阴两虚	气虚血瘀	心阳不振	心脉瘀阻	心脾肺虚	心肾阳虚	心气不足	痰热蒙窍	痰瘀水停	命门火衰	气阴两竭
例数	29	17	15	12	10	7	3	3	1	1	1	1

5. 不整脉与心电图的关系：不整脉中结脉以频发室早、房早为多见，属缓慢型心律失常；促脉以快速房颤、频发房早、室早为多，属快速型心律失常；散脉8例，均见之于房颤；代脉均为频发室早呈Ⅱ、Ⅲ联律。详见表五。

表五　100例不整脉与心电图的关系

心电图类别	脉别
频发室性早搏	见结脉13例，促脉7例
频发房性早搏	见结脉12例，促脉8例
偶发室性早搏	见结脉8例
偶发室性早搏伴心肌缺血	见结脉1例
结性早搏	见结脉7例
窦性心律不齐	见结脉3例，促脉2例
窦性心动过缓伴不齐	见屋漏脉1例
窦性心动过缓伴不齐，结性逸搏，结性心律	见屋漏脉1例
房颤	见结脉3例
房颤并Ⅱ°房室传导阻滞	见结脉2例，散脉2例
快速房颤	见促脉9例，散脉3例
房颤并室内差异传导	见散脉2例
房颤并交界性逸搏	见散脉1例
频发室早呈Ⅱ、Ⅲ、Ⅵ联律	见代脉8例，时结时代1例，时促时代1例
频发结早呈Ⅲ联律	见时结时代1例，时促时代1例
窦缓不齐频发室早Ⅱ联律、结性逸搏并窦性停搏	见时结时代1例
频发房早呈Ⅲ联律	见时促时代1例
Ⅱ°房室传导阻滞（莫氏Ⅰ°文氏现象）	见时结时代1例

小计：共见结脉49例，促脉26例，散脉8例，代脉8例，时结时代3例，屋漏脉2例，时促时代3例，时结时促1例。

6. 不整脉及现代医学诊断的关系：本组不整脉8种，涉及病种10个，结脉以冠心病、心肌炎为多；促脉以肺心病为多；散脉代脉以冠心病为多。详见表六。

表六　　不整脉与现代医学诊断的关系

脉别 病名	结脉	促脉	散脉	代脉	时结时代	屋漏	时促时代	时结时促	小计
冠心病	15	5	4	7	1	1	1		34
心肌炎	10	4		1	1	1		1	18
肺心病	7	7	1				2		17
高心病	1	3							4
低钾血症	2	1							3
急性脑血管病	3	1	1						5
风心病	3	4	2						9
贫　血	1								1
病窦综合征					1				1
待　查	7	1							8
小　计	49	26	8	8	3	2	3	1	100

7. 不整脉与辨证病机的关系：本组中医辨证病机，归纳为12类型。结脉以痰瘀内阻为多；促脉、心脉瘀阻、痰瘀内阻并列；散脉属心、肾、肺、脾虚损为主；代脉以气虚血瘀为多。详见表七。

表七　　不整脉与辨证病机的关系

脉别 病名	结脉	促脉	散脉	代脉	时结时代	屋漏	时促时代	时结时促	小计
气阴两虚	12	4					1		17
痰瘀内阻	19	8					1	1	29
心阳不振	6	1		2	2	1			12
心脉瘀血	5	5							10
心气不足	3								3
心肾阳虚	1		1	1					3
气虚血瘀	3	4	2	5	1				15
痰热蒙窍		1							1

续表

脉别 病名	结脉	促脉	散脉	代脉	时结时代	屋漏	时促时代	时结时促	小计
痰瘀水停		1							1
心脾肺虚		2	4				1		7
命门火衰						1			1
气阴两竭			1						1
小计	49	26	8	8	3	2	3	1	100

三、讨论

1. 脉的生理与病脉："夫脉者血之府也"，"诸血者，皆属于心"，"心者，生之本，其充在血脉"，"手少阴气绝则脉不通，脉不通则血不流……"。指明脉为血脉，源出于心，而脉搏是心功能的具体表现。

"壅遏营气，令无所避，是为脉。"这是说明血管的缩张，血液来时壅遏血管则脉管必然扩张，血液过后则脉管回缩，其脉管的一张一缩，引起波动，是产生脉动的又一因素。

"脉乃血脉……资始于肾，资生于胃。……营行脉中，卫行脉外。脉不自行，随气而至。气动脉应，阴阳之谊。"明确地阐述了血在脉中，随气运行以及脉搏的产生，是资始于肾间动气，资生于胃中谷气的情况，从而心脏、血管、血流、脉气四者结合，形成血行往复，脉动不息。

五脏六腑之气，无不通于血脉，如《灵枢·脉度》指出："阴脉荣其脏，阳脉荣其腑，……其流溢之气，内溉脏腑，外濡腠理。"因此，当脏腑功能发生变化，不但会影响血液的正常运行，脉管亦必发生变异，形成病脉。

不整脉的产生，不仅与心有密切的关系，同时与肺、脾、肾、肝也有直接关系，不仅从本虚来考虑，还应注意标实，尤其痰与瘀应予足够的认识，本组痰瘀内阻者竟达 29 例之多，不整脉的发病之因，要从六淫外袭，七情内伤，气血失调，脏腑不和，痰瘀凝滞，营卫乖谬等方面研讨。

2. 结脉与促脉为纲：本组以结脉与促脉为多，结者滞也，促者趋而蹶也，《脉经》说："结脉，往来缓，时一止复来"，"促脉，来出数，时一止复来"。时一止复来在心电图上往往呈现室性早搏、房性早搏，而"往来缓"，可示缓慢型心律失常，"来出数"则示快速型心律失常。本组结脉也有 3 例房颤，但均为缓慢型，促脉有 9 例房颤，均呈快速型。至于室性早搏与房性早搏在脉象上能否鉴别？有待进一步观察。结脉的中医辨证病机分析，倾向于积滞受阻的机理，本组结脉中属于痰瘀内阻者 19 例，心脉瘀阻者 5 例，气虚血瘀者 3 例，共有 27 例，占半数以上。促脉的机理，李中梓说："促脉之故，得于脏气乖违者十之六七，得于真元衰惫者十之二三。"此说符合临床，结脉偏于阳虚，促脉可有热象，如结脉中，心阳不振者 6 例，而促脉则仅有 1 例；促脉有痰热蒙窍 1 例，而结脉则无。

3. 散脉与房颤的关系：散者不聚之名，是散漫无统纪、无拘束之义，《脉诀》"虚甚则散，散漫不收。"《濒湖脉学》"散是杨花散漫飞，来去无定至难齐。"我们体会：散脉的特征为①涣散不收；②至数不齐；③强弱不匀。凡此脉象，与心房颤动所呈现的心律与脉形相似，本组散脉 8 例，心电图提示均为房颤，但房颤不等于均属散脉；也有见之于结脉，但多并房室传导阻滞；也有发生于促脉，一般为快速型房颤；散脉的机理为阳气散离，阴阳不敛，本组辨证为：心肾阳虚，心脾肺虚，气阴两竭等，患者年龄均高，最小 57 岁，最大 89 岁，可见久病得之，多为危重。

4. 结代不能并言：代脉多因脏气衰微，代，替代也，如力不支结，欲求代也。《濒湖脉学》“动而中止不能还，复动因而作代者”。有人结代并言甚不恰当，要知结促之止，止无常数，代脉之止，止有常数，结促之止，一止即来，代脉之止，良久方至。本组代脉 8 例，心电图提示，呈Ⅱ、Ⅲ、Ⅵ联律，符合止有常数的原则。结代不能并言，但确有时结时代的脉象，则与并言不同。《素问·脉要精微论》说：“代则气衰。”《诊家正眼》述有：“代主脏衰”，如偶有代脉，乃一时性气机阻滞，又当别论。本组代脉，中医辨证都属虚症，如心阳不振，心肾阳虚，气虚血瘀。临床治疗时，应从虚损着手。

四、结语

本研究从不整脉着手，探讨中医的结脉、促脉、代脉、散脉、屋漏脉与心电图所测定的心律失常的内在的联系，不整脉在诊断心血管疾病中有一定的实际意义，指导临床实践，又从中医辨证，分析病机中，探讨不整脉的脉机及其成因，同时丰富了脉学研究的内容，对脉学研究是一个开端。

日全食对心血管疾病有无影响的研究

1980 年 2 月 16 日，昆明地区看到一次壮观而罕见的天文现象——日全食，当它发生时地球大气层、地磁、地电、太阳对地球的引力，太阳宇宙等都会发生急剧的变化，那么，日全食对人体有无影响呢？我们进行了如下观察研究。

一、研究方法

观察对象：以心血管疾病为主，均为住院收治患者共34例，其中系统观察者31例。31例中，男15例，女16例；疾病分布；高血压病9例、风心病7例、先心病8例、冠心病2例、心肌炎2例、肺心病1例、肺癌合并高血压病1例、肺脓疡1例。年龄：12~16岁4例、17~40岁15例、41~64岁12例。正常人12名作为对照，其中男8例、女4例；年龄14~50岁。中医辨证，阴虚火炎10例，阴虚肝旺9例，气阴两虚7例，阴阳两虚3例，肾阳虚衰1例，气滞血瘀1例。

日全食日，分两组进行观察，室外组在四楼阳台上用曝光滤色片（电影胶卷）观看日食17例，室内组在四楼病室内隔着玻璃观看日食14例。

观察项目：

1. 临床观察：①运用望、问、闻、切，观察39项症状与体征，每日观察2次，日食前后观察4天。②眼底检查，日食前后各检查1次。

2. 生理指标：①体温、脉率、血压，每日测定4次，日食前后观察4天。②用生理记录仪测定心电图、心音图、颈动脉搏动图等，并计算心脏收缩间期（STI）日食前后各测1次。③心电图检查。④对1例心肌炎患者，用生理记录仪及电测温计，进行了从亏前到食甚后的连续观察。⑤植物神经平衡的测定，每日3次（8am、2pm、8pm）测定唾液量、血压、体温、心搏间隔、呼吸间隔，均取坐位的数值，根据北京医学院的方法，求得一个总和的Y值，以衡量植物神经系统的机能状态。日食后观察4天。

3. 生化指标：尿17羟皮质类固醇的测定日食前后共3次。

4. 免疫指标：①免疫球蛋白IgG、IgM、IgA的定量；②T细胞羊红细胞花环形成试验，日食前后各测1次。

5. 血液指标：①血常规。②血小板。③全血比黏度。日食前后各测1次。

6. X线检查：对部分病例进行胸透或胸片的观察比较。

观察期间禁服咖啡、浓茶、巧克力，不使用维生素B_2，维生素C，以及利血平类、心得安类、激素类、碘类的药物。

二、观察结果

1. 临床观察：患者组31例，日食后有15项症状加重，如心悸、头胀、头晕、情绪易激动、气短、胸闷、咽干口燥、梦多、头痛、胸痛、目糊、目胀、乏力等，脉象变化者2例，舌质变化者5例，上述变化均于1~3天恢复。

2. 眼底检查：40例日食前后均无变化。用曝光滤色片观察日食，无一例发生黄斑灼伤，视力亦无异常或下降。

3. 体温与血压：重点观察全食日，从下午5时30分至6时35分，进行了对比。①体温29例，无变化4例，升高者10例，下降者15例。重点观察1例详见讨论。②血压17例，舒张压无变化者5例，在±10mmHg以内者8例，增加16~50mmHg者4例；收缩压增加20~32mmHg者2例，均系室外观察的非高血压患者。正常人的体温与血压基本无变化。

4. 植物神经平衡的测定：正常人的Y值为0±0.56，重点观察了日食前后同一时期8pm时Y值的变化。患者组24

例正值增加者 7 例，由负值转为正值者 1 例，负值减少者 3 例；负值增加者 4 例，正值减少者 3 例，由正值转为负值者 2 例；基本相同者 5 例。正值增加突出者为高血压病，由正值转为负值者为冠心病。正常人 4 例，均基本相同。

5. 心电图检查：40 例中有心肌损害 5 例，右心室肥大 4 例，右心室肥大劳损 4 例，窦性心动过缓 2 例，心房颤动 2 例，左心室高电压 2 例，左心室肥大 2 例，左心室肥大、右房肥大、右室肥大劳损 1 例，右房肥大、右室肥大 1 例，频发性室性早搏 1 例，正常 16 例。日全食前后作了 3 次对比记录、观察了心率、P-R 间期、QRS、QT 以及轴心等数值，40 人均无显著变化，但 1 例先心病，心房间隔缺损合并肺高压者，于日全食后出现了 RV_1 较第一次高 6mm。

6. 心脏收缩时间间期（STI）测定：观察 40 例，采用日本 RM-86 型八导程生理记录仪，墨水描记，纸速为 100 毫米/秒，同步记录心电图、心音图和颈动脉搏动图。心电图记录为第Ⅰ、Ⅱ、Ⅲ标准肢导。测量的指标有：电机械延迟时间（简称 $Q-S_1$ 间期），电机械收缩时间（$Q-S_2$ 时间），左心室排血时间（LVET），排血前时间（PEP）以及 PEP/LVET 的比值。日全食前后 STI 测定有异常变化者 3 例；例一，高血压病，$Q-S_2$ 食前为 503（数值单位为毫秒），食后为 420；LVET，食前为 375，食后为 290；PEP 食前为 128，食后为 130；PEP/LVET，食前为 0.321，食后为 0.448。例二，先心病，$Q-S_2$ 食前为 340，食后为 420；LVET，食前为 230，食后为 240；PEP 食前为 110，食后为 180；PEP/LVET，食前为 0.478，食后为 0.750。例三，心肌炎，$Q-S_2$ 食前为 390，食后为 370；LVET，食前为 280，食后为 285；PEP 食前为 0.393，食后为 0.288。

7. 尿17羟皮质类固醇的测定：本组14例，前后3次均属正常范围，无明显差异。

8. 免疫球蛋白测定及T细胞羊红细胞花环形成试验，观察41例，前后2次，都属正常范围，无明显差异。

9. 血常规：血小板计数，观察41例，前后2次，无显著差异。全血比黏度测定，患者组28例，高于5.55比值者，日食前18例，日食后22例。

三、讨论

1. 患者组31例，日全食前后临床观察有不同程度变化者22例，无变化者9例。阴虚火炎与阴虚肝旺的变化表现在情绪易激动、头晕头痛、头胀的加重；气阴两虚的变化，表现在心悸、头晕的加重，以及舌质转红者较多，变化的总趋势是向阴虚方面的深化与转化。万氏指出：阴虚心火旺可能与下丘脑-交感-肾上腺髓质机能活动的增强有关；阴虚肝火旺，可能与下丘脑-垂体-肾上腺皮质轴机能活动亢进或肝脏灭活功能的增强有关。因此，我们体会，日全食可能对人体下丘脑-交感-肾上腺髓质机能活动，下丘脑-垂体-肾上腺皮质轴机能活动有暂时性的影响。

2. 体温与心电轴：日食前后，用普通口式体温计测定温度，其差异在统计学上无显著意义。然而，一例在室外用电测温度计及生理记录仪连续观察的患者，发现当日食18点33分46秒时，口腔温度的电指针在36.5℃上，突然左右摆动3次，摆动幅度为0.1℃，同时发现心电轴数在日食时为+78°，日食前后的心电轴度数为73°~84°，这一现象，似提示日食的气象变化，对人体的“生物钟”有一摆动的影响。

3. 血压：在室外组多次血压的观察，发现高血压患者，血压多数无变化。反之在非高血压患者中，却发现舒张压增加 16~20mmHg 者 3 例，增加 50mmHg 者 1 例，收缩压增加 20~32mmHg 者 2 例。似可说明体内原有的内生性缩血管物质的水平，对外来缩血管物质的加压反应阈有影响，如血内原有的血管紧张素量已升高，则对外源性的缩血管反应就减低。非高血压患者的血压升高，可能由于被这百年罕见的自然壮观——日全食所引起的特异的精神激惹，产生血管高反应有关。

4. 反映植物神经平衡状态的指数，如 Y 值为正值，表示交感神经系统活动增强；如为负值，又表示交感神经系统活动减弱或副交感神经系统活动增强。日全食日，同一时间前后的变化，向正值前移者 11 例，向负值后移者 8 例。正值增加突出者为高血压病，如例 13，由+0.0594 增至+2.3518，例 16，由+1.913 增至+2.874；由正值转化为负值者为冠心病，但其波动数值较少，因此，日全食日前后的变化以交感神经系统活动增强占优势。

5. 心脏收缩时间间期（STI），它对心脏功能的临床估价又较大的价值，并可反复测定观察左心室工作的动态变化。PEP/LVET 的比值是评定左心室功能的可靠敏感的指标。我们测得 10 例正常健康人 PEP/LVET 均值男性为 0.369，女性为 0.356，皆比国内、外文献报道为高，是否与高原地区有关。从 40 例日全食前后 STI 测定中，仅 3 例有显著变化。例 1、例 2，提示左心室功能减退，其原因尚不明确。例 3，提示左心室功能好转，该例日食前 2 月 13 日胸片，心胸比例为 40%，日食后 2 月 17 日胸片、心胸比例为 38.4%，其心脏有所缩小，以及频发的室性过早搏动有所减少，似可认为该例心肌炎趋向好转。

6. 心电图：对 40 人进行了日全食前后的三次心电图记录，均无特殊异常，变化即使有一些数值差异，在临床上或统计学上均无显著意义。但有一例男性 30 岁，患先心病，2 月 17 日的第三次心电图中 RV_1 数值较 2 月 16 日二次记录的心电图中高 6mm，并发现其 X 线胸片中日食后的心胸比例，亦较前为增大，特别是右心室增大为主，是与心电图相符，其原因我们认为：非日食所引起，而与其病情较重有关。

7. 全血比黏度的比值，由于地区的差别，我院正常值较平原地区为高，因此以 5.55 比值以上，作为有临床参考意义。日全食后病例数的增多，可能与患者交感神经紧张有关。因为神经体液调节功能的障碍，可能是造成全身性或局部性血液循环障碍的重要环节。

四、结语

日全食对心血管疾病患者，有何影响的观察，发现对免疫指标、尿 17 羟皮质类固醇、血常规、血小板、胸部 X 线检查和眼底检查的变化及影响不大；而临床表现、体温、血压、植物神经平衡测定、心电图、心脏收缩时间间期、全血比黏度等有一些变化及影响，但是较短暂，为人体生理功能所能代偿的和可恢复的，无一例发生意外和不良后果。

肝炎辨治索隐

传染性肝炎在祖国医学文献上没有它的病名记载，但从本病的证候和转归来看，有类似本病的叙述，如《内经》中指出："目黄""溺黄赤"；《伤寒论》："伤寒瘀热在里，身必发黄"；晋《肘后方》提到"时行发黄""热毒入内"；《医门法律》："癥瘕、积块、痞块，即是胀病之根"；等。

祖国医学对本病的认识，一般都概括在"黄疸""胁痛""癥瘕""臌胀"的范畴。

一、病因与病机

不少作者对本病的发病原因提出一些看法，如有的根据"六郁相因"的理论（康良石），有的主张《伤寒论》六经分证的学说（杨志一，朱炳麟），有的运用五行生克的原理（朱梅南），有的运用运气学说（盛国荣），大多数学者认为，由于"湿热外侵""毒邪郁滞""时行疫邪"所致。

我们从临床实践中体会：本病的病变脏器以肝和脾胃为主体，病因病机以湿热与寒湿，气滞与血瘀为主要关键。

本病多由于感受湿热或疫病之邪，加之饮食不慎或嗜好饮酒，多食油腻，或劳倦伤中，脾胃素弱，情志抑郁，思虑过度，机能低下，内外相因，以致湿郁热蒸，脾失健运，肝失疏泄而发病。

如湿从热化者为阳黄，湿从寒化者为阴黄，湿热挟毒，邪陷营血则为"急黄"。

肝为刚脏，性喜舒畅条达，若脾虚肝郁，肝失条达，则可见肝脾不和，肝郁气滞之象。

气为血之帅，气行血乃行，且肝为藏血之脏，肝郁气滞之后，必然延及血分，而致血瘀，气滞血瘀壅塞经脉而成痞块。

若日久不愈，可见肝、脾、肾同病，脾虚不能运水，肾虚不能化水，造成水湿停滞而致臌胀。

二、辨证施治

1. 湿热熏蒸

主症：面肤发黄，口苦纳呆，胁痛小溲深黄，舌苔腻，脉濡数。

治法：清热利湿。

（1）热重于湿

a. 身黄色鲜明，腹胀满，大便秘结，可用茵陈蒿汤(《伤寒论》)加味。

茵陈30克　山栀9克　大黄9克　龙胆草9克　枳壳9克　郁金12克

b. 烦热口渴，大便不秘结，身黄橘子色，可用栀子柏皮汤（《伤寒论》)加味。

栀子12克　黄柏9克　生甘草6克　茵陈30克　郁金12克　板蓝根12克

（2）湿重于热

身体困重，胸脘痞满，口干不欲饮，舌苔厚腻脉濡。

治法：利湿开郁。

方剂：化疸汤（《沈氏尊生书》)加减。

药物：茵陈30克　苍术9克　通草5克　栀子9克　茯

苓12克　猪苓12克　泽泻9克　米仁15克　藿香15克　姜半夏9克　郁金9克

（3）湿热并重

发热口渴，小便色黄或不便，大便或秘或溏。

治法：清化湿热。

方剂：甘露消毒丹（《温热经纬》）加减。

药物：茵陈30克　黄芩9克　滑石15克　藿香12克　菖蒲6克　川贝6克　通草5克　射干3克　连翘12克　薄荷6克　白蔻仁6克　郁金9克

2. 寒湿内蕴

主症：面目肌肤黄而晦暗，腹满便溏，神疲畏寒，舌质淡苔腻，脉沉濡或沉迟。

治法：温化寒湿。

方剂：茵陈术附汤（《医学心悟》）加减。

药物：茵陈15克　苍术白术各9克　制附子10克　干姜9克　川朴6克　茯苓12克　泽泻9克

3. 热毒炽盛

主症：突然出现黄疸，逐步加深，高热烦躁，口渴，神昏谵语或有痉厥，或有出血，舌质红绛，苔黄腻干燥，脉弦滑而数。

治法：清热解毒，凉血开窍。

方剂：犀角散（《千金方》）加减。

药物：水牛角片30克　黄连9克　山栀9克　茵陈30克　板蓝根30克　丹皮9克　生地30克　石斛9克　安宫牛黄丸、至宝丹、神犀丹选用

4. 肝郁气滞

主症：胸胁胀痛，精神抑郁，纳呆，嗳气腹胀，舌质薄

白，脉细弦。

治法：疏肝理气。

方剂：四逆散（《伤寒论》）加味。

药物：柴胡9克　赤芍9克　枳壳9克　生甘草5克　郁金12克　制香附9克　陈佛手9克　当归12克　丹参15克

5. 肝脾不和

主症：胸闷胁痛，食少腹胀，精神倦怠，舌苔薄腻，脉细。

治法：健脾和胃。

方剂：健脾丸（《证治准绳》）。

药物：白术12克　木香6克　黄连3克　甘草3克　茯苓15克　党参15克　神曲12克　陈皮6克　砂仁6克　麦芽30克　山楂9克　山药9克　肉豆蔻9克

6. 肝肾阴虚

主症：胁痛腰酸，口干苦而燥，手足心热，舌质较红，脉弦细带数。

治法：滋肾养肝。

方剂：一贯煎（《柳州医话》）加味。

药物：沙参12克　麦冬9克　生地15克　枸杞子9克　川楝子9克　当归15克　白芍9克　制首乌15克

7. 血瘀痹阻

主症：胁痛如刺，腹部胀急，面色较晦黑，或有鼻衄，舌质紫黯，脉细涩。

治法：活血化瘀。

方剂：膈下逐瘀汤（《医林改错》）加减。

药物：五灵脂9克　当归15克　川芎6克　桃仁9克　丹皮6克　赤芍9克　延胡索9克　甘草3克　制香附9克

红花 3 克　枳壳 9 克　炙鳖甲 12 克

8. 水湿停滞

主症：胸腹臌胀绷急，气急不能平卧，饮食不下，大小便少而难解，舌苔腻，脉弦数有力。

治法：攻下逐水。

方剂：舟车丸（《河间方》）。

药物：黑白丑　甘遂　芫花　大戟　大黄　青皮　陈皮　木香　槟榔。

每服 6~9 克，每日一次，清晨空腹温开水送服。

说明：（1）水湿停滞是标，阴阳两虚是本，其特点是本虚标实，故治疗时当审其标本缓急，或先标后本，或先本后标，或标本同治，舟车丸、十枣丸均是治标之法，治标只能暂用，至腹水消退十之七八时要适当减量或停服，要注意调补正气。

（2）在治标时，还当注意阳虚与阴虚的区别。阳虚者，用温阳利水法，附子理中五苓散加减，如附子、干姜、白术、桂枝、茯苓、猪苓、泽泻、大腹皮、葫芦瓢之类，阴虚者，用养阴利水法，一贯煎加减，如苏条参、生地、枸杞子、车前草、冬瓜皮、泽泻、玉米须、茅根之类。

（3）如有肝脾不和与气滞血瘀可酌情加疏肝健脾，理气活血之品。

（4）逐水药吞服与煎服效用相差很大，吞服药效大，不良反应亦大，煎服效小，不良反应亦小。

三、对传染性肝炎治则管见

本病的治疗方法，急性期、活动期以祛邪泄热为主；稳定期、恢复期以调整机体为主。祛邪不要太猛，扶正不宜蛮补，理气防止过分香燥，疏肝注意耗伤阴液。理气时应兼以活血，祛瘀时亦当注意行气。苦寒之品最易伤中，可与温药同用。理气之药也能耗气，可与健脾佐之。扶正与逐水，当衡量缓急使用，扶正防其胀满，逐水亦避克伐过甚。辨病与辨证相结合，才能提高疗效。

四、病案举例

例1　姜某　男　35岁　门诊号67-38696

2个月前患急性黄疸型肝炎，病情逐渐加重，于1968年1月2日前来中医肝炎专科门诊，诊得：巩膜黄染，胸闷胁痛，口干肤痒，纳谷不佳，大便不畅，小溲黄赤，脉弦细，舌质微红苔薄白，肝功能化验谷丙转氨酶253单位（改良莫氏法，正常值为40单位以下），麝香草酚浊度试验30单位，硫酸锌浊度试验40单位，黄疸指数31单位。中医辨证，湿热熏蒸，腑气不通。治疗原则：清热利湿，通腑解毒。主方：

茵陈30克　黄柏10克　山栀10克　大黄6克（后下）丹参15克　郁金10克　土茯苓15克　炙鸡金10克　生苡仁15克　越鞠丸10克

加减法：鼻衄加茅根、牛膝、丹皮；不寐加枣仁、夜交藤。服法：每周服5剂，药后肝功能变化情况：

项目 日期	谷丙转氨酶	麝　浊	锌　浊	黄疸指数
1月23日	126	36	34	11
2月12日	65	22	24	6
3月19日	23	15	17	
4月8日	正常	9	16	γ球蛋白27%
5月10日	正常	6	14	γ球蛋白正常范围

按：《伤寒论》云：伤寒七八日，身黄如橘子色，小便不利，腹微满者，茵陈蒿汤主之（260），本案身黄肤痒，大便不畅，小溲黄赤，证属阳明发黄，瘀热在里，热重于湿，故以茵陈蒿汤为主方，用苡仁、土茯苓以渗湿，越鞠丸、鸡内金以助运，丹参、郁金以活血，共奏清热利湿活血解毒之效。

例 2　李某　男　5 岁　住院号 A41436　门诊号甲 25768

患儿于 1965 年 4 月 2 日因纳减疲乏尿黄，肝肋下 2cm，剑突下 3cm，脾未触及。化验：谷丙转氨酶 137 单位，诊断为急性无黄疸型肝炎，其后谷丙转氨酶持续不正常达二年余，家属颇为担忧，于 1967 年 8 月 22 日，转肝炎专科门诊，诊得：纳谷不佳，小溲时有黄色，脉细苔薄白，肝功能检查：谷丙转氨酶 182 单位，麝香草酚浊度试验 6. 8 单位，肝超声检查，肝肋下 2cm，剑突下 2cm，肝波轻型，密微小波Ⅲ级，锁中线上下径 9cm。中医辨证：血虚脾弱，湿热潴留。治疗原则：养血健脾，泄热利湿。主方：

生地 10 克　丹参 10 克　太子参 10 克　焦山楂 10 克　炙鸡金 10 克　郁金 10 克　藿香 10 克　佩兰 10 克　龙胆草 6 克　大青叶 6 克　黄连 3 克　生苡仁 12 克　六一散 12 克

服法：每周服 5 剂，9 月 26 日后间日服药，观察三个月。

9 月 8 日，10 月 9 日两次肝功能化验，谷丙，麝浊，锌浊均恢复正常。

按：谷丙转氨酶增高，大都表现为湿热壅塞的实证，然病程较长就有挟虚之证，脉细为血虚之征，纳差为脾弱之故，溲黄则为湿热潴留之象，补中有化，清中有养，亦为扶正祛邪一法。

例3　黄某　男31岁　门诊号码甲79221

一年前发现传染性肝炎，谷丙转氨酶160单位，其后持续不正常。1967年9月18日，由疗养院转来我科治疗，诊得：胃脘部不适疼痛，有时小腹亦痛，纳谷不佳，时有泛恶，小溲较黄，大便正常，脉细弦，舌质微红，苔薄白，肝功能，谷丙转氨酶126单位。中医辨证：血虚肝郁，湿热内蕴。治疗原则：养血疏肝，清利湿热，主方：

当归10克　大生地10克　郁金10克　白蒺藜10克　延胡索10克　乌药10克　沉香曲9克　藿香10克　佩兰10克　黄柏10克　龙胆草10克　炙鸡金10克

加减法：腹胀加生麦芽，泛恶明显加左金丸，喉间有痰加象贝母，小便黄赤加茵陈，夜寝不安加枣仁。

服法：每周5剂，药后50天谷丙转氨酶恢复正常，历时四个月，复查四次，均在40单位以下，并作蛋白电泳分析，亦属正常。

按：肝主疏泄，胃脘不适而痛，肝郁气滞也；时有泛恶，木旺乘土也。前案有脾弱之证，故予健脾助运之品；此案有肝郁之候，故佐以疏肝理气之味。此为同中有异，异中有同也。

例4　李某　男　56岁　住院号16120

患者以往有肝炎病史，于1974年10月10日化验肝功能，谷丙转氨酶100单位，诊断为慢性肝炎活动期，中西医共同治疗，诊得：右肋疼痛，腹胀便溏，纳谷较差，小溲黄赤，舌质较红苔薄白脉象弦细。中医辨证：脾失健运，肝有郁热。治疗原则：健脾和胃，兼清郁热，主方：

党参10克　白术10克　茯苓10克　木香3克　砂仁3

克　陈皮6克　苡仁12克　龙胆草3克　五味子3克

加减法：胁痛明显，酌加柴胡、白芍、当归、郁金，大便溏薄加干姜。

上方服11剂后，10月31日复查谷丙转氨酶恢复正常，又服12剂后，再次复查肝功能全部正常，遂出院休息。

按：腹胀有虚实之分，本案腹胀而便溏，则为虚胀，故治以香砂六君之义，右胁疼痛，小溲黄赤，舌质较红，又为肝经郁热，酌加清肝之品，实属必要。

清解活血法治疗病毒性肝炎 240例临床观察

1988年1月，上海市突发甲型病毒性肝炎，我们对肝功能持续异常者240例，采用清解活血法治疗，取得满意效果，兹报道如下：

一、临床资料

1. 性别与年龄　本组240例中，男性64例占68.3%，女性76例占31.7%。年龄最小者3岁，最大者59岁；其中10岁以下者4例，占1.66%；11~30岁92例，占38.34%；31~40岁139例，占57.92%；41岁以上5例，占2.08%。

2. 临床症状（从略）

3. 舌象（从略）

4. 脉象分析（从略）

5. 肝功能情况（治疗前）

谷丙转氨酶升高组179例，其中>40U86例，>100U57例，>200U36例，（正常值是40U）；伴有黄疸者37例，总胆红素>17.10μmol/L30例，>34.20μmo/L，68.4μmol/L3例。

总胆红素增高组38例，其中>17.10μmol/L21例，>34.20μmol/L8例，>68.40μmol/L9例。

絮浊试验异常组23例，麝香草酚浊度试验异常者23例，硫酸锌浊度试验异常者17例。

6. 合并症　本组240例，均明确诊断为甲型肝炎，其中21例患者，具有乙肝病史，占8.75%。

7. 治疗方案　清解活血法基本方由黄芩10克，山栀10克，连翘30克，郁金20克，丹参20克，金钱草30克，车前草30克组成。

8. 疗程　以一个月为一疗程，本组治疗一个疗程者为174例；二个疗程者为62例；三个疗程者为4例。

9. 治疗效果　疗效评定标准，根据1984年南宁肝炎会议制定的方案，临床治愈者232例，占96.7%；好转者7例，占2.9%；无效4例，占0.4%。临床治愈病例，半年后随访结果，均无异常改变，达到基本治愈标准。

二、讨论

1. 审证求因辨析病机

从本组临床表现所见，具有口干者占63.3%，小便深黄者占61%；黄疸者占34.2%。追溯病史，始发时，黄疸者195例，占81.2%；发热者201例，占83.7%；便秘者占32.1%，而便溏者仅占3%。可见本病以肝胆湿热为本，二者之间，尤以热毒以主。

从舌象观察，舌质红、边尖红占61.2%。舌质红，主热证、里证、实证，当然，阴虚者亦可见之。然本组240例中，黄腻苔占45.4%，白腻苔者占15.8%，厚腻苔占0.8%，三者相加，腻苔类占62%，而苔少者，仅有1例。由此可以认为，本组舌质红，多属热毒内盛之故。病之后期，可能出现阴虚之象，但还防其湿邪未清，余热内蕴，如早用滋养肝肾之品，可导致湿热留恋，肠胃壅滞而生变。

本组以弦脉类为主，共占96.7%，符合弦主肝胆疾病。肝胆湿热，邪气壅滞，则疏泄失常，脉气因而紧张，形成弦脉。在弦脉之中，弦细脉占52.1%。细脉的出现，可为气血两虚所致，但湿邪阻压脉道，亦可见细脉，今脉弦而细，则为湿邪羁于肝胆。脉数者64例，按数脉性状，可分有力与无力，本组数脉均为有力之数，系热毒内盛，气血运行加速所致。

胁痛者占71.6%，因足厥阴经脉属肝络胆，布于胁肋，故胁痛是肝病的特定症状。腹胀者占58.8%，纳呆者占36.3%，胃胀者占28.7%，乃湿热壅滞，肝郁而脾胃不和。腰酸痛者占56.75，为湿热蕴结，邪移肾府。心悸者占21.7%，提示本病累及于心，而心神不安。以上资料表明，病毒性肝炎病变，不仅在肝与胆，还乘脾与胃，犯肾与心，是一种多脏腑受损的疾病。

2. 宜辨明虚实先后

病毒性肝炎，以虚致实，抑或由实致虚，不少医家，各抒己见。我们认为，本病的发生是由于时行疫邪，饮食不当，肝胆湿热，热毒内盛，气血失调所致。疾病的演变，是一个由实致虚的过程。

据流行病学资料表明：上海此次暴发流行共有31万余

人发病，平均罹患率为4082.6/10万，如此暴发流行，与中医历史上所见的“瘟疫”病相似。患者92%均有食毛蚶史，经上海市医学检验部门所证实，这批毛蚶被甲型肝炎病毒所污染。患者中86%~95%血清胆红素增高，正如《伤寒论》所说：“瘀热在里，身必发黄”。孙思邈指出：“凡遇时行热病，必多内瘀着黄。”吴又可更明确指出：“疫邪传里……其传为疸”等。诸贤论述，与我们临床实践相似，综观黄疸，口干，便秘，舌质红，苔腻、脉弦之证，似应辨为实证无疑。诚然，病之后期，可由实致虚，可出现肝热脾寒、气不足、神不安、肝肾阴虚等虚实错杂的局面。

或曰乏力症状，可视为虚证，其实不然，病毒性肝炎，乏力一症，应作辨证分析，本组乏力者占77.1%，冠诸症之前。肝者罢极之本，主一身筋脉及肢体的运动，故肝病可以使机体耐受疲乏的能力减低而显示乏力的症状。本病的任何阶段都可以出现乏力，其辨证宜分清虚实两端，实证有湿热壅盛、气滞、血瘀之分；虚证有肝肾不足、气虚、血虚之别；不可一概责之于虚，而妄投补剂，宜全面审证，舌脉互参，细心辨证，才能提高疗效。

3. 抓住共性制定治则

对肝病的治则，《内经》提出用“甘缓”“辛散”“酸泻”等法治肝；张仲景提出：“见肝之病，知肝传脾，当先实脾”的治疗原则；王旭高提出治肝三十法。对于病毒性肝炎的治疗，一般是根据肝及其相关的脏腑的生理，结合肝炎的病因病理来确立治疗原则的。有人提出，应有治肝、脾、肾三经为主，以治胆、胃、肠三经为辅，抓住湿、热、痰、瘀不放，气畅血和勿忘。我们从甲肝为时行疫邪，肝胆湿热，热毒内盛，气血失调的病机出发，抓住疾病的共性，着眼于消除病毒、恢复肝功能、改善肝脏病理三个基本环节，综合考虑，提出清解活血法为基本治疗原则。

本法主方的选用，黄芩有清热燥湿解毒之效，有降酶作用，能减轻肝实质炎症，中和毒素。山栀，有清肝泻火，清热利湿，凉血解毒的功效，有利胆退黄降酶的作用。连翘，果实含有齐墩果酸，有清热解毒，消痈散结的功效，对急性肝炎损伤有治疗作用，可使肝脏解毒功能增强，减少肝脂肪变性和坏死。丹参，具有凉血活血，消痛除烦的功效，有降酶、降浊的效果，对已沉着的免疫复合物有促进吸收和清除的作用。郁金，具有行气解郁，凉血活血，利胆止痛的功效，有降浊退黄的作用，能防止免疫复合物的形成，改善微循环以及结缔组织代谢。金钱草有除湿退黄，清热利水的功效，有促进胆汁从胆管排出和降酶、降浊的作用。车前草有清热解毒，利水通淋的功效，有退黄的作用。以上诸药，共奏清泄肝胆之湿热，消解时令之疫毒，活散瘀热之互结，改善气血之流畅，促进肝脏的全面恢复而向愈。

4. 用药应重视个性

清解活血法的主方，是针对甲肝的主要矛盾而拟定的，但患者受邪有轻重、病情有复杂、个体有差异，因此，还需要有一个辨证的、变通的、灵活的方药。如口苦、口干显著，大便秘结，舌质红，脉弦数，为湿热疫毒炽盛，腑气不通，加大黄、大青叶、虎杖以通腑逐邪，清热解毒，活血凉血。如黄疸鲜明，持续不退，小便深黄，为肝胆湿热，瘀热而结，重用赤芍、胡黄连、大黄、玄明粉以凉血热，行瘀热，泻热毒，荡积滞，退黄疸，疗效显著。如身倦肢重乏力，纳呆痞满，小便深黄，舌苔腻，脉弦滑，为湿困脾胃，加米仁、猪苓、苏梗，以利水渗湿，行气宽中。如胃脘不适，纳呆，恶心呕吐，为胃气不和，加竹茹、藿香、姜半夏以清热和胃，芳香化湿，降逆止呕。如肝区胀痛，胸闷不舒，不欲饮食，脉弦或弦细，为肝气郁结，加柴胡、枳壳、赤芍以疏肝解郁，和血止痛。如胸胁刺痛，腹胀不舒，脉弦，舌暗红或青紫，为肝络不和，瘀血阻滞，加延胡索、泽兰、甘松以行气活血，醒脾通络。

根据临床实践，病之后期，可见虚实夹杂的现象，如大便溏薄，腹胀纳呆，为中阳不振运化失司，加干姜、木香、鸡内金以温中祛寒，行气健胃，取《伤寒论》栀子干姜汤之义。如神疲乏力，胁隐痛悠悠不止，为中气不足，加太子参、生黄芪以补益中气，取《伤寒论》半夏泻心汤，《医宗金鉴》黄连消毒饮之义。如夜寐不安或心悸，脉细或细数，心神不安者，加枣仁、远志、琥珀以宁心安神，化瘀活血，取《杂病源流犀烛》安神补心汤之义。如腰酸肢软，头晕，口干舌燥，舌质红或苔少，为肝肾阴虚，加生地、枸杞子、白芍以滋养肝肾，取《医宗己任编》滋肾清肝饮之义。上述化裁，实为清中寓补、补中有散、寒热并用、清补兼施之方，以应虚实夹杂之证。

清除病毒、调控免疫、双管齐下治乙肝

感染乙型肝炎病毒，是乙型肝炎发病主要病因。消除乙型肝炎病毒，是治疗本病方法之一。但乙型肝炎的组织损伤，并不是肝炎病毒在肝细胞内受到增殖的直接后果，而是通过一系列免疫反应产生的。因此，调控免疫是治疗

乙肝的主要环节之一。据中医临床观察，乙肝由实致虚，虚中夹实，虚实错杂是总的病机。所以，治疗也必须清补兼施，清中寓补，补中有散，做到袪邪不伤正，扶正不留邪，审证求因，辨证论治。对有乙肝表面抗原阳性，或核心抗体阳性，或e抗原阳性者，可根据不同临床表现，采取不同方法：

1. 疏肝健脾解毒活血法　用于肝脾不和、湿毒内蕴的患者。症见肝区胀痛，精神抑郁，食欲不振，腹胀不舒，小便色黄，脉弦，舌质淡红，苔薄白或白腻。可选用柴胡、赤芍、黄芩、丹参、郁金、佛手、虎杖、板蓝根、败酱草、白花蛇舌草等。

2. 补气活血清热解毒法　用于气虚血瘀、湿热稽留的患者。症见肝区疼痛、神疲乏力、少气懒言、自汗、脉细或弱，舌质淡红或有瘀斑，苔薄白。可选用黄芪、党参、黄精、赤芍、丹参、连翘、蒲公英、板蓝根、白花蛇舌草等。

3. 滋养肝肾清热活血法　用于肝肾阴虚、余热未清的患者。症见肝区隐痛，头晕目眩，腰膝酸软，五心烦热，口燥咽干，脉细数，舌质红或有裂纹，苔少。可选用生地、麦冬、沙参、川楝子、杞子、银柴胡、当归、白芍、栀子、丹参、虎杖、白花蛇舌草等。

4. 补肾利湿活血解毒法　用于肾气不足，湿毒未净的患者。症见面色少华，腰膝沉重而痛，耳鸣乏力，肝区时有隐痛，脉沉细或沉弦，舌质淡或夹青，苔白腻。可选用仙灵脾、桑椹子、旱莲草、菟丝子、虎杖、贯众、蚕砂、丹参、郁金、白花蛇舌草等。

5. 健脾补肾化瘀解毒法　用于脾肾两虚，湿瘀内阻的患者。症见面色晦滞，四肢不温，腰膝酸痛，腹胀便溏，饮食不佳，中脘痞满，小便不利，脉沉细无力或沉迟，舌质淡，舌体胖，或有齿痕，或夹青，苔白或腻，或滑。可选用党参、黄芪、白术、茯苓、仙灵脾、仙茅、巴戟天、干姜、蚕砂、半枝莲、虎杖、黄柏、川芎、郁金、金钱草等。

在调控免疫方面，也发掘了许多有效的中药。具有提高吞噬细胞功能的药物有黄芪、党参、白术、甘草、山药、黄精、人参、灵芝、仙灵脾、女贞子、龟板、鳖甲、牡蛎、丹参、赤芍、川芎、桃仁、三棱、莪术、鸡血藤、白花蛇舌草、鱼腥草、金银花、蒲公英、山豆根、黄连、青黛等。

能增加T细胞功能的药物有黄芪、党参、白术、人参、灵芝、仙灵脾、菟丝子、鹿茸、桑寄生、茯苓、猪苓、苡仁等。

能诱生干扰素的药物有黄芪、当归、红花、大黄、太子参等。

能抑制体液免疫功能的药物有紫参、茵陈、黄芩、黄柏、栀子、龙胆草、银花、连翘、甘草、半边莲、生地、元参、丹皮、丹参、泽兰、桃仁、红花、当归、川芎、赤芍、益母草、大黄、紫草、白茅根、莪术、地龙、水红花子、柴胡、桑白皮、车前草等。有的可直接抑制抗原产生，如当归、桃仁；有的凉血活血药可清除循环免疫复合物；有的可清除血中过剩抗原，防止免疫复合物的形成，如郁金、丹参。

由于机体的免疫功能具有复杂的多级自适应调控系统，其失调不单纯只限于某一环节，因此应从多个环节调整。乙肝慢性期，往往既有湿热毒瘀蕴结不解，又有脏腑气血功能失调和衰退。所以，治疗也必须考虑到各个方面。中医辨证组方应是既扶正袪邪，调整脏腑功能，疏通气血流畅，又能改善肝脏功能，促进蛋白代谢，增强T细胞功能，促进干扰素的生成，降低亢进的体液免疫，清除循环免疫复合物。

乙型肝炎治疗经验举隅

我们治疗乙型肝炎主张辨病与辨证相结合，共性与个性相结合，清除病毒与调控免疫相结合。疾病的演变，是一个由实致虚，虚中夹实，虚实错杂的一种多脏腑受损的疾病。

如何抑制乙型肝炎病毒繁殖，我们主张清补兼施，清中寓补，补中有散。做到祛邪不伤正，扶正不留邪，审证求因，辨证施治，达到消除病毒，调控免疫的目的。常以清热解毒，益气养阴，疏肝理气，调补肝肾，活血化痰，醒脾利湿诸法辨证应用。清热解毒常用白花蛇舌草、水牛角片、虎杖、败酱草、黄芩、紫花地丁、叶下珠、半枝莲、山栀、大青叶、龙胆草、贯众、连翘等；益气养阴主用黄芪、太子参、女贞子、黄精、石斛、生地、麦冬等；疏肝理气多用柴胡、白芍、川楝子、青皮、佛手等；调补肝肾每用枸杞子、制首乌、杜仲、桑寄生、淮牛膝、巴戟天、苁蓉、仙灵脾等；活血化痰则用丹参、泽兰、郁金、延胡索、水蛭、海藻、竹茹、半夏、白芥子等；醒脾化湿善用甘松、砂仁、茯苓、薏苡仁、金钱草、茵陈等。

病案举例

例1　王某　男　67岁

1997年10月27日初诊。

主诉：右胁部作胀一月余。

患乙肝史（小三阳）十余年，GPT反复波动，近1个月右胁部作胀，乏力，纳一般，大便日行一次，成形。

舌质：微红。舌苔：白腻。脉象：细弦。

检查：1997年10月7日查得ALT 128（<40），AST 121（0~35），总胆红素25.5，直接胆红素7.5。

西医诊断：乙型肝炎活动期。

中医辨证分析：疫毒内伏，肝胆热盛。

治则治法：清解疫毒，凉肝利胆。

方药：丹参10克　郁金10克　白花蛇舌草30克　生黄芪15克　水牛角粉10克（包煎）　垂盆草30克　六月雪30克　陈皮6克　生大黄（后下）6克　虎杖30克　赤芍15克　莪术30克　胡黄连6克　生米仁30克　佩兰15克　共14帖

1997年11月24日。服上药较好，故自行继服二周，现肝区无不适，乏力好转，纳可，大便日行一次。11月10日长海医院查ALT、AST均降至正常，余项目检查均在正常范围，乙肝两对半：HBsAg+，HBeAb+，HBcAb+。B超：肝光点分布欠均，血管纹理欠清，肝胆脾无明显异常。

舌质微红，苔白腻，脉细弦。守原意。

10月27日方去垂盆草、胡黄连。

1997年12月29日。患者经治病情改善，腰不酸，精神振，大便日一次，12月10日上海市传染病医院复查：肝功能正常。

按：乙型病毒性肝炎，系疫毒内伏，肝气郁结，肝络痹阻所致。急性活动期则表现为邪热鸱张，肝经有热，胆失疏泄，血清谷丙转氨酶、总胆红素升高，舌质红脉弦等，此时治宜清解疫毒，凉肝利胆为先，挫其邪势，五脏乃安，待邪热平息，再逐步转向调控免疫，方为良策。

例2　陶某　男　37岁

1999年1月13日初诊。

主诉：右胁部疼痛，溲黄反复5年。

1995年患乙肝，因GPT升高和黄疸住杨浦区传染病院治疗，1996年以来小黄疸持续不退而担忧，经人介绍来诊。现肝区疼痛，牙龈出血，溲黄。

舌质：尖红舌苔：薄黄脉象：弦细。

检查：面色黧黑，巩膜黄染。

实验室检查：1999年1月HBsAg+，HBeAg+，抗HBc+，GPT 41U/L，总胆红素32.6mmol/L（正常2~18），总蛋白76g A/G=51g/25g。B超示：肝光点增粗，脾大。

西医诊断：慢性乙型肝炎。

辨证分析：疫毒内伏，肝胆湿热，久必瘀阻。

治则治法：清解疫毒，疏肝利胆。

方药：丹参30克　郁金30克　白花蛇舌草30克　苦参15克　赤芍20克　水牛角粉（包）10克　金钱草30克　生大黄（后下）6克　胡黄连6克　莪术30克　猪苓30克　虎杖30克　败酱草30克　共7帖

1999年1月20日~3月20日。腹胀明显加八月札30克；有热加连翘30克；面色黧黑，有瘀象加地鳖虫10克，炙鳖甲10克。海藻15克；夜寐不安加枣仁30克。

1999年3月24日。患者经治2月余，肝区不痛，牙龈出血已止，巩膜不黄，小溲正常。3月20日查肝功能GT正常，总胆红素正常。

按：黄疸一症，初为湿热相蒸，阳黄是也，久病入络，瘀阻肝胆，阴黄是也，《伤寒论》茵陈蒿汤为阳黄之代表方，抵当汤为瘀黄之代表方，有云理中汤为寒湿发黄之代表方，余谓乙型病毒性肝炎，初起疫毒为患，后为瘀阻肝络，临床运用，两者兼顾，而以赤芍、生大黄、莪术、地鳖虫收功。

例3　张某　男　27岁

初诊：1996年12月8日。

患者1996年5月确诊为乙肝。经治后肝功能正常，但近半年来耳鸣，寐差，肝区无不适，大便溏呈水样，纳食尚正常。

舌质：微红。舌苔：薄白。脉象：细弦。

检查：面色晦滞，精神尚可，巩膜无黄染。

实验室检查：12月16日查肝功能正常，A/G：45/30，总胆固醇3.6mmol/L，甘油三酯0.9mmol/L，HBsAg+，HBeAg+，抗HBc+。

西医诊断：乙型肝炎。

辨证分析：疫毒内伏，肝失疏泄，肾气不足。

治则：清解疫毒，疏肝和络，补肾益气。

方药：白花蛇舌草30克　丹参10克　生黄芪10克　白花蛇舌草30克　郁金10克　水牛角粉（包）10克　佛手15克　苦参10克　猪苓15克　叶下珠30克　巴戟天10克　生地10克　五味子6克　灵磁石15克　赤芍15克　共14帖

1997年1月8日。服药后夜寐转安，耳鸣仍有，大便日1~2次，基本成形。

舌质微红，苔薄白，脉细弦。12月27日B超示：胆囊多发性息肉。

遂在原方中加地鳖虫10克，水蛭10克，败酱草30克。

其后继续服药，于1997年3月24日查得HBsAg（+），HbeAg（-），抗HBc（+），肝功能正常，B超肝脾未见异常。

按：乙型肝炎的治疗，主张清解疫毒与调控免疫双管齐下，在肝功能正常的情况下，调控免疫显得更为重要，由于肾为一身之大主，又肝肾同源，因此补益肾气是调控免疫不可缺少的一环，况此患者面色晦滞，耳鸣寐差较为突出，补益肾精，理当适用，本案乙肝e抗原转阴，可足证明。

例4　周某　女　62岁

1993年11月24日初诊。

主诉：右胁肋疼痛，神疲乏力一月余。

现病史：患者有乙肝病史10余年，肝功能基本正常，近月来，感肝区疼痛，神疲乏力，去普陀区中心医院就诊。B超示：胆结石，肝囊肿。患者很紧张，夜寐不安，大便日1次。

诊得：舌质微红，舌苔薄腻，脉细。

检查：面色少华，巩膜无黄染，心肺（-），腹软，肝脾肋下未及，双下肢不浮肿。

实验室检查：11月20日查肝功能SGPT 64U/L，HBsAg+，HBeAb+，HBcAb+，B超：胆结石，肝囊肿。

西医诊断：慢性乙型肝炎，胆结石，肝囊肿。

辨证分析：疫毒内伏，肝胆郁结。

治则治法：清解疫毒，疏肝利胆。

方药：丹参15克　郁金15克　白花蛇舌草30克　半枝莲30克　生黄芪15克　水牛角粉（包煎）10克　虎杖30克　八月札30克　海藻30克　杞子10克　苦参15克　垂盆草30g　莪术30克　共7帖

1993年12月1日。经服药后肝区疼痛减轻，心情较前乐观，午后面部烘热，纳谷一般。

舌质微红，苔薄白，脉细弦。

11月24日方加生地10克　共7帖

1994年1月15日。药后精神转佳，病情减轻，时有口干。

舌质微红苔薄白，脉细弦。

12月1日方加石斛10克　共14帖

1994年2月15日。患者经治肝区疼痛基本缓解，2月初复查B超、CT均未见肝囊肿，查肝功能SGPT正常，两对半中HBsAg转阴。其后原法续服，以巩固疗效。

按：本案为乙型肝炎兼胆结石，肝囊肿，治宜主症与兼症同治，重在主症。治法既用清解疫毒与调控免疫，又用理气破结与化瘀活血。四者并行不悖，故能使HBsAg转阴，肝功能正常，肝囊肿消失。

例5　曾某　女　18岁。

1990年3月20日初诊。

主诉：右胁疼痛，腹胀，纳呆，溲黄一月余。

现病史：患者于1988年12月患肝炎，住院西医治疗1月余，肝功能正常而出院。住院期间化验两对半为HBsAg阳性，抗-HBc阳性，HBeAg阳性。近月来，自觉肝区疼痛，腹胀不舒，纳谷减少，小便色黄。

诊得：舌质红，苔薄白，脉细弦。

检查：面色尚正常，巩膜无黄染。

实验室检查：肝功能正常，两对半化验如前。

西医诊断：乙型病毒性肝炎。

辨证分析：肝脾不和，湿热内蕴，由实致虚。

治则治法：疏肝理气，清热解毒。

方药：白花蛇舌草、丹参各30克，郁金、生黄芪、赤芍、虎杖、佛手、枸杞子各15克，延胡索、川楝子、淮牛膝、生地各10克，柴胡、龙胆草各6克，败酱草、半枝莲、连翘各20克。

连服14剂后肝区疼痛明显好转，腹胀缓解，胃纳尚可，小溲已不黄。

舌脉同上，原方加大青叶15克，连续服药2个月后，复查“两对半”全部转阴。再予上方去柴胡，加当归10克，继续服药1个月。后复查“两对半”未见反复。

按：治“乙肝”主用生黄芪、白花蛇舌草、丹参、郁金四药。生黄芪，甘，微温，补中益气，利水托脓，具有提高补体水平，增强T细胞功能，诱生干扰素，抑制乙肝病毒繁殖的作用，是从虚的方面悟出的。白花蛇舌草，苦，甘寒，清热解毒，消痈利尿，具有抑制体液免疫功能e抗原转阴的作用，是从实的方面考虑的。丹参，苦，凉，具有凉血活血，消痈除烦的功效，对已沉着的免疫复合物有促进吸收和清除的作用，是从改善肝脏病理出发的。郁金，辛，苦寒，具有行气解郁，祛瘀止痛，清除血中过剩抗原，防止免疫复合物的形成，是从恢复肝脏功能着眼的。四药共奏清热解毒、益气活血，抑制病毒、调控免疫之功。

中西医合作治疗慢性肝炎的疗效观察及中医分型的初步探讨

——附 72 例临床分析

慢性肝炎是临床上常见的疾病，但治疗效果尚不够理想。我们采用中西医综合治疗的方法——药物离子穴位透泄治疗，取得了一定的效果。在治疗的同时。对慢性肝炎作了中医辨证分型的初步探讨，兹报道如下：

一、材料与方法

1. 治疗对象 依据病史、症状、体征与肝功能检查，明确诊断为慢性肝炎的患者，给予门诊综合治疗，前后总计 72 例。治疗期间，所有患者的工作或休息与治疗前相同。治疗次数最少 11 次，最多 20 次，平均为 16 次。疗程在一个月左右。

2. 中医辨证分型论治

（1）湿热潴留型：主要脉证有：胸闷胁痛，口干或不多饮，有黄疸或无黄疸，有微热或自觉有热，尿黄而少，大便秘结，脉象弦数或滑数，舌质较红、苔黄腻。治疗原则：清热利湿。主方：茵陈蒿汤、茵陈五苓散。

（2）脾虚湿阻型：主要脉证有：胸胁隐痛，胃不知饥，口淡无味，精神疲乏，或有腹痛喜按，大便溏薄，面色萎黄或面白少华，脉沉缓或虚软，舌质淡、苔白腻。治疗原则：健脾化湿。主方：理中汤、茵陈四逆汤。

（3）肝郁气滞型：主要脉证有：胸胁胀痛，头目眩晕，精神抑郁，纳呆嗳气，面色微红或少华，脉弦或虚弦，舌质微红、苔薄腻或白滑。治疗原则：疏肝理气。主方：四逆散、逍遥散。

（4）血瘀痞块型：主要脉证有：胸胁积痞，刺痛拒按，食后痛甚，皮肤干燥，鼻衄齿衄，或有黄疸，面色晦暗，脉弦涩或弦缓，舌质紫或有瘀点。治疗原则：化瘀软坚。主方：膈下逐瘀汤。

72例的辨证结果，湿热潴留型12例（16.6%），脾虚湿阻型9例（12.5%），肝郁气滞型33例（45.8%），血瘀痞块型18例（25%）。

3. 经络测定与取穴 用“京Ⅰ型”电阻经络测定仪测定。在治疗前测定一次，以平均值为基数，然后提出每经的平衡与不平衡、虚和实的经络现象，作为诊断和取穴的参考。根据中医辨证分型和经络测定结果，按“虚者补之，实者泻之”和“虚则补其母，实则泻其子”的原则，以及募穴适宜于治久病痼疾等理论而取穴。由于临床操作的关系，穴位不宜过多，一般为2~4个穴位。

4. 药物离子穴位透泄疗法的操作 根据中医辨证分型论治的不同，用中药浓煎（每剂煎至100毫升）在不同穴位上作离子透入（取两侧穴位分别以阴阳极透入）。每次治疗时间20~30分钟，电流量为2~5 mA，以患者感觉发麻为度。并以透入时间长、电流量大者为泻；时间短、电流量小者为补。

5. 其他

（1）气功：以放松功和保健功为主，要求每日练功2~3次，每次20~30分钟。

(2) 西药：以复合维生素 B 和健肝膏为主。

(3) 临床症状每次进行记录，肝功能、体征等，一般分三次进行检查，即治疗前、治疗中及治疗后各一次。

二、疗效分析

1. 疗效标准

(1) 显著进步：症状、肝肿大、肝功能三者均见明显改善。如上述三项中，原来有一项正常者，另两项有明显改善时，亦列为显著进步。

(2) 进步：症状、肝肿大、肝功能三者有不同程度改善者。

(3) 无变化：症状、肝肿大、肝功能变化不大，或三者中一项进步，另一项退步者。

(4) 退步：症状、肝肿大、肝功能三者中，二项无变化，一项退步；或一项进步；二项明显退步者。

2. 疗效 72 例中，显著进步 21 例，进步者 42 例，无变化者 7 例，退步者 2 例。疗效尚称满意。

3. 症状改善方面 治疗前的症状，以乏力，胁痛为最多，其次为食欲减退，腹胀，口渴，四肢酸痛等。72 例中，治疗前有胁痛者 60 例，治疗后消失者 17 例，好转者 27 例；有胸闷者 18 例，治疗后消失者 7 例，好转者 6 例；有腹胀者 46 例，治疗后消失者 20 例，好转者 13 例；有食欲减退者 50 例，治疗后消失者 20 例，好转者 11 例；有四肢酸痛者 46 例，治疗后消失者 14 例，好转者 15 例。

以上疗效的出现，一般在治疗后 4～10 天之间。其中以胁痛疗效较好，乏力疗效较差，这可能与本疗法药物离子透入的电流作用有关系（其他症状改善情况从略）。

4. 体征方面 72 例中，在治疗前有肝肿大者 60 例，治疗后消失者4例，缩小者28例；有肝压痛者49例，治疗后消失者12例，减轻者18例；有脾肿大者17例，治疗后无明显改变。

5. 肝功能方面 肝功能的范围，包括谷丙转氨酶、脑磷脂絮状反应、胆红素、麝香草酚浊度试验、硫酸锌浊度试验、血清白蛋白、球蛋白等七项。治疗前后均经检查者65例，其中属正常者35例；不正常者30例。在不正常的30例中，治疗后恢复正常者13例，好转者4例，未改善者12例，退步者1例。从观察所见：肝功能恢复正常者，症状易于消失与好转；肝功能严重损害者，症状只有改善或好转，未有恢复正常者。

6. 各型的疗效分析 72例中，湿热潴留型12例，治疗后显著进步者4例，进步者7例，无变化者1例；脾虚湿阻型9例，治疗后显著进步者1例，进步者8例。肝郁气滞型33例，治疗后显著进步者12例，进步者16例，无变化者5例。血瘀痞块型18例，治疗后显著进步者4例，进步者11例，无变化者1例，退步者2例。从上述统计看来，治疗效果以脾虚湿阻型为最好，但是该型显著进步者只有1例，因此，实际疗效以湿热潴留型为最好，血瘀痞块型较差。

7. 取穴与疗效的关系 所取的穴位有太冲、曲泉、期门、章门、行间、足三里、冲阳、三阴交、阴陵泉、太白、阳陵泉、丘墟、日月、京门、阳池、太溪、复溜、京骨、昆仑、巨阙等20个穴，分属于八条经脉，其中以足厥阴肝经为最多。采用穴位以太冲（47例）、足三里（43例）为多；其次为三阴交和期门。在穴位选择上，我们分非募穴组和募穴组进行观察，前者51例有效率为86.2%，后者14例有效率为92.8%，以募穴组的疗效较高于非募穴组。在72例中，治疗结果属退步者有2例，均未选用太冲、足三里、三阴交、期门4个穴位，而在显著进步和进步的病例中，采用上述4个穴位的次数较多。因此，我们初步认为：太冲、足三里、期门、三阴交4个穴位，是治疗本病的有效穴位。

此外，值得注意的是：我们发现较多数的患者，在期门穴上有明显的压痛点。因此，初步认为这个压痛点，对诊断肝炎具有相当的意义。

三、病案举例

例1　南某，男，44岁，门诊号：23433。

1959年10月发现无黄疸型肝炎。主诉：肝区隐痛，失眠，头晕，头痛，食欲减退。1960年4月初，肝区痛加重。检查：面色稍晦，舌苔白腻，脉右较左弦，肝肿大至肋缘下5厘米，质中等，有压痛，肝功能试验正常；诊断为慢性肝炎。中医分型属肝郁气滞型。

患者于4月27日开始接受综合治疗，用中药逍遥散为主，取足三里、曲泉穴，作双侧阴阳极离子透入。经7次治疗后，头晕头痛、失眠、食欲减退等症状完全消失，肝区疼痛显著减轻，肝肿如前，压痛消失。治疗18次后，肝痛亦消失，肝脏缩小至2.5厘米，肝功能仍正常。

例2　张某，男，28岁，门诊号：783。

于1956年发现肝炎。无黄疸病史。主诉：食欲减退，精神疲惫，肝区疼痛，四肢发麻，头晕颇甚，腰酸肠鸣。检查：舌苔薄白，中有裂纹，脉象左小右弦滑，肝肿大至肋下4厘米，有压痛，脾肿大至肋下2厘米。肝功能检查：谷丙转氨酶19单位，脑磷脂絮状反应++，麝香草酚浊度试验4单位，硫酸锌浊度试验12单位，血清白蛋白4.2克%，球蛋白2.4

克%。诊断为慢性肝炎。中医分型属肝郁气滞型。

患者于8月4日开始接受综合治疗，用中药逍遥散加减，取太冲、期门、足三里、京门等穴，作双侧阴阳极离子透入。经治6次后，食欲恢复正常，乏力、肝区疼痛均见减轻，头晕明显进步，腰酸基本消失，肝肿大在肋下3厘米，惟压痛依然。治疗13次后，乏力进一步减轻，肝区疼痛好转，腰酸肠鸣消失，肝未扪及，压痛好转，脾大如前，肝功能正常。

四、讨论

我们通过临床实践，认为本病以肝、脾、胃为主要病症，以湿热与寒湿、气滞与血瘀为主要关键，但它们之间有着相互影响、相互联系的关系。肝属木、脾胃属土，木土之间的生制失常，是为本病的主要病机。

湿热潴留的产生，可能原因有三：①饮食、饮酒过度，脾胃受伤；②外感时令之邪；③劳伤过度。临床上往往先有湿邪留滞，复感外邪，遂致湿热相蒸，腑气不畅。症见身热、口干、尿黄、便秘、黄疸、脉弦数、舌苔黄腻等。其病在阳明胃经，属实。此型在72例中占16.6%。产生脾虚湿阻的因素，可能有二：①寒湿内阻，肝气横逆，木来乘土，脾土受损而虚；②思虑过度，饮食劳倦，损伤脾土，脾虚则水湿不化，湿盛则脾土必困，脾虚与湿阻互为因果。多见胸闷纳呆、大便溏薄、四肢倦怠等运化功能失调的症状。其病在太阴脾经，属虚。此型在72例中占12.5%。

以上两型，病虽同属于湿，但有虚实之分；实则病在阳明，虚则病在太阴。其病因除感受湿邪外，又与患者禀赋体质、脾胃中气的强弱有关。在治疗上，属实者见效速；属虚者收效差。

肝为刚脏，性喜舒畅条达，因怒伤肝，或肝气太过，或土虚木郁，则肝失疏泄，而成肝郁气滞。故见胸胁胀痛、精神抑郁、纳呆、脉弦等木失条达的征象。气为血之帅，气行血乃行，且肝为藏血之脏，气滞之后，必然延及血分而致血瘀；气滞血瘀壅塞经脉，遂致胸胁刺痛而固定不移，右胁下有痞块，脉弦涩，舌质紫。在临床上，肝郁气滞型和血瘀痞块型较为多见；72 例中，前者占 45.8%，后者占 25%。

这两个类型，在病理上来说，气滞与血瘀往往互见，惟在程度上有些差别而已。如肝郁气滞型偏重于气滞，血瘀痞块型则偏重于血瘀。故在治疗上理气时应兼以活血，祛瘀时亦当注意行气。治疗则前者较易，后者较难。

中医辨证分型，是从临床证候、病因病机上所得出的概括，以便于掌握病情、探讨治疗规律，提高疗效。在临床观察中，我们遇到 1 例脾虚湿阻型患者，于疗程结束复查时，发现其舌质较红而少苔、脉细弦、唇红、月经先期等热性征象，这可能是治疗后出现的矫枉过正现象，但未及时更换方剂，因而疗效亦差。也有在治疗前辨证为血瘀痞块型，在治疗后随访时发现转变为肝郁气滞型者。由此，我们认为类型是可以转化的，故必须经常审察病情，及时更换方药，以提高疗效。

中药内服外敷治疗肝硬化 87 例

自 1992 年 4 月至 1995 年 3 月，我们采用中药内服外敷治疗肝硬化患者 87 例，资料分析如下：

一、一般资料

87例中，男性65人，女性22人。年龄在30岁以下5例，30~50岁41例，50~70岁34例，70岁以上7例。其中年龄最大者77岁，最小者24岁；男性平均年龄为46岁，女性平均年龄52岁。病程：前期肝病致肝硬化者，病程最长达30年，最短为健康体检时发现，平均为114个月；明确肝硬化病史最长20年，最短2天，平均肝硬化病程为27个月。87例中存在腹水者41人次，肝功能异常者63人次，其中不同程度出现黄疸者27人次，伴食道静脉曲张、胃底出血等并发症者11人次，乙肝指标两对半一项以上阳性者60人次。

二、治疗方法

内服基本方：炙鳖甲10克，山甲片10克，莪术10克，丹参20克，地鳖虫10克，石见穿30克，三七粉2克，生黄芪15克。加减：黄疸持续不退，胆红素及谷丙转氨酶值升高；大便秘结，小便深黄，舌苔黄腻，脉细弦，属肝胆湿热，瘀热阻络，加金钱草、茵陈、胡黄连、山栀子、生大黄。两胁刺痛，腹部胀满，肝脾肿大，面色晦黑，舌质紫暗，脉细涩者，属瘀阻肝络，加生牡蛎、海藻、三棱、水蛭；精神萎靡，食欲不振，口干舌绛无苔，脉细数者，属气阴两亏，加太子参、麦冬、女贞子、玉竹；皮肤瘀斑，牙宣鼻衄等属瘀阻伤络，加茜草、大蓟、小蓟、地榆、茅根、水牛角粉；精神倦怠，胁痛腰酸，麝浊、锌浊增高，免疫功能低下，舌苔微腻质暗红，脉细者，属湿热未清，肝肾不足，加半枝莲、白花蛇舌草、黄精、枸杞子；神疲乏力，面色萎黄、爪甲淡白，白球蛋白比例倒置，舌淡、脉细者，属肝脾肾俱虚，加太子参、白术、当归、鸡血藤、河车粉、乌鸡白凤丸；腹胀如鼓，有腹水，便溏尿少，苔腻脉弦滑者，属水湿停滞，加槟榔、大腹皮、黑白丑、葶苈子、陈葫芦等。

每日1剂，水煎，分2次服用，3个月为1疗程。

外敷①解毒消痞散，由白花蛇舌草、莪术、木香等组成。将中药研成粉末，用调料拌匀和掺布于纱布上，敷于期门穴或脾区。敷48小时，休息24小时，30次为一疗程。适用于肝硬化或脾大者。②化瘀逐水散，由甘遂、芫花等组成。将中药研成粉末，用开水调成糊状，掺布于纱布上，敷于脐中（神阙）穴。敷24小时，休息24小时，15次为一疗程。

三、治疗结果

87例肝硬化患者，经过1~3个疗程的治疗，都获得良好效果。其中41例腹水患者，有22例B超复查腹水退净，占53.6%；63例肝功能异常患者，有42例均有不同程度的改善，占66.6%；27例淤积性黄疸者，有11例总胆红素下降或降至正常，占40.7%；11例并发症患者，如食道静脉曲张破裂出血，胃底静脉破裂出血等，治疗期间未见复发；60例两对半一项以上阳性患者中，有11人转阴，占18.3%。

四、体会

1. 重视生化指标与辨证选药

肝硬化属中医黄疸、胁痛、鼓胀、痞块、虚劳等范畴。我们认为肝硬化在病变过程中，有寒、热、虚、实、气滞、血瘀，兼湿挟痰、脏腑虚损不同，而肝功能生化指标亦因之而不同。所以在辨证同时，重视生化指标的变化，相应选用不同的药物，才能提高疗效。

退黄：肝硬化，一旦出现黄疸，即意味着病情加重，须高度重视。根据结合胆红素、总胆红素指标升高的程度和辨证；湿热重者用清热利湿退黄，选用茵陈、山栀、金钱草、胡黄连、生大黄。生大黄一味，根据体质不同，可用至 4~25 克。日久瘀血阻络，重在活血化瘀退黄，选用水蛭、地鳖虫、三棱、莪术、赤芍。其中赤芍一味，根据热毒入侵程度，可用至 10~60 克。血瘀日久而结滞不化，用散结通瘀退黄法，选用炙山甲、皂角刺、丝瓜络、石见穿、牡蛎。牡蛎一味，可用至 20~40 克。治阴黄突出化瘀清热通络，治阳黄突出活血解毒通腑。

降酶：肝硬化出现 SGPT 升高，则提示肝细胞炎性渗出，尚在活动期，其表现为面色垢浊，心烦口干，食欲不振，四肢困倦，肝区胀痛，皮肤有瘀斑，小便黄赤，苔黄腻，舌质红，脉细弦。属疫毒羁留，湿热内伏，血热伤络。SGPT 升高与湿热毒邪的进退有一定联系。邪进则酶升，邪退则酶降，湿热去而复返，则酶降而复升。湿热余邪稽留不清，则酶持续难复。故 SGPT 不仅是现代医学诊断肝炎的重要指标，也是中医衡量湿热毒邪在人体为患的客观指标。故在临床辨证中均加以参考，灵活应用。根据以上原则，治疗中自拟花参降酶汤（白花蛇舌草、苦参、垂盆草、龙胆草、六月雪、水牛角片或粉），本方大多为性味苦寒药物，方中白花蛇舌草、垂盆草、六月雪清热解毒、疏肝活血、消痈利湿；苦参清热燥湿，祛风杀虫利尿；龙胆草泻肝火清湿热；水牛角片（粉）清热凉血解毒。本组 60 例肝功异常患者，有 42 例有不同程度的改善。

临床上除乙肝三阳之外，同时兼见生化指标单项或多项异常者，一定要分清主次先后，治疗时，首先是退黄，依次是降酶、降球蛋白、升白蛋白，转阴。

2. 采用外敷药物与保护胃气

肝硬化患者的脾胃常因病情延绵而受损，常规的治疗方法内服汤、丸、散剂等，或多或少加重了患者的消化吸收功能。采用内服加外敷兼治的方法，既减轻了患者的脾胃负担，又起到了作用直接、见效快的效果。外敷药物以疏肝活血散结逐水为主。中药外敷期门、神阙诸穴，可使中药之性味直入病所。在外治中同样运用辨病与辨证相结合的原则，即“外治之理，亦即内治之理，所异者法耳”。故拟解毒消痞散和化瘀逐水散。前者具有清热解毒，活血化瘀，散结消痞的功能；后者具有活血化瘀，逐水利尿的功能。外敷中须注意保护皮肤，不能用力擦洗，以免损伤表皮，妨碍外治。本文 87 例病员除 7 例因皮损等原因中断停用外，其余均采用外敷法，收到了良好的效果。

3. 抓住标本缓急与攻补兼施

肝硬化腹水是肝脏的晚期疾病，久病必虚，故正虚是病之本，癥块、水臌是病之标，本病是虚实夹杂之症。辨证治疗时，应治其本，兼治其标，标本兼顾。本病演变过程始终存在气滞血瘀，只是在各个阶段中存在着主次、程度上的差异。如本病初起，气滞血瘀多为邪实，正虽伤但不甚，治疗应疏利为主，用活血化瘀，疏肝理气，佐以清热解毒，消痞散结，病至中期，气滞血瘀日久，脾胃运化失健，正气亏虚，水湿停衰，邪盛正衰，治疗则以攻补兼施，即用健脾益气，化湿利水为主，佐以活血化瘀，软坚消痞。后期由于腹水反复出现，正气虚惫至极，邪浊壅滞日甚，邪浊既耗伤正气，更阻碍气机正常运行，故采用“急则治其标，缓则治其本”的原则，急拟宽中行气，峻下逐水为主，佐以益气健脾，活血通络，水退几分，再议扶正治本。本文87例中，肝硬化程度均有不同程度改善，41例存在腹水患者，22例腹水退净，关键在于权衡标本缓急，辨证施治。

臌胀证治述要

“臌”乃凸出，高起之意。“胀”乃膨大，体积增大之喻。命名“臌胀”，是言其发病有“凸出膨大”之表现，其临床特征是以腹大如鼓，皮色苍黄，脉络暴露为主。

一、臌胀治疗大法

根据《素问·至真要大论》“必伏其所主，先其所因”的原则，首先消除原始致病原因，余证才可迎刃而解。具体治法可归纳为十法。

1. 清热解毒 热毒之邪是引起臌胀的原始病因之一，临床应视热毒的轻重，适当使用清热解毒之剂，常用的药物有板蓝根、大青叶、败酱草、青黛、虎杖。

2. 利水祛湿 湿邪既是本病的原发病因，也是许多症状的继发病因，湿邪壅盛常贯穿本病的始终。故开始湿困中焦，宜芳香化湿，如藿香、佩兰、玉米须；继而脾虚湿盛，宜健脾燥湿，如白术、苍术、厚朴；利水消臌，如茯苓、泽泻、车前子等。

3. 疏肝理气 本病多见气机不畅，故疏肝理气常为治疗本病的辅佐方法，宜用柴胡、广木香、枳壳、郁金等。

4. 活血化瘀 瘀血癥积是臌胀的病变中心，因此，化瘀消癥成为治疗本病的主要任务，对活血化瘀药物的选择，要选用那些既活血又养血，既活血又利水的药物，如丹参、当归、王不留行、泽兰叶、益母草等。

5. 软坚散结 癥积坚硬、顽固难除，单纯活血化瘀不能消散，必须兼以软坚散结之剂，方能使癥积改善，药如鳖甲、牡蛎之类。

6. 健脾补气 脾气不足，是臌胀的主要病机，因此健脾补气也是治疗本病的主法之一。常用药有：黄芪、党参、白术、茯苓等。

7. 滋补肝肾 病至后期，肝肾必虚，往往虚中夹实，如肝肾阴虚者，常佐以生地、黄精、枸杞、鳖甲、女贞子之类，滋补肝肾。

8. 温补脾肾 病久必虚，阴损及阳，临床常见脾肾阳虚者，必须温补脾肾，常以淫羊藿、制附子、覆盆子与黄芪、党参、白术相配。

9. 杀虫化积 杀虫是治疗虫臌的主要方法，常用槟榔、雷丸、白矾、苦参等。

10. 攻下逐水 臌胀较重，大如箕，非一般利水渗湿之药所能消除，必须用逐水峻剂，如甘遂、芫花、大戟、黑白丑等。

在治疗过程中，应该注意不宜攻伐过猛，须遵守《素问·至真要大论》所言“衰其大半而止”的原则。《内经》说：“中满者泻之于内”，又说：“下之则胀已”，就是指臌胀实证而言，然逐水之方，多为攻逐水邪之峻剂，逐水太过不仅有损伤脾胃之弊，且对正虚邪实，隧道阻塞，又有明显出血倾向者，如攻逐不慎，或活血破瘀过猛，常易引起脉络破裂，导致上则吐血，下则便血，更使病情恶化，后果严重。

因此，古人对本病使用攻下，亦认为不是唯一的治法，如《格致余论·臌胀论》说："此病之起，或三五年，或十余年，根深矣，势笃矣，欲求速效，自求祸耳。"又说："医不察病起于虚，急于作效，炫能希赏，病者苦于胀急，喜行利药，以求一时之快，不知宽得一日半日，其肿愈甚，病邪甚矣，真气伤矣……制肝补脾，殊如切当。"

在治疗方法上，《丹溪心法·臌胀》篇主张根据《内经》"塞因塞用"的原则，并说："臌胀又名单臌……此乃脾虚之甚，必须……大剂参术佐陈皮、茯苓、苍术之类。"《寓意草》指出："从来肿病，遍身头面俱肿，尚易治，若只单单腹胀，则为难治；……而清者不升，浊者不降，互相结聚，牢不可破，实脾胃之衰微所致，而泻脾之药尚敢漫用乎？……明乎此，则有培养一法，补益元气是也；则有招纳一法，升举阳气是也；则有解散一法，开鬼门，洁净府是也，三法是不言泻而泻在其中矣。"因此，在应用攻下时，必须考虑到病者的体质与邪势的缓急，而采取先攻后补，或先补后攻，攻补兼施，或朝攻暮补等适当的措施，决不可孟浪从事，滋生偏弊。

二、四臌论治

1. 气臌

气臌乃气虚作肿，似水臌而非水臌也，其证一如水臌之状；但按之皮肉不如泥耳，必先从脚面肿起后，渐渐肿至上身，于是头面皆肿者有之，此等气臌必须健脾行气，加利水之药，则可救，倘亦以水臌法治之，是速之死也。宜消气散加减：白术、薏苡仁、茯苓各 30 克，肉桂 0.3 克，枳壳 10

克，山药10克，人参3克，车前子、萝卜子、神曲各10克，水煎服，每日一剂，此方健脾而乃是利水之品，故不伤气，奏功虽缓而起死实妙也。然亦必禁食盐，三月后渐渐少用矣。

2. 水臌

水臌，满身皆水，按之如泥者是，若不急治，水流于四肢，而不得从膀胱出，则变为死证而不可治矣。方用决流汤：牵牛、甘遂各2克，肉桂1克，车前子30克，水煎服，一剂而水流斗余，二剂则全愈，断不可与三剂也。与三剂，反杀之矣，盖牵牛、甘遂最善利水，又加之车前、肉桂引水以入膀胱，但利水而不伤气，不使牵牛、甘遂之过猛。

但此二味毕竟性猛，多服伤人元气。故二剂逐水之后，断宜屏绝，须改用五苓散调理二剂，又用六君汤以补脾可也，更须忌食盐，犯则不救。

3. 血臌

血臌之证，其由来渐矣，或跌闪而血瘀不散，或忧郁而血结不行，或风邪而血蓄不发，遂至因循时日，留在腹中，致成血臌，饮食入胃，不变精血，反去助邪，久则胀，胀则成臌矣。宜消瘀荡秽汤加减：水蛭10克，当归30克，红花、枳实、白芍、牛膝各10克，桃仁10克。水煎服。后可用四物汤调理，于补血内加白术、茯苓、人参、补气而利水。

4. 虫臌

人有单腹胀满，四肢手足不浮肿，经数年不死者非水臌也。盖水臌不能越两年，未有不皮肤流水而死者，今数年不死，皮肤又不流水，岂是水臌症，乃虫结于血之中，似臌而非臌也。夫此症何因而得，饮食之内成食生菜，而有恶虫之子入腹而生虫，或食难化之物，久病为虫，血即裹之不化，日积月累，血块渐大，虫生遂多……此等之症最忌小便不利，与胃口不健者，难以医疗，可用杀虫下血之药，方用逐秽消胀汤加减：白术30克，雷丸10克，白薇10克，甘草3克，大黄15克，当归20克，丹皮15克，萝卜子30克，红花10克。

肝硬化腹水治验

肝硬化是各种慢性肝病的后期阶段，病因复杂，病变弥漫，多表现为肝功能不良，门静脉高压，多系统损害，特别是后期出现腹水，是肝硬化失代偿期的表现，治疗棘手，兹举病案4则，可供临床参考。

病案举例

例1　柴某　男　70岁

1992年4月15日初诊。

主诉：右胁疼痛，腹胀，尿少加剧一月余。

现病史：患者有慢性乙肝病史30年，肝硬化史20年，伴腹水3年。曾食道静脉破裂出血一次。近月来，肝区疼痛，腹胀，尿少加剧。B超示：肝硬化，脾增厚，少量腹水。用多种利尿剂，补充白蛋白等，腹水均未退净。

舌质微红，舌苔薄白，脉象细弦。

检查：面色晦滞，巩膜微黄，精神尚可，心肺（-），腹静脉轻度怒张，肝掌，两下肢压迹，腹围79cm。

实验室检查：肝功能：SGPT正常；A/G：36/34；蛋白

电泳：γ 球蛋白 26.7%；HBsAg +，HBcAb +，HBeAb +。B 超：肝硬化，脾增厚，少量腹水。

西医诊断：肝硬化腹水，慢性乙型肝炎。

中医辨证分析：疫毒内伏，肝络瘀阻，水气内停。

治则治法：清解疫毒，化瘀通络，理气行水。

方药：丹参 30 克　郁金 20 克　白花蛇舌草 30 克　生黄芪 15 克　大腹皮 20 克　黑白丑 10 克　炙鳖甲 10 克　牡蛎 30 克　海藻 20 克　半枝莲 30 克　车前草 30g 克　猪苓 30 克　沉香曲（包）9 克

另：解毒消痞散 1 包，敷于肝区，敷 2 天休 1 天。

1992 年 4 月 22 日。药后矢气多，腹部略松，肝区仍胀，目黄舌质微红，苔薄白，脉细弦。

4 月 15 日方加茵陈 30 克，地鳖虫 10 克，水蛭 10 克。共 7 帖。

加用化瘀逐水散，1 包敷于以脐为中心直径 6cm，敷 2 天停 1 天，继用解毒消痞散。

1992 年 4 月 29 日。腹胀大减，肝区疼痛减轻，胃纳增加，大便通，腰酸。舌质微红，苔薄白，脉细弦。

4 月 22 日方加杜仲 10 克。共 14 帖。

外敷药继用。

1992 年 5 月 20 日。少腹略胀，尿量增多，腹围 74cm。5 月 14 日 B 超示：腹水消失。舌质微红，苔薄白，脉细弦。

丹参 30 克　郁金 20 克　白花蛇舌草 30 克　生黄芪 20 克　败酱草 30 克　半枝莲 30 克　沉香曲（包）9 克　马鞭草 30 克　大腹皮 10 克　共 10 帖

按：本案肝硬化腹水，经治一月，腹水消退，腹围从 79cm 缩小至 74cm，逐水利水药物只用黑白丑、车前子、猪苓，但却可使腹水消退，原因在于辨证恰当，整体着眼，综合考虑，同时用了补气之黄芪，活血之丹参、水蛭、地鳖虫，软坚之牡蛎、海藻，养阴之炙鳖甲，清热解毒之白花蛇舌草等，又顾护了脾胃，使祛邪不碍胃，加上外敷药的应用，使利水不伤正。总之，整体出发是要领。

例2　周某　男　69岁

1996年9月28日初诊。

主诉：腹胀，右胁胀痛，纳呆尿少二月。

现病史：患者有乙肝史及肝硬化史二年，反复腹水，近两月感腹胀，右胁胀痛，纳呆，尿少，消瘦，大便日一次，头昏，双下肢不肿。

舌质微红，有紫气，舌苔薄白，脉象弦细。

面色晦滞，腹部膨胀，双下肢无压迹。

实验室检查：9月18日B超：肝硬化，脾肿大，腹水。门静脉内径13mm，血脂正常，血糖6.5mmol/L，肝功能正常，A/G：42g/30g，γ球蛋白30%。

西医诊断：慢性乙型肝炎，肝硬化腹水。

中医辨证分析：肝络瘀阻，水气内停。

治则治法：化瘀通络，理气行水，兼以扶正。

方药：丹参20克　郁金20克　白花蛇舌草30克　生黄芪10克　水牛角粉（包）10克　大腹皮30克　莪术30克　葶苈子50克　黑白丑15克　陈葫芦30克　玉米须30克　半枝莲30克　生大黄（后下）15克　腹水草30克　沉香曲（包）18克　八月札30克　槟榔20克　地鳖虫15克　杞子10克　共14帖

乌鸡白凤丸2粒入药煎。

1996年10月2日。药后腹部明显缩小，头晕失眠，大便日 3~4 次，尿量增多，胃纳一般。9 月 20 日查 HBsAg+，HBeAg+，抗 HBc+。舌质微红苔薄白，脉弦细。

9 月 28 日方杞子改 15 克，加夜交藤 15 克。共 14 帖。

1996 年 11 月 16 日。药后小便通畅量多，腹胀明显好转，惟上腹部作胀，头晕头痛心慌。11 月 1 日肝功能 GPT 及总胆红素正常，A/G：48g/29g，γ 球蛋白 22%。舌质微红，苔薄白，脉细弦。

9 月 28 日方去腹水草，加天麻 10 克。共 14 帖。

1996 年 11 月 30 日。病情稳定，腹部饱满明显改善，惟有午后腹部作胀，苔脉同上。11 月 23 日 B 超示：肝硬化，脾不大，门静脉内径 11mm，腹水未见。

9 月 28 日方葶苈子改为 30 克，生黄芪改为 15 克，去玉米须，加炙鸡金 20 克。共 14 帖。

其后随访：1997 年 1 月 30 日 B 超检查：肝硬化，未见腹水，A/G：48.9g/27.6g，γ 球蛋白 22%。继服上方去黑白丑、陈葫芦，疗效满意。

按：肝硬化腹水是由于邪毒内伏，肝郁血瘀，肝络痹阻，气化失司，水湿内停，三焦壅塞，致肝脾肾三脏俱损，属本虚标实之重症。逐水攻下法为治标的重要手段之一，虽属权宜之计，但有积极的治疗作用。本案采用攻补兼施方法而获效。应该指出，腹水明显主于攻法，葶苈子用至 50 克，兼以黑白丑、陈葫芦等，腹水退，逐步减其量，如葶苈子减至 30 克，去腹水草等，转为加强扶正之品，以期正气之来复，关键在于掌握分寸耳。

例 3　李某　男　63 岁

1993 年 5 月 15 日初诊。

患肝硬化病史 2 年，曾 ALT 增高，胆红素增高。乙肝两对半阴性，无血吸虫病史。1993年2月18日B超检查示肝硬化、脾肿大、腹水，门静脉内径15mm。就诊时患者精神疲乏，腹胀不适，下肢浮肿，尿色深黄。舌质偏红，苔黄腻，脉细弦。腹围78cm，腹部移动性浊音阳性。

西医诊断：肝硬化腹水，脾肿大。

中医辨证分析：肝络瘀阻，水气内停，正气亏虚。

治则治法：化瘀逐水，清热泄浊，扶正达邪。

方药：丹参15克　郁金20克　白花蛇舌草30克　生黄芪30克　海藻30克　太子参15克　黑白丑10克　莪术10克　葶苈子30克　枸杞子15克　猪苓30克　炙鳖甲10克　地鳖虫10克　龟板10克　生牡蛎30克　共7帖

一周后腹胀显减，小便仍黄，舌苔黄腻减轻，水湿有驱动之机，惟瘀热仍盛，故于方中加金钱草30克以清热利湿。二周后腹胀进一步好转，腹围缩小2cm，小便已清。服药一月，腹胀全消，体检无移动性浊音。复查B超：肝硬化，脾肿大，已无腹水。续以健脾助运、养肝益肾、化浊行瘀之剂善后。

按：肝硬化腹水往往表现为正气疲惫而邪浊壅滞，正气疲惫，既无驱邪之能，又无运药之力；邪浊壅滞，既能耗伤正气，更能阻碍气机正常运行。补之深恐助邪，攻之又虑伤正，处于攻补两难之地。本案取攻逐以扶正，扶正以达邪的策略，攻逐之中，又视邪浊之性质，病机之坚积而遣药伍方，因瘀而予丹参、郁金、地鳖虫；因水而黑白丑、猪苓；因肺为水之上源而葶苈子；因坚积而鳖甲、莪术、牡蛎、海藻；因热而白花蛇舌草。扶正之中有益气之太子参、黄芪；补肾养阴之杞子、龟板，惟求攻补兼施，协同消水为安。

例4 邱某 男 46岁

1993年9月2日初诊。

主诉：腹部胀满，尿少8月余。

现病史：患者有血吸虫肝病史10余年，肝功能反复异常，近8个月来，腹胀满，尿少，曾多次住院治疗，服用护肝，利尿药未能奏效，刻诊：肝区疼痛，腹部胀满，动则气短，胃纳尚可，尿量2000mL/24h（依赖利尿药），大便日一次。

舌质微红，舌苔薄白，脉象细弦。

检查：面色晦滞，巩膜无黄染，腹部移动性浊音阳性。

实验室检查：总胆红素30μmol/L，结合胆红质15μmmol/L，总蛋白 78 克，A/G：35g/43g。HBsAg +，HBeAg+，HBcAb+。B超：肝硬化腹水，脾肿大4指。门静脉内径17mm。

西医诊断：血吸虫病，肝硬化腹水，脾肿大，慢性乙型肝炎。

中医辨证分析：蛊毒内伏，肝络瘀阻，水气内停。

治则治法：清解蛊毒，疏肝化瘀，理气行水。

方药：丹参30克 郁金30克 白花蛇舌草30克 生黄芪15克 延胡索20克 八月札30克 地鳖虫10克 大腹皮30克 莪术10克 败酱草30克 槟榔10克 牡蛎60克 海藻30克 黑白丑10克 石见穿30克 葶苈子10克 玉米须30克 共7帖

外敷：解毒消痞散，肝脾区各1包，化瘀逐水散外敷脐部。

1993年9月8日。经治腹部胀满减轻，肝区疼痛缓，尿量增。舌质微红，苔薄白，脉细弦。

9月2日方加炙鳖甲15克，马鞭草30克。共14帖。

1993年9月22日。尿量增多，腹部微胀，肝区不痛，腰酸，已减少西药利尿药。舌质微红，苔薄白，脉细弦。

9月2日方加马鞭草30克，桃仁10克，三棱10克，赤芍15克，茵陈30克，葶苈子增30克。共14帖。

1993年10月26日。停用利尿药，尿量不减，腹部柔软，肝区无不适，自觉症状好转，10月19日查肝功能，总胆红素，结合胆红素均降至正常，A/G：36g/31g，B超：腹水消失，脾肿大回缩至2指。

按：肝硬化腹水，属中医臌胀范畴，为中医四大难治痼疾之一。我们积多年临床经验，采用内服与外敷同治方法，起到药效直接，见效快的结果。内服以活血化瘀，清热解毒，利水逐水为治疗大法。方中丹参、地鳖虫、莪术、石见穿活血化瘀；海藻、牡蛎软坚散结；白花蛇舌草、败酱草清热解毒泄浊；大腹皮、槟榔、黑白丑、葶苈子、玉米须逐水；郁金、延胡索、八月札理气疏肝。再加黄芪辅助正气。全方剂重而味众，力专而效著，使邪退病有转机。外敷药物以疏肝，活血，散结，逐水为主。解毒消痞散具有清热解毒，散结消痞功能；化瘀逐水散具有活血化瘀，逐水的功能。按中医理论，人体是统一的整体，经络有内属脏腑，外络肢节，沟通表里，贯穿上下的传递功能，通过皮肤给药的经络途径，可以加快对药物的吸收，改善门静脉血流。“外治之理，亦即内治之理，所异者，法耳！”内服与外敷相结合治疗本病，可收到满意之效。

脂肪肝防治思路新探

脂肪肝并非临床上一个独立性疾病，而是各种原因引起的肝脏脂肪蓄积过多的一种病理状态。正常肝脏所含脂肪占肝重的3%~5%，若含量超过肝重的5%时，即称脂肪肝。严重者脂肪可达肝重的50%以上，其中主要是甘油三酯及脂肪酸。随着人们生活水平的提高，以及疾病检查手段的日趋先进，脂肪肝患者呈上升的趋势。据调查研究表明：上海已成为脂肪肝高发区，在机关和公司职员 4009 名中，脂肪肝患病率高达 12.9%。已引起大家极大的关注，兹从寻找病因、研究病机，观察病期、掌握证候，防治结合、多向调节等方面探讨中医中药对脂肪肝防治的新思路与新措施。

一、寻找病因　研究病机

脂肪肝的病因很多，我们从 1000 例临床观察和有关资料分析，大致有四个方面：

1. 营养失调　主要是营养过度，较长时期的高脂肪、高胆固醇、高糖饮食；也有少数由于消化吸收障碍，食物中缺乏蛋白质、维生素等。

2. 中毒　酒精中毒是饮酒国家居民中最常见的脂肪肝病因；某些抗生素，或某些化学药物。

3. 代谢、内分泌障碍　如糖尿病、皮质醇增多症、甲状腺功能亢进症、垂体前叶功能亢进症等。

4. 某些消化道疾病　如慢性溃疡性结肠炎、溃疡病等。

应该提出的是乙型病毒性肝炎、丙型病毒性肝炎病程中，或肝炎后，由于肝脏微络膜变化，肝脏发生代谢障碍，加上恢复期，高热量膳食，长期临床休息，活动量减少等因素，可导致部分患者产生脂肪肝。上述因素可单独或联合作用而产生脂肪肝。

祖国医学无脂肪肝的证名，有人认为属于“痰证”，因痰证泛指痰涎停留于体内的病证，多因脏腑气化功能失常，水液吸收排泄障碍所致。还有人认为：应属“瘀证”，因瘀证含有瘀积之义，由于血液运行受阻而滞留于经脉内，以致瘀积于器官内。现代研究又认为：代谢障碍引起的组织病理反应，也可视为瘀证。尚有人认为：可列入“积证”，因积证是指腹内有结块，或胀或痛的病证。《张氏医通》指出：“积者五脏所生”。因此，脂肪肝属于痰证、瘀证、积证的范畴。至于有人提出属于肝郁、食积等亦可作参考。

脂肪肝的病机，多由膏粱厚味、酒食内积、肝郁气滞、胆失疏泄、脾不健运、痰湿内蕴、代谢障碍、冲任失调、气血不和、瘀阻肝络所致。

二、观察病期　掌握证候

脂肪肝根据病理改变分为三期：第一期不伴有炎症反应的脂肪肝；第二期脂肪肝伴汇管炎症，也称脂肪肝性肝炎；第三期，脂肪肝伴肝小叶内纤维组织增生，乃至完全性纤维化，假小叶形成，称脂肪肝性肝硬化。如果根据肝细胞内脂滴的大小不同，又可分为大泡型脂肪肝和小泡型脂肪肝两大类，而大泡型脂肪肝，无论其病因如何，其中25%可发展为肝纤维化，1.5%~8%可发展为肝硬化。因此，积极防治脂肪肝，对阻止肝纤维化、肝硬化的进展和改善预后都十分重要。

脂肪肝的患者，大多形体肥胖，有的临床没有症状，有的表现腹胀、乏力、肝区胀痛、腰酸耳鸣、嗜睡，也有失眠，表现很不一致。但B超，或CT检查均确诊脂肪肝；血胆固醇、甘油三酯等也增高。舌质以暗红，舌苔以薄腻、薄白腻、黄腻为多见。脉象以细、细弦居多。伴发疾病以肝炎、胆囊炎、胆结石、高血压病、冠心病、糖尿病、妇女内分泌失调为常见。

临床常见证候：

1. 痰瘀互结，肝络不和 主要症状，形体肥胖，肝区胀痛、乏力、腹胀，血胆固醇、甘油三酯升高，舌质暗红、苔薄腻，脉细弦。属脂肪肝，无炎症，无伴发症者。

2. 痰瘀互结，疫毒犯肝 主要症状，形体肥胖，肝区胀痛、乏力纳呆，口苦且干，血胆固醇、甘油三酯与谷丙转氨酶升高，或伴发乙型肝炎、丙型肝炎、戊型肝炎者。

3. 痰瘀互结，肝胆湿热 主要症状，形体肥胖，肝胆区胀痛，巩膜黄疸，口干溲黄，或大便秘结，血脂与胆红素均高。舌质暗红或尖红，苔白腻或黄腻，脉弦或弦数。属脂肪肝胆红素增高或伴发胆囊炎、胆结石者。

4. 痰瘀互结，肝络痹阻 主要症状，肝区胀痛或刺痛，面色黧黑，精神疲乏，头晕、腰酸，或见肝掌，或见蜘蛛痣，血脂偏高，血浆白、球蛋白比例失调，γ球蛋白增高，舌质暗红或有瘀斑，苔白腻。脉细弦，或弦涩、或细涩。属脂肪肝球蛋白升高，或肝硬化表现者。

5. 痰瘀壅肝，阴虚阳亢 主要症状，形体肥胖，肝区胀痛，时有烘热，头昏项背不适，易怒易躁，血脂与血压均高，舌质红或暗红边尖红，苔白腻，脉弦，或弦滑、或细弦。属脂肪肝伴有高血压病者。

6. 痰瘀蕴肝，心脉失和 主要症状，肝区胀痛，胸闷或痛，或夜间刺痛，或心悸，精神疲乏，血脂偏高，心电图有心肌缺血或心律失常表现。舌质暗红，或有瘀斑，或有紫气，或淡红，苔薄白，脉细，或细弦，或细涩，或结，或代，或促，或散。属脂肪肝伴有冠心病，或心律失常者。

7. 痰瘀蕴肝，肺肾不足 主要症状，肝区胀痛，消渴引饮，腰酸尿多，神疲乏力，血脂与血糖均高，舌质淡红，或暗红，苔薄白，脉细或细弦。属脂肪肝伴发糖尿病者。

8. 痰瘀蕴肝，冲任不调 主要症状，形体肥胖，肝区胀痛，腹胀不适，心烦，腰酸背痛，月经不调，或月经量少，或更年期，血胆固醇、甘油三酯等偏高，舌质暗红或淡红或边尖红，苔薄腻，脉细或细弦。属脂肪肝伴有内分泌失调者。

三、防治结合　多向调节

由于脂肪肝涉及范围甚广，伴发病又颇多，因此，我们提出：整体出发，寻找病因，研究病机，观察病期，掌握证候分清主次，防治结合，多向调节，综合施治的新思路。多向调节是治疗本病的关键，具体措施有四个方面。

1. 抓住痰瘀互结进行调节。脂肪肝是由 CT、B 超检查或肝穿刺诊断而确诊的。中医认为：痰瘀互阻，脂浊积聚，肝络不和是本病的病理表现，治疗用中药化痰清源，以降低血脂，活血化瘀，以疏理肝络。治宜降脂理肝法，重用泽泻降脂理肝，配以海藻化痰活血、荷叶升清降浊，丹参、郁金活血通络，疏肝经之瘀，行肝中之结，共奏气行郁解，痰化浊降，血活瘀消，而积聚肝内脂肪得以消除而痊愈。

2. 分析实验室指标进行调节。实验室指标是反映肝脏及相关的内在病理变化。了解研究指标变化，及时调整用药，是治疗的重要手段。脂肪肝出现谷丙转氨酶轻度升高而持续不降者多为热毒内盛，气血失调所致，热盛者用垂盆草、六月雪等清热降酶。血热者用水牛角粉、小蓟草凉血降酶，少数患者血浆白、球蛋白比例失调，蛋白电泳 γ 球蛋白增高，为病迁延日久，正气损伤，气血两虚者，用太子参、当归等益气养血；肝肾不足者，用河车粉、枸杞子、女贞子、乌鸡白凤丸等滋补肝肾。脂肪肝出现胆红素增高者，一般热多于寒，实多于虚，多为湿浊郁蒸，胆失疏泄所致；如湿重兼热者，用茵陈、金钱草、猪苓、黄芩等利湿清热退黄；如热重腑气不通者，用山栀、龙胆草、生大黄等泄热通腑退黄；如血分有热者，用胡黄连、赤芍等凉血退黄；瘀滞郁结者，用莪术、水蛭等活血退黄。

3. 重视伴发病证进行调节。对脂肪肝的伴发病证要重视，并进行积极的治疗，否则对脂肪肝向愈带来不利因素。脂肪肝伴乙型肝炎者，可用白花蛇舌草、叶下珠、生黄芪等解毒扶正。伴高血压者，可用黑芝麻、黄芩、羚羊角粉等益肾平肝。伴冠心病者，可用桑寄生、生黄芪、丹参等补肾益气活血。伴心律失常者，快速型可用苦参，缓慢型可用桂枝，以求心阴心阳的平衡。伴糖尿病者，可用地黄、天花粉等补肾降糖。妇女内分泌失调者，可用女贞子、巴戟天、黄柏等调理冲任。

4. 注意饮食作息进行调节。脂肪肝应该早防早治，合理饮食是防治脂肪肝非常重视的一环。脂肪肝患者，应该避免进食含脂肪或胆固醇较高的食物，如动物内脏、蛋黄、肥肉、无鳞海鱼等。禁饮含有乙醇（酒精）的饮料。多吃豆制品、蔬菜、水果等。也可常吃米仁、绿豆、山楂。尤其要常吃海带、蘑菇、西红柿、胡萝卜等。上述食谱，也可预防脂肪肝。脂肪肝患者肥胖型较多，他们懒于动作，因此适当活动是必要的，如做工间操，打太极，散步等。不过，如有肝功能损害，或有严重并发病证者，则要限制活动。

根据我们长期的临床实践观察认为：脂肪肝是一种可逆性的病理状态，只要从整体出发，控制病因，多向调节，综合施治是会得到改善和康复的。总的有效率为93.35%。

四、病案举例

例1　蒋某　男　51岁。

1995年5月20日初诊，专科号229。

在体检时B超发现脂肪肝。查血甘油三酯3.04mmol/L。体形肥胖，口苦腰酸。脉细，舌质暗红，苔薄白腻。

西医诊断：脂肪肝。

中医辨证分析：痰瘀互结，肝络不和。

治则治法：化痰活血，疏理肝络。

方药：决明子30克　泽泻30克　丹参10克　生大黄10克（后下）　白芥子30克　莱菔子30克　海藻30克　荷叶10克　郁金10克　莪术10克

药后感觉良好，其后，生大黄剂量逐步增加至40克，体重由79千克减至75千克。四个月后B超复查：肝脏脂肪浸润堆积现象消失。临床口不苦，腰不酸，舌不腻。血脂恢复正常。

按：脂肪肝古代无此病名，现代却成了文明时髦病之一。或云：属于“痰证”，因痰证泛指痰涎停留于体内的病证，多因脏腑气化功能失常，水液吸收排泄障碍所致。或云：应属“瘀证”，因瘀证含有瘀积之义。由于血液运行受阻而滞留于经脉内，以及瘀积于器官内，现代研究又认为代谢障碍所引起的组织病理反应，也可视为瘀证。众说纷纭，尚无定论，愚意痰瘀互结，肝络不和，为脂肪肝病机关键所在，化痰活血疏理肝络为治疗脂肪肝的法则要领，以此达到降脂理肝的目的。本案大黄逐步增量，实为加强除痰实、行瘀血之功，竟至全效。

例2　许某　男　37岁

1994年6月30日初诊。专科号216。

一年前体检时B超发现患者脂肪肝，伴SGPT升高，常在100u/L左右波动，肝区胀痛，倦怠乏力，腰酸，口苦口干，纳谷正常，大便日行二次，质软。视其形体肥胖，舌质暗红，苔薄白，脉来细弦。综上诸症，辨证为痰瘀互结，疫毒犯肝，肾气不足。拟清热解毒，化痰活血，兼以益肾扶正为法。药用：垂盆草30克，六月雪30克，虎杖30克，小蓟草30克，生大黄6克（后下），丹参15克，郁金15克，决明子30克，泽泻30克，海藻30克，荷叶10克，莪术30克，水蛭10克，杜仲、桑寄生、生黄芪各10克。上药服一月后，复查肝功能，SGPT降至正常，继续守上法治疗共四个月左右，其间热盛加黄连、竹茹；气机不畅加八月札、全瓜蒌。生大黄渐增至24克，水蛭增至15克。因肝功能恢复正常，故去垂盆草、六月雪、小蓟草等。患者所有自觉不适之症均消失，复查B超提示：脂肪肝消失。

按：脂肪肝炎症反应期，可出现血清谷丙转氨酶升高，一般徘徊在100u/L左右，多为热毒内盛所致，且本案有口苦口干之症，应遵循标本兼治之旨，方中突出垂盆草、六月雪、小蓟草清热降酶；泽泻、决明子、海藻、荷叶、虎杖、丹参、郁金、莪术、水蛭化痰活血，疏理肝络；兼以杜仲、桑寄生、生黄芪以益肾扶正，从三个角度分兵把口，配合运用，共奏攻补兼施之妙。

例3　施某　女　55岁

1998年10月20日初诊。

主诉：右胁作胀乏力三个月。

现病史：患者近三月来肝区作胀，乏力，汗出，动则尤甚，纳谷尚可，夜寐一段，腰酸，下肢不肿，面色少华，大便不成形日一次。

舌质：尖红；舌苔：薄白；脉象：细。

实验室检查：9月29日肝功能GPT166，GOT165，γ-GT253，总胆红素17.9，A/G　37克/41克=0.93。B超示：肝左叶囊肿，脂肪肝。

西医诊断：脂肪肝，肝囊肿。

中医辨证分析：疫毒犯肝，肝气郁结，痰瘀互结。

治则治法：化痰活血，清解疫毒，疏肝理气。

处方：泽泻30克　海藻30克　决明子30克　三七粉2克（吞）　莪术20克　垂盆草30克　龙胆草10克　青黛（包）10克　水牛角粉（包）10克　六月雪30g克　胡黄连6克　虎杖30克　连翘30克　共14帖

1998年11月3日。经治肝区胀减轻，乏力好转，夜寐不安，梦多口干，大便日行一次。

舌质暗，苔薄白，脉细。

1998年10月20日方加夜交藤15克。共14帖。

1998年12月1日。肝区略胀，腹围缩小，大便日一行，脉舌同上。

1998年11月3日方加白花蛇舌草30克，八月札15克。

共14帖。

1999年3月9日。坚持服药，3月31日化验GPT、GOT、γ-GT，总胆红素均正常，A/G：43克/36克，有时肝区不适，下肢无力，大便日2~3次。

12月1日方去龙胆草、胡黄连，加乌鸡白凤丸2粒入煎药共14帖。

其后继续服药，经治6个月后，B超复查提示：肝左叶囊肿及脂肪肝全部消失。

按：脂肪肝的防治，重在多向调节，贵在辨证细致。治要先后有序。本案化痰活血贯彻始终，因其痰瘀互结为主题。肝功能急性指标升高，不得不急以清肝解毒降酶之品；急性指标下降，而慢性指标突出，又当减少苦寒之药，增加补肾之丸，以求降低球蛋白。此为多向调节之实例。

神经衰弱中医辨证分型论治的研讨

——附231例临床分析

我们在进行综合治疗的过程中，通过231例神经衰弱患者的临床检查与观察，对神经衰弱中医辨证分型论治作了初步的探讨，兹初步报道如下。

一、临床资料

对231例神经衰弱进行中医四诊检查的结果是：在面色方面，潮红者70例（30.3%），少华者63例（27.3%），正常者48例（20.8%），萎黄者40例（17.3%），晦滞者10例

(4.3%)。在脉象方面，脉细者117例(50.6%)，细数者32例(13.9%)，虚弦者40例(17.3%)，细弦者36例(15.6%)，脉缓弱者仅有6例(2.6%)。舌质方面，淡红141例(61%)，红40例(17.3%)，边尖红28例(12.2%)，正常16例(6.9%)，淡6例(2.6%)。舌苔方面，薄白133例(57.6%)，白腻38例(16.5%)，少苔31例(13.4%)，淡黄腻29例(12.5%)。症状方面，以头痛、头晕、头胀、睡眠障碍、健忘、注意力不集中、乏力、易激动为最多。年龄、性别、职业、病程等分析从略。

二、辨证分型论治

近年来，不少作者对神经衰弱进行了辨证分型工作，概括起来，大致有阴阳分类、脏腑分类和气血虚损分类三种。阴阳学说是祖国医学的重要理论，具有指导医学实践的意义，在病机上讲，阴阳的偏盛或偏衰，是病患的基本机制，这是一个普遍性、又是概括性的理论。判断疾病总的趋势，阴阳分类是一种很好的分类方法，但对具体疾病深入细致的分析，则感到比较笼统，不能反映疾病的病所在何脏器，更不能说明受病脏器之间的关系。关于脏腑分类，是内伤杂病常用的诊断方法，它的特点主要能指示疾病的病所，但不能反映疾病的性质和阴阳的属性。至于气血虚损分类，则更难概括所有的神经衰弱的症候，因此，我们认为：必须将阴阳五行、经络脏象等学说结合起来，综合地进行辨证分型。兹就临床见证，归纳为四个基本类型及四种兼证（它们在四个基本类型中可以互见，所以不独立划成一个类型）作为论治的纲领。

1. 四个基本类型

（1）阴虚肝旺型：主要脉证为头胀疼较甚，且有头昏，面时烘热，唇红，失眠、甚至通宵达旦，但次日精神尚好，脑力体力衰弱不明显，易激动，多怒，口干咽燥，胁疼肢麻，大便燥结，小便短赤，脉弦或弦数有力，舌质红，苔黄腻或黄滑。

治疗原则：滋阴清肝。杞菊地黄丸、滋水清肝饮加减。

（2）心肾不交型：主要脉证为虚烦不得眠，心神不宁，晨起头昏显著，情绪易变化，注意力不集中，面赤足冷，精神稍感疲乏，口干津少，小便时赤时清，大便时艰时通，脉细数或弦数，舌质及边尖红，苔淡黄或少苔。

治疗原则：交通心肾。黄连阿胶汤、坎离既济丸加减。

（3）肝肾阴虚型：主要脉证为腰酸背痛，头眩眼花，耳鸣，面部微潮红或正常，健忘，夜不能寐，盗汗遗精，四肢乏力，容易疲劳，但尚能坚持工作，大便燥结，小便正常，脉细软或细数，舌质红或淡红，苔白或白腻。

治疗原则：滋养肝肾。六味地黄丸、左归丸加减。

（4）心脾肾阳虚型：主要脉证为面色萎黄或少华，精神倦怠，少气懒言，胸闷食欲不振，甚至肌肉消瘦，不能坚持工作，睡眠不深，多梦，或白天思睡，头眩健忘，心悸，情绪不振，虽有激动但反应很弱，或有恶寒肢冷，阳痿，大便正常或溏薄，小便清长或频数，脉细软无力或迟缓，舌质淡，苔黄或苔白腻。

治疗原则：温养心脾肾。右归丸加减。

2. 四个兼证

（1）气虚：主要脉证为精神疲乏，少气自汗，懒于言语，小溲清长，脉象软弱，舌质淡，苔薄白。

治疗原则：健脾益气。补中益气丸。

（2）血虚：主要脉证为面白不泽，目眩头晕，心跳，肌肤干燥，脉细舌淡。

治疗原则：调肝养血。人参养荣丸。

（3）气郁：主要脉证为情绪抑郁，头痛昏晕，胸闷胁痛，咽中似有物梗阻感，口干舌燥，胃纳不佳，夜不能睡，多梦，脉弦大而虚，舌苔薄白。

治疗原则：理气解郁。逍遥散加减。

（4）痰热：主要脉证为眩晕，痰多，胸闷，食欲不振，脘胀嗳气，夜难入寐，二便不畅，舌苔淡黄而腻，脉弦滑或滑数。

治疗原则：消痰和中。温胆汤加减。

除以上所举诸方外，酸枣仁汤、天王补心丹、朱砂安神丸等亦可参合见证酌用。

三、各型之间的相互关系

神经衰弱的中医辨证分型，仅说明本病在某一阶段的特殊规律，以便指导临床实践、提高疗效。但由于神经衰弱的症状多端，有时可二型见证同时出现，或脉象舌苔和症状不完全一致，就得按其主要的基本症状及脉舌归纳为某一类型，因此辨证分型不是绝对而是相互关联的。另一方面，临床见证也不是固定不变而是可以相互转化的，这种情况，在患者的病史中可以发现。如出现较短时间的阴虚肝旺型症状，而后转入心肾不交型或肝肾阴虚型；也有未见肝肾阴虚型症状，而直接出现心脾肾阳虚型症状。这可能与患者的禀赋气质，以及所受刺激因素不同有关。至于它们之间的转化规律和条件，有待于进一步探讨。

四、中医辨证分型与疗效的关系

总的疗效方面，在231例中基本治愈（指头痛、头晕、失眠、注意力不集中等主要症状消失，精神饱满者，体重增加者）58例，占25.1%；显著进步（指主要症状明显减轻，精神好转，体重增加者）117例，占50.6%；进步（主要症状有或多或少的好转，精神未完全恢复，体重维持原状者）53例，占22.9%；无效者（病情如故者）3例，占1.4%。总有效率达98.6%。

在231例中，阴虚肝旺型16例，其中基本治愈者4例，占25%，显著进步者7例，占43.7%，进步者5例，占31.3%。心肾不交型65例中，基本治愈者14例，占21.5%，显著进步者33例，占50.7%，进步者16例，占24.16%，无效者2例，占3.2%。肝肾阴虚型128例中，基本治愈者34例，占26.6%，显著进步者68例，占53.1%，进步者25例，占19.5%，无效者1例，占0.8%。心脾肾阳虚型22例中，基本治愈者6例，占27.2%，显著进步者9例，占40.9%，进步者7例，占31.9%。由于阴虚肝旺型和心脾肾阳虚型病例较少，在疗效差别上无法做出正确的判断。从上述分析可以看出：肝肾阴虚型的疗效比心肾不交型较好。我们认为：肝肾阴虚型的阴阳偏胜着重于阴虚这一方面，在治疗时，可以比较专一致力于滋补阴虚，所以容易见效；心肾不交型即有阴虚水亏的一面，又有心火上炎的一面，在用药上必须两者兼顾，药力比较分散，因此疗效较差。但患者的发病因素和祛除病因的情况以及其他有关因素，对疗效亦有一定的影响。

不寐的心理过程与治疗

所谓心理过程，是指知觉、记忆、思维、情感、意志、决定等不同形态的过程。祖国医学统称之为神。如张景岳说：“魂魄以及意志思虑之类，皆神也。”对心理活动的过程，《灵枢·本神》有着朴素的认识：“所以任物者谓之心，心有所忆谓之意，意有所存谓之志，因志而存变谓之思，因思而远慕谓之虑，因虑而处物谓之智。”又如《荀子·解蔽》说：“心者形者君也，神明之主也。”《孟子·告子》也说：“心之官则思。”论述了形神的关系与思维过程。《内经》将人的情感活动一般归纳为：“五志”或“七情”。如《素问·天元纪大论》说：“人有五脏化五气，以生喜怒思忧恐。”本文主要从人的心理过程探讨不寐的病因及其证治。

一、睡眠与心理

睡眠对于保护人的心理健康与维护人的正常心理活动是很重要的。正常的睡眠既可避免神经细胞因过度消耗而造成的功能衰竭、又可使疲劳的神经细胞恢复正常的功能，在睡眠过程中，人体的合成代谢大于分解代谢，有助于体力和精力的恢复，对人的身体健康特别是大脑健康是非常重要的。

中医认为，睡眠的生理是立足于阴阳整体出发的。是阴阳消长平衡过程，如《灵枢·口问》说：“卫气昼日行于阳，夜半则行于阴，阴者主夜，夜者主卧，阳者主上、阴者主下……阳气尽，阴气盛则目瞑，阴气尽而阳气盛则寤矣。”

就是说随着昼夜的阴阳消长变化，卫气也随着这种变化潜藏出入，形成寐寤交替的过程。

又如《灵枢·营卫生会》："营在脉中，卫在脉外，营周不休，五十而复大会，阴阳贯通，如环无端，卫气行于阴二十五度，行于阳二十五度，分为昼夜……夜半而大会，万民皆卧，命曰合阴，平旦阴尽而受气，如是而已，与天地共纪。"以上论述表明：昼日为阳、阴尽阳生，循经络而行，最后至足少阴肾经夜通照海穴渐入阴而成睡眠，夜中依次按肾、心、肺、肝、脾的循环，次日平旦卫阳出于目而苏醒，这样无端不停地循环。

人的正常睡眠，系由心神所主，阳气由动转静时，即为入睡状态，反之，阳气由静转动时，即为清醒状态，清代林佩琴《类证治裁》说："阳气自动而之静则寐，阴气自静而之动则寤。"可见，人的正常睡眠机理，是阴阳之气自然而有规律的转化结果，如果这种规律一旦被破坏，就可导致不寐的发生。张介宾曰："盖寐本乎阴、神其主也，神安则寐，神不安则不寐。"这就是睡眠的生理观。

睡眠的剥夺对心理健康与心理能力有很大的影响。一般一二天不睡觉，产生疲劳感，注意力易涣散。连续睡眠剥夺三天以后，手颤抖，动作笨拙，眼震颤，注意力无法集中，注意广度减少，思维迟钝，出现不合逻辑的思考，答非所问，说话含混空洞，甚至语无伦次，判断发生错误。尤其是在情绪上的变化更为明显，容易激动，脾气暴躁，甚至出现视觉的错觉和幻觉。

睡眠的质和量与心理也有一定关系，人类的正常睡眠的标准很难划一，不过一般来说，经过睡眠以后，心理活动能力正常，感到疲劳消除，周身舒适，头脑清晰，精力充沛，能保证学习和工作效率，可认为是正常的睡眠。

据文献报告，有些人每日睡 4~5 小时即可，甚至有人只睡 2~3 小时。创造力很强的人，其睡眠类型也不相同。“发明家”爱迪生每天只需 4 小时睡眠，而据说科学大师爱因斯坦却很能睡。

不过睡眠时间过长，对人的身心都是不利的，会降低心理活动水平。有的学者研究指出，睡眠时间长达 11 小时的人，在醒后半小时的注意力比睡 8 小时的人差些，可见睡眠与心理关系密切。

二、不寐的发病与心理因素

不寐，即一般所谓之失眠，是指经常不能获得正常睡眠而言，现代医学所谓的神经官能症中，不寐是其中一个常见而多发的症状。有人认为，它是一类由精神因素引起的官能性疾病。欧美一些学者认为，其发病原理，基本上以心理因素、精神因素有关，我国神经精神病学界认为，其病因与机体素质及所处的环境因素有关。

苏联米亚西晓夫认为：“神经官能症与躯体疾患的结合与躯体因素有关，这个问题往往被不正确地解决，事实上，人类为神经官能症常常是精神因素和躯体因素结合的结果。一般地，躯体因素只是为神经官能症建立致病的基础，而精神因素引起疾病本身——神经官能症，虽然在一些个别情况下，二种因素的相对作用是不同的。按巴甫洛夫的定义，神经官能症是由机能作用，就是说，不是躯体疾病、外伤、中毒等，而是困难的生活任务所引起的疾病状态。

我们观察了神经衰弱的 231 例，临床表现不寐、头痛、头晕、头胀、健忘、注意力不集中、乏力、易激动等症，其发病原因，均有不同程度的心理因素，如思虑过度，肝气郁结、情志不遂，环境变迁，婚姻挫折，学习负担过重等所导致。

国内有人认为失眠的原因可分为环境因素、疾病因素、心理因素，后者如情绪紧张不安，心情抑郁、过度兴奋，生气愤怒等。有的学者报告300例失眠患者，其中85%的人是由心理因素引起。忧郁症、神经衰弱、精神分裂症的患者大多失眠。

心理因素对失眠有着重要的影响，反过来，失眠又影响人的心理。失眠使人的精力不足，精神萎靡、注意力不集中、情绪低沉，使人急躁、紧张，降低人的学习效率与工作效率，长期失眠会使人的感受性和思维灵活性减低，记忆力减退，情绪状态发生改变，失眠对人的心理影响程度不仅取决于失眠时间的长短和严重程度，而且还在相当大的程度上取决于失眠者的心理状态和对失眠的认识态度。有的患者有较重的失眠，但精神状态仍很正常，有的人偶尔失眠却叫苦连天，情绪一落千丈，因此，消除对失眠的恐惧感，讲究睡前的心理卫生是治疗失眠的重要心理条件。

三、心理现象与不寐的病机

不寐的总病机是卫气循行失常，心神失司、五脏阴阳不相协调所致。虽有痰热内扰，胃中不和、气郁化火、阴虚火旺、心脾两虚、心胆气虚、心肾不交的病因不同，但均与情志失调、思维受扰有关，如忧虑焦急、紧张恐怖、过度疲劳、环境变迁等。

有的人害怕失眠、情绪紧张，反难入眠，俞震在《古今医案·不寐》中说："辗转床褥，必求其寐，愈不肯寐，更生烦恼，去寐益远。”说明心理因素可导致失眠的因果恶性循环。

情志活动贵于调和，不宜太过。《灵枢·本脏》曰：“志意和则精神专直，魂魄不散、悔怒不起、五脏不受邪矣。”如果长期的精神刺激或突然遭到剧烈的精神创伤，超过人体生理活动所调节的范围，就会影响机体阴阳，气血的失调，脏腑经络功能活动的紊乱，导致疾病的发生。《素问·阴阳应象大论》：“怒伤肝、喜伤心、思伤脾、忧伤肺、恐伤肾。”即指情志异常变化伤及内在脏腑。

临床常见的不寐症病机有以下几个方面：

1. 心肾不交

心主火，肾主水，心火下降，肾水上升，水火既济，心肾交通，睡眠才能正常。《清代名医医案精华》曰：“心火欲其下降，肾水欲其上升，则寤寐如常矣。”如心肾不交则可引起不寐，由于情志因素引起心肾不交出现的不寐证，其机理为：素体阴虚，心火偏亢，加之忧思恼怒、伤及于肝、肝气郁结、气郁化火，而肝心为母子之脏，肝火引动心火，心火独亢肾水不能上济心阴，心火亢盛，扰动神明，故而不寐。

2. 血虚肝旺

清代唐容川在《血证论》中说：“肝病不寐者，肝藏魂，人寤则魂游于目，寐则魂反肝，若阳浮于外，魂不入肝，则不寐，其证并不烦躁，清醒而不得寐，宜敛其阳魂，使入于肝。”说明肝病不寐的原因是血虚肝旺，魂不守舍，暴怒伤肝，或肝受邪，魂不得归，是以卧则魂扬若离体，均属同一病机。

3. 痰热内扰

由于痰热蕴积扰乱心神，唐容川曰：“肝经有痰，扰其魂而不得寐。”《类证治裁·不寐》：“由胆火郁热，口苦，心烦，温胆汤加丹皮、栀子……”《景岳全书》则曰：“痰火扰乱心神不宁，思虑过伤，火炽痰郁而致不眠者多矣。”

4. 阴虚阳亢

多由情志不遂，或其他因素，致阴阳平衡失调，五脏所伤，穷必及肾，肾水不足，真阴不升，心火旺盛，扰动神明。《续名医类案·不寐》曰：“顾太学叔夏内人，患阴火症，彻夜不眠者两月，饮食俱废，形体日削。”《临证指南医案》也指出：“脏液内耗，心腹灼热，阳气不交于阴，阳跻穴空，令人不成寐”。均阐述了阴虚阳亢致不寐的病机。

5. 肝肾阴虚

肝主疏泄，喜条达而恶抑郁，如谋虑失意，肝郁化火，久则伤阴，乙癸同源，肝病及肾，肾藏精、精生髓，肾虚则精神活动衰退，思维迟钝。肝肾相互滋养，肝阳不足或肾精虚损，均可导致肝肾阴虚。

6. 心胆气虚

平时心气素虚者，遇事易惊，善恐，心神不安，终日惕惕，酿成不寐。正如《类证治裁·不寐》说：“惊恐伤神，心虚不安。”若胆气素虚，决断失司、忧虑重重、影响心神不宁，亦能导致不寐、心虚胆怯引起的不寐症状，主要是虚烦不眠，《沈氏尊生书·不寐》：“心胆俱怯，触事易惊……虚烦不眠。”

7. 肝胃不和

由于饮食不节，饥饱不均，饱食伤胃，或加之情志失调，肝失疏泄，木来乘土，脾胃受伤不能运化，痰湿内生，撑胃作胀，上迫于心，难以成寐。

8. 心脾两虚

劳心过度，耗血伤心，或妇女崩漏日久，产后失血，病后体衰，行大手术后，以及老年人气虚血少等，导致气血不足，无以奉养心神而致不寐，张景岳说：“血虚则无以养心，心虚则神不守舍。”情志活动对不寐的影响是，由于心主血，脾统血，过思则劳伤心脾，心血被耗，血不养心，神不守舍，故成不寐。张景岳还说：“劳倦思虑太过者，必致血液耗亡……”所以不眠。《素问·阴阳别论》也提出：“二阳之病发心脾，有不得隐曲”的观点，说明心脾关系密切。

9. 心、脾、肾阳虚

心藏神、脾藏意、肾藏志，心气不足则悲泣不止，忧虑不解，劳心志苦，悲忧过度都可以累及脾、伤其意，意舍不清，心神不宁；肾在志为恐，肾不足则少阴手足俱病，神明失灵，技巧下降亦转辗不安而难寐。

四、不寐症的治疗

由于不寐的发生与情志失调，也就是心理因素有关，故欲治有意识和情志的人的疾病，仅以药物的作用往往是不够的，心理因素在治疗中无疑占有重要地位。

《素问·汤液醪醴论》曰：“精神不进，志意不治，故病不可愈。”《灵枢·本神》曰：“是故用针者，察观病人之态，以知精神魂魄之存亡得失之意。五者已伤，针不可以治之也。”强调了精神因素在治病中的重要性。

暗示或转移情志等心理疗法，有时也可治愈疾病，《素问·移精变气论》曰：“余闻古之治病，惟其移精变气，可祝由而已。”

对于不寐症，其治疗可分为心理治疗，综合措施，辨证论治等三大类。

1. 心理治疗

充分了解不寐的原因，了解患者的生活环境、工作、学习、情绪变动，分析产生不寐的因素，通过对患者的谈话、教育，尽量减少情绪刺激的心理强度，达到治疗失眠的目的。

特别对于心理因素而不寐者，针对患者的心理活动，思想实际，进行说服诱导，就是最好的医人心之术。故《灵枢·师传》曰："人之情，莫不恶死而乐生，告知以其败，语之以其善，导之以其所便，开之以其所苦，虽有无道之人，恶有不听者乎。"

我们曾治一女性患者，23岁，因周围环境喧闹以致夜不成寐，烦躁不安。后迁至安静处时，仍述不能寐，闭目即闻喧闹之声，精神疲惫，情绪低落。吾等乃耐心开导，述其已离闹区，现须恬澹心神，不宜幻想，睡前跑步200米，热水洗脸泡脚，如此一周，未用药物，竟愈。

另一患者，男性，因被人误打致伤后，常夜不成寐，噩梦纷纭，梦中所见均为被打之事，时被惊醒不寐。吾等据此情况，加以开导，令其心静神宁，安心养病，勿虑他事，睡前半小时，听听轻音乐，不看情节紧张的小说，逾十余日，已能成寐。

热恋和失恋也是导致不寐的原因之一。热恋时，精神上相互占有："坐时，会茫然出神，卧时，会辗转反侧"。在正常情况下，给人的是一种精神享受，但超过一定限度，就会引起生理的消耗，使大脑的活动平衡失调，首先出现的症状是失眠。失恋时由于失恋者的消极情绪使人的血压下降，呼吸和心率减慢，并在神经系统的作用下，使人体器官的功能低下和机体功能活动紊乱，阴阳平衡失调，出现失眠、健忘、心悸、头晕等症，其有效的治疗非药物所能及，要以心理指导，正确安慰、劝诱、引导，使其心情舒畅，则不寐不治自愈。

我国古代西汉文学作品《七发》也载有利用心理因素治疗疾病的案例。其大意是："楚太子有病，惕惕怵怵，卧不得瞑……"吴客（一医者）被请去治病，指出太子之病，是因"久居深宫，安乐无度，起居失常，生活涣散"所致，最好的治法是"要言妙道"。以后吴客便从音乐、饮食谈到骑马射箭，周游四海等，使太子"发蒙解惑""忽然汗出，霍然病已。"

以上均说明精神因素对不寐的影响，只要医者针对其心理状态，加以恰当的诱导、开解，相应的症状也就迎刃而解了，可谓有"效如桴鼓"之灵验。

2. 综合措施

我们观察了神经衰弱231例，采取综合治疗的方法，首先从意识思维，认识方面着手，使患者了解疾病的发生与发展，以正确的态度认识疾病，调动患者的主观能动性，针对患者存在的具体心理活动状态进行解释、启发、劝导、暗示等方面调整其心理活动，使其心身愉快，同时给予中医辨证论治的法则，进行治疗。治疗效果，基本治愈58例，占25.1%，显著进步117例，占50.6%，进步占23.9%；无效3例，占0.4%，总有效率98.7%。

3. 辨证施治

不寐，属于心因性疾病，除心理治疗外，还须借药物的作用，调整其心神失司，五脏阴阳不相互协调的状态，如心肾不交者，可用交泰丸、黄连阿胶汤。血虚肝旺者，可用酸枣仁汤加减。痰热内扰者，可用清火涤痰汤、黄连温胆汤加味。阴虚阳亢者，用杞菊地黄汤、天王补心丹、朱砂安神丸。肝肾阴虚者，可用复方首乌丸。心胆气虚者，用安神定志丸、高枕无忧散加减。肝胃不和者，可用四逆散合半夏秫米汤、保和丸。心脾血虚者，可用归脾汤、益脾煎。心脾肾阳虚，可用养心汤合附子理中汤加减。

五、结语

本文主要从中医角度，探讨不寐的心理过程，简述了“神”的概念，睡眠与心理，不寐发病与心理因素，结合作者的临床实践分析了231例的临床观察，分析了心理现象与不寐的病机，有心肾不交，血虚肝旺，痰热内扰，阴虚阳亢，肝肾阴虚，心胆气虚，肝胃不和，心脾两虚，心脾肾阳虚等，在治疗方面着重讨论了心理治疗，与综合措施，对辨证施治也作了概括的论述。

瘀证与活血化瘀

一、瘀血的定义

什么叫瘀血？“瘀”《说文》曰：“积血也”。《内经》称为“留血、恶血”；《伤寒论》称为“蓄血、瘀血”；《金匮要略》称为“干血”；《巢氏病源》称为“留血、积血”；朱丹溪称为“死血”；尤在泾称为“血积”。

1974年5月，在日本京都举行了第25次日本东洋医学会总会学术报告会，对“瘀血证”进行了讨论，综合有以下几种意见：

（1）汤本求真认为：“瘀血就是污秽的血液。乃非生理性的血液。”

（2）津间骏辅认为：“瘀血就是血液瘀滞或血滞。”

（3）间中喜雄认为：“瘀血是指肝脾性疾患。”

（4）左藤声吾认为：把所有血证不分青红皂白一律称为瘀血是错误的。

我们认为第二种意见较妥。

二、《内经》论瘀

《内经》论瘀的基本观点是机体以血气流通为贵，反之则病。

1. 正常的生理活动

《灵枢·痈疽》：“夫血脉营卫，周流不休。”

《灵枢·平人绝谷》：“血脉和则精神乃居。”

2. 病理的变化

（1）血气不和：《素问·调经论》：“五脏之道，皆出于经隧，以行血气，血气不和，百病乃变化而生，是故守经隧也。”

（2）脉不通：《素问·痹论》：“心痹者，脉不通。”

（3）血菀于上：《素问·通天论》：“大怒则血菀于上，使人薄厥。”

（4）寒邪客经：《灵枢·痈疽》：“寒邪客于经络之中则血泣，血泣则不通。”

（5）跌仆留血：《灵枢·贼风》：“有所坠堕，恶血留内而不去”。

（6）邪气恶血：《灵枢·邪客》：“邪气恶血固不得住留，住留则伤经络，骨节机关不得屈伸，故病挛也。”《素问·调经论》：“孙络外溢，则经有留血。”

3. 治疗原则

《素问·阴阳应象大论》：“血实宜决之。”

瘀血名词不见于《内经》，而名之曰“恶血”或“留血”，也就是瘀血的含义。

三、关于“瘀证”的成因和病机

“瘀证”的成因和病机是多方面的，概括起来不外以下几种因素。

1. 气郁： 气为血之帅，气行则血行，气滞则血瘀，血随气行，气能统血，血得气之推动，才能循行不息。如果七情所伤，情志郁结，最易造成气滞血瘀之症。朱丹溪说：“气血冲和，万病不生，一有怫郁，诸病生焉。”

2. 寒凝： 寒属阴邪，其性吸引，血遇寒则凝。若感遇寒邪，或阳虚则生内寒，影响血液运行皆能产生血滞不畅而形成“瘀血”。《素问·举痛论》：“寒气入经而稽迟，泣而不行，客于脉外则血少，客于脉中则气不通，故卒然而痛。”《素问·调经论》：“气血者喜温而恶寒，寒则痛不能流，温则消而去之。”

3. 热瘀： 血受邪热煎炙则凝结成瘀，多由温热之邪，伤其营血而成。张仲景所说的蓄血证，瘀热在里论，热入血室，都是指的热与血结形成的“瘀血”证；王清任亦有“血受热则煎熬成块”的说法；何秀山说：“热循包络神昏，非痰迷心窍，即窍塞心孔。”

4. 痰湿： 痰浊阻于脉络或湿邪溢于肌肤，皆能影响血液运行，久则导致血滞不畅而痰凝互结之“瘀血”症。反之“瘀血”亦能影响痰湿之邪难化，二者互为因果，缠绵难愈。

5. 血溢：因于出血而引起的“瘀血”，其因有三：①血瘀经脉之外，离经之血蓄于脏腑经络或肌肤之间，如唐容川所说：“吐衄便满，其血无不离经，凡系离经之血，与荣养周身之血已睽而不合。”②是治疗不当形成的“瘀血”常因在出血的过程中，过服寒凉或固涩过早而造成的瘀血。③外科手术后，妇科手术后残血瘀结。

6. 外伤：跌打损伤或过度负重，皆能伤血伤络造成血溢瘀肿，留于肌肤和脏腑之间。

7. 生活失宜：明·王肯堂《证治准绳》曰：“夫人饮食起居一失其宜，皆能使血瘀滞不行，故百病归污血者多。”

四、瘀血的证候

瘀血症有何特点？如何辨认？其临床证候，主要抓以下几点：

1. 疼痛：所谓通则不痛，不通则痛，瘀血停滞不通则痛，其痛的特点如下：①痛的性质，如刺如割；②痛的部位，常固定不移；③痛的时间，常在夜间加剧。

2. 麻木：血瘀不行，肌肤失于濡养而麻木不仁。

3. 满塞（闷、痞、硬、满）：《伤寒论》曰：“伤寒有热少腹满……为有血也。”又说：“少腹硬满……下血乃愈。”《金匮要略》：“腹不满，其人言我满，为有瘀血。”

4. 出血：瘀血不去，新血难安，勿论吐衄、便血、尿血、崩漏、下血、产后出血等，凡因血瘀而出血者其色如紫暗，兼有血块，如为便血则大便黑色。唐容川更进一步说：“故凡吐衄无论清凝鲜血，总以去瘀为先。

5. 寒热：有瘀血常先发热，有时恶寒发热。唐容川《血证论》说："瘀血在腠理则营卫不和，发热恶寒……在半表半里之间，寒热牡疟状……在肌肉则翕翕发热……瘀血在经络脏腑……必见骨蒸痨热。"

6. 肿胀：局部红肿，多为跌打损伤或关节红肿，瘀留在肌肤骨节之间。腹腔肿块，多能触及癥积，按之坚硬，固定不移，唐容川说："瘀血在经络脏腑之间，结为癥瘕。"

7. 如狂：瘀血可见精神神经症状。《伤寒论》"太阳病……其人如狂。""其人喜忘者必有蓄血也。"《医林改错》"癫狂一症，哭笑不休，詈骂歌唱……乃气血凝滞，脑气与脏腑气不接，如同做梦一样。"《血证论》说："瘀血攻心，心痛，头晕神气昏迷，不省人事。"又说："凡有瘀血亦令健忘。"

8. 色候：《灵枢·经脉》说："血不流则毛色不泽，故其面色如漆柴者。"有瘀血的患者，初期面色常无变化，久则病重，面色常现晦暗、色青、黧黑、或颊有蟹爪纹（微血管扩张），口唇有黑斑、紫气、眼圈色泽有变化、眼球结膜有青紫斑点亦属瘀血；红点红纹，肌肤甲错或皮肤青紫斑、或青筋暴露，亦为瘀血；《医林改错》曰："青筋暴露，非筋也，现于皮肤者血管也，血管青者，内有瘀血也。"

9. 脉象：沉、弦、牢、涩、迟、结、代。我们观察冠心病 100 例，其中涩脉 13 例，迟脉 15 例，散脉 5 例，促脉 3 例，细脉弦脉 21 例。

10. 舌诊：舌与脏腑气血关系至为密切，舌质常见青紫，或舌尖、舌边有瘀点或瘀斑。我们观察冠心病 100 例，发现 25 例有紫色与瘀斑的表现。有人对紫色舌 68 例，非紫舌 44 例作为对照组，进行了血液流变性的观察，发现血球压积、全血黏度、血浆黏度、红细胞电泳时间，纤维蛋白原的含量均比非紫舌组高，其中 36 例治以芎龙汤（川芎、地龙、葛根、党参等），药后舌质和血黏度有改善。有人观察 169 例急性心肌梗死发病初期以暗舌为主，随着病情好转，暗舌有不同程度的减轻。

五、活血化瘀的临床运用

（一）抓住特征，异病同治

临床实践表明：各种疾病的病因尽管不同，但他们都有共同的病理变化特征。许多不同的疾病发展到一定程度，往往导致气血的运行不畅，从而出现血瘀的共同象征，而成为不同疾病所具有的共同特征，活血化瘀法，就是抓住了这样一个带有普遍性病理变化特征，来用之于临床的。

1. 以疼痛为主的血瘀： 中医认为："不通则痛"，即为气血不通所产生的疼痛。而活血化瘀就能起"通则不痛"的作用。例如冠心病、溃疡病、类风湿性关节炎、坐骨神经痛等都有特定痛处，所以用活血化瘀法，能使疼痛缓解。

2. 以瘀斑为主的血瘀： 如皮肤、唇舌出现黑紫色等瘀斑，是由于各种因素伤络、血瘀、气滞血瘀所致。如心、肾疾患，舌质所显示的瘀斑。以及各种损伤的瘀血、败血症中所见到的出血点，可选用活血化瘀法。

3. 以肿块为主的血瘀： 中医理论认为痰湿、虫积、邪壅等阻塞气血以致气滞血瘀而导致血瘀积聚脏腑，或者恶血凝积，日久逐渐成肿块，按之有形。如慢性心力衰竭等导致的肝脾肿大，肝硬化，血吸虫病，久疟，子宫肌瘤和各种肿瘤等，应用复元活血汤和血府逐瘀汤等加减治疗，都取得相应的疗效。

（二）辨病辨证，审证求因

疾病的发生发展过程：是有着它的复杂性，临床上必须把辨病与辨证相结合，权衡正邪的关系，详察病情的变化，恰当地运用活血化瘀法。

1. 冠心病：我们认为：痰凝、气滞、血瘀三者互为因果，是冠心病的病理基础，因此活血化瘀法，是治疗本病的重要途径，如冠心 2 号方、复方丹参注射液等都取得显著的疗效。

2. 风心病：本病的病机关键在于心血瘀阻和气血虚弱。气血衰弱是整体的表现，心血瘀阻是病变部位的本质。临床上多采取补消兼施的方法，消法常用血府逐瘀汤或加味活络消灵丹。

3. 高血压病：我们在降压过程中，如疗效不满意，考虑用活血化瘀药，应用的指征：①舌质有瘀点、有紫色；②口唇发紫；③胸透：左心室扩大；④心电图：左心室肥厚，心肌劳损。以上各项出现任何一项都可运用。

4. 充血性心力衰竭：本病所表现出来的紫绀、肝大、水肿等症，正是“血不利则为水”，因此，多采用真武汤温阳利水，与活血化瘀药同用。常用药物有桃仁、当归、川芎、藕节、苏木、益母草等，可获得一定效果。

5. 过早搏动：临床上以出现促、结、代脉为特征。一般多从水、血、瘀、食而来，治则以活血行气、化痰安神为主，药用延胡索、郁金、当归、枳壳、川芎、赤芍、丹参等。

6. 肝脏疾病：本病以气滞血瘀为主、尤以血瘀更为突出，本病初期以柴胡疏肝散为主，后期以下瘀血汤为主。肝脾肿大，可用鳖甲煎丸。

7. 肺炎：在临床实践中观察到某些肺炎患者，炎症吸收迟缓，啰音不易消失，可清热宣肺与活血化瘀药同用，可以提高疗效。

8. 慢性肾炎：常用药物：当归、川芎、赤芍、红花、丹参、益母草。

9. 溃疡病：如属中虚夹瘀，可以黄芪建中汤加丹参、当归、蒲黄、五灵脂、制香附、三七。

10. 尿路结石：除采用补肾、利水、排石外，用破气活血化瘀药可获显效。常用药物：三棱、莪术、皂角刺、山甲、赤芍、青皮、厚朴、枳壳、桃仁、牛膝、王不留行、琥珀。

11. 肠梗阻：本病以痛、呕、胀、闭为特点，可用复方大承气汤（大黄、芒硝、枳壳、川朴、桃仁、赤芍、莱菔子），或用甘遂通结汤（甘遂、桃仁、赤芍、牛膝、大黄、川朴、木香）。

12. 乳腺小叶增生症：我们曾以疏肝、活血化瘀取得良效，药用柴胡、赤芍、当归、丹参、橘叶、青皮、莪术、郁金、蜂房等。

13. 盆腔脓肿：临床上用桃仁承气汤加银花、连翘取得显效。

14. 脑震荡后遗症：多见瘀血内阻，可用潼蒺藜、女贞子、当归、丹参、天麻、姜夏、全虫、僵蚕、蜈蚣、钩藤、白术等药。

15. 肿瘤：活血化瘀为治疗本病的途径之一，常用药物有莪术、山慈菇、丹参、三棱、全虫、地鳖虫、水蛭、赤芍、川芎、红花、当归等。但注意用量不宜过重，防止病邪扩散。

16. 血栓闭塞性脉管炎：可用当归四逆汤加减。

17. 缺血性中风：多为瘀血痹阻、脉络失和、经脉壅滞所致，可用补阳还五汤、通脉汤、抗偏瘫方等活血化瘀之剂。

18. 硬皮病：摸索应用活血化瘀治则治疗硬皮病的新途径。

六、正确处理活血化瘀与其他治法的关系

1. 应考虑行气

气为血之帅，血为气之母，气行则血行，气滞血瘀。应用活血化瘀法，尚须理气药或益气药结合。行气活血方，如柴胡疏肝散；益气活血方，如补阳还五汤。

2. 要注意补血养血

活血化瘀法属于破、应适当加入补血养血，以照顾患者体质，如血虚血瘀，可用桃红四物汤。

3. 应考虑止血

止血药有三类：一为收涩止血药：棕榈炭、花蕊石、五倍子、莲房炭。二为清热止血药：茅根、藕节、茜草、大蓟草。三为补养止血药：阿胶、旱莲草、仙鹤草。瘀血不化，新血不生，要选用兼有止血作用的活血药。

4. 要分虚实

过去有人误认为“凡瘀血一定血实”，其实不然，临床上有偏于血虚者，有偏于血实者，在治疗上有补血活血和破血化瘀的不同。实证者，可用桂枝茯苓丸、桃仁承气汤、大黄牡丹汤、抵当汤、下瘀血汤。虚证者，用当归芍药散、芎

归胶艾汤、温经汤等。属陈旧者可用水蛭、地鳖虫。

5. 要分寒热

活血化瘀药有性温、性寒之别，应选择运用。属性温者有三七、当归、红花、乳香、莪术、鸡血藤、皂角刺、川芎、五灵脂；性寒者有赤芍、丹皮、茜草、地龙、丹参、大蓟。

6. 与止痛的关系

一般活血化瘀药既能扩血管作用，又有缓痛作用，治疗上起到相辅相成。药物如乳香、没药、延胡索、五灵脂等。

7. 与风的关系

风的概念较为广泛，包括上感、中风（卒中）以及某些皮肤过敏性疾病，认为这些“风证”的治疗，仅驱风方法不行，要将活血药与驱风药，或息风药并用，或突出应用养血活血药，才能消除风证。这就是治风先治血，血行风自灭之理。

七、结语

总的说来，瘀证的本质，在一定的外因和内因条件下，由于机体心脏、血管、血液发生组织学、生理变化、生物物理学改变，致使血液流动缓慢，血液停滞，以致血液循环障碍或血液离开血管产生淤积。血液由动态变为静态。这就是血瘀症的基本环节。

活血化瘀则有改善心肌功能，纠正微循环障碍，改善血液流变性，调整血流分布，促使组织修复和再生，调整免疫功能与代谢作用。因此，活血化瘀法，在防治临床各科疾病以及疑难杂症得到广泛的应用。

难病从肾论治一得

——附医案10则

肾为先天之本，藏真阴而寓元阳，为一身之大主。五脏之阴气非其不能滋，五脏之阳气非其不能发。我们从经络贯通、阴阳消长、五行生克、脏腑相关等方面多向探讨，采用补肾为主的方法治疗多种难病，疗效较好，现举要如下。

一、直立性低血压治以补肾添髓益气养血

戴某　女性　70岁　门诊号：0007820

1998年1月12日初诊。

患有直立性低血压10年，经多方检查原因不明。患者头晕甚，不能坐起，长期卧床，腰酸耳鸣，倦怠乏力，口干喜饮。查血压卧位12/6kpa，坐位8/4kpa。诊得舌质淡红苔薄白，脉沉细无力。西医诊断：直立性低血压。中医辨证：髓海空虚，气血两虚。治宜补肾添髓，益气养血。处方：巴戟天20克，蒸黄精30克，龙眼肉20克，甘枸杞20克，生黄芪30克，太子参30克，灵芝10克，全当归10克，炙甘草10克，大红枣11枚。另生晒参每日3克。上方服21帖，患者头晕明显改善，已可坐起，精神明显较前为振，苔脉同前。守原意。巴戟肉增至30克，生黄芪增至50克，加肉苁蓉20克，继服21帖，测血压坐位16/10kpa，患者诸证皆平。三月后随访，患者病情稳定，能在室内自己行走，血压维持在16/10kpa左右。

按：盖肾主骨生髓。本案患者年已七旬，精血两亏，髓海空虚。故见腰酸膝软，头晕不能坐，脉沉细无力。故用巴戟天、肉苁蓉、蒸黄精补肾充髓，当归、黄芪等益气养血治疗，精血得养，肾虚得补，机体失衡状态调整，血压恢复正常。

二、小脑萎缩治以补肾化痰活血醒脑

翟某　女　27岁　门诊号：9812079

1998年7月22日初诊。

走路后仰，行走需人搀扶半年余。1997年11月12日第二次煤气中毒，在某医院抢救住院一月愈，现走路后仰，行走需人搀扶，乏力，头晕头痛，记忆力减退，反应迟钝，时有小便感，尿常规检查无异常。诊得舌质微青紫，舌苔厚腻，脉象细弦。查：口唇青紫，对答切题，行走不利。实验室检查：1998年5月28日长海医院脑CT检查：脑沟脑回增宽，示：小脑萎缩。西医诊断：小脑萎缩。中医辨证：痰瘀阻滞，脑络不和，肾气不足。治宜化痰活血，醒脑宜痹，兼补肾气。

处方：菖蒲10克　郁金20克　海藻30克　丹参20克　地鳖虫10克　蜈蚣1条　杞子15克　黄芪10克　川芎6克　地龙30克　苁蓉20克　生黄芪10克　炒枣仁20克　陈皮6克　红花6克　覆盆子30克　共14帖。

1998年8月5日。经治疗病情有改善，头晕好转，走路后仰减轻，夜寐差，乏力，两手心发烫，口干，时有小便感觉，纳可，大便日一次。舌质微青紫，苔薄腻，脉细弦。前法有效，再进，7月22日方生黄芪增15克，枣仁增30克，共14帖。

1998年8月19日。走路较前为稳，已无须搀扶，言语声低，手心发烫，夜寐已安，小便、头晕均改善，口不干，纳食正常，大便日一次。8月5日方丹参增30克，生黄芪增20克，共14帖。

1998年9月2日。精神明显好转，步履已正，可自行行走，夜寐改善，口不苦，小便好转，大便日行一次，月经按时来潮。舌质青紫好转，苔薄白，脉细弦。8月19日方黄芪增30克，杞子增20克，加桑椹子30克，共14帖。

按：肾主骨，骨生髓，髓通脑。小脑萎缩，责之于肾虚；脑络不和，责之于痰瘀。故以菖蒲、郁金、海藻、丹参、红花，化痰活血开脑窍，以虫类药地鳖虫、蜈蚣、地龙通脑络，以大量的补肾药补肾生髓。脑络运，肾气足，舌脉改善，疾病向愈。

三、尿崩症治以固肾摄纳滋补元阴

郑某　男　42岁　门诊号：9810813

1998年10月7日初诊。

口渴，小便清长而频半年余。患者1998年5月午后感口渴甚，下午共饮水6次，一次可饮700毫升，至腹胀为止。同时感尿频，日1小时1次，夜2小时1次，尿色如清水样，化验比重1.005，作禁水试验8pm～8am，尿比重1.010。颅脑CT示：垂体柄增粗可疑，疑为尿崩症。现纳可，大便隔日一行，干稀不调。舌质红舌苔薄白脉细。实验室检查：尿比重<1.005。西医诊断：尿崩症。中医辨证：肾亏气虚，摄纳无权，阴虚阳盛，肾关不固。治宜滋补元阴，固肾摄纳。

处方：生熟地（各）30克　山萸肉30克　苁蓉30克

巴戟天 30 克　石斛 30 克　覆盆子 30 克　益智仁 20 克　五味子 10 克　丹参 30 克　龟板 10 克　共 14 帖

1998 年 10 月 21 日。服药后病情无明显改善，口干思饮，尿频量多，清长，尿常规除比重低外余阴性，纳食可。大便日 1~2 次，质溏。体力不支，倦怠乏力，BP130~140/95~98mmHg。舌质微红，苔薄白，脉细弦。原方益智仁改 30 克，加五味子 15 克，玉竹 30 克，女贞子 30 克，葛根 30 克，桑椹子 30 克，共 7 帖。

1998 年 10 月 28 日。服药后病情改善，口干减轻，现白天 2~3 小时小便一次，夜尿从原 4~5 次减为 2~3 次，大便 2 次，偏烂，纳食增加。舌质微红，苔薄白，脉细。10 月 21 日方龟板改 15 克，共 7 帖。

按："尿崩"乃下消，病机为肾中命火衰微，水津不能四布，肾关失固。命门火衰肾中元阴不足是其本，补肾气（阳）填精血（阴）是根本大法。故用生熟地、山萸肉、石斛、龟板大补肾中之阴，以苁蓉、巴戟天温补命门，又以益智仁、覆盆子、五味子，补肾气主摄纳，在 14 剂药无进展情况下，坚持上述治法不变，终获奇效。

四、特发性水肿治以温补肾阳益气利水

杨某　女　39 岁　门诊号：0007813

1998 年 9 月 12 日初诊。

患者半年来月经周期不准，或二月一行，或三月一行，伴两下肢浮肿，畏寒，左侧偏头痛，晨起面部浮肿。尿常规正常，肾功能正常。西医给予双氢克尿噻 25 毫克，每日 2 次口服，浮肿可退，但停药又起，腰酸乏力。诊得舌质暗红，质胖苔薄白，脉细。检查：面部浮肿，形体偏胖，心肺检查

无异常，腹软，肝脾肋下未及，二下肢胫前压迹。西医诊断：特发性水肿。中医辨证：肾阳不足，气虚血瘀，冲任不调。治宜温补肾阳，益气利水，疏肝调经。

处方：制附片（先）10 克　桂枝 10 克　茯苓 30 克　猪苓 20 克　泽泻 10 克　冬瓜皮 30 克　苁蓉 10 克　巴戟天 10 克　柴胡 10 克　白芍 15 克　当归 15 克　益母草 30 克　五加皮 15 克　生大黄（后下）6 克　共 14 帖。

1998 年 9 月 26 日，两下肢浮肿，头痛，月经来潮，量可。舌质暗红，苔微腻，脉细。1998 年 9 月 12 日原方泽泻增 30 克，加天麻 10 克，去益母草，共 14 帖。

1998 年 10 月 10 日。仍头痛，晨起面部浮肿，二下肢压迹，畏寒。舌暗红质胖，苔微腻，脉细。9 月 26 日方天麻增至 15 克，苁蓉增至 20 克，加蜈蚣 1 条，共 14 帖。

其后制附子增至 20 克，加泽兰 20 克，红花 10 克，服药 38 帖，1998 年 11 月 7 日两下肢浮肿明显好转，双氢克尿噻已停服二周，月经每月按时来潮。1998 年 12 月 5 日随访，月经按时来潮，浮肿已消退。

按：本案浮肿是由于肾阳不足，肾主水功能失调，胞宫失肾阳温煦，寒凝血瘀，故月经不调，所以抓住了温补肾阳这一关键，用附子、桂枝、巴戟肉、苁蓉补肾阳、温胞宫，用猪茯苓、泽泻、冬瓜皮、五加皮利水治标，又以益母草、泽兰、蜈蚣活血通络。诸药合用，使肾阳得补，胞宫得养，血行通畅，故月经按月而至，头痛不作，浮肿消退，疾病告愈。

五、慢性肺心病治以补肾培元

殷某　男性　71 岁　门诊号：0007824

1997年12月10日初诊。

患者素有慢性支气管炎，肺气肿史20多年，近一年来气急加重，动则尤甚，夜间需加用舒喘灵喷雾才能平卧，咳嗽喘促，痰白清稀，腰酸膝软，夜尿增多，两下肢有压迹。诊得舌质淡红苔微腻，脉沉细稍数。心电图示：右心室肥大。西医诊断：慢性支气管炎，肺气肿，肺心病。中医辨证：肾不纳气，痰湿内蕴。治宜补肾纳气，宣肺化痰。

处方：巴戟肉10克　仙灵脾10克　肉苁蓉10克　灵芝10克　生黄芪10克　炙百部15克　炙苏子10克　葶苈子20克　五味子6克　冬瓜子30克　全瓜蒌15克（打）　白茯苓30克　净连翘30克　紫丹参15克

上方加减服用4周，诸症明显改善，两下肢压迹消失，夜间停用舒喘灵喷雾。遂停服汤剂，以左归丸、右归丸各6克日二次服用，以资巩固。三月后随访，患者病情稳定，已可下楼活动。

按：慢性支气管炎、肺气肿、肺心病，属中医喘证范畴。治喘要分清标本缓急，更要注意益肾固本。肺为气之主，肾为气之根。肺金为母，肾水为子，母病可以及子。本病日久，其肾必虚。肾虚不能纳气，影响肺主气作用，喘证就容易发作。故补肾培元则肾坚而气固，喘可少发。治喘要随机持重，标急于本者治标，本重于标者治本，但遣方用药，始终不忘益肾固本这一基本大法。有肾虚见证可用，无肾虚见证者亦用。故临床喜用巴戟肉、肉苁蓉、仙灵脾、蛤蚧、五味子等补肾纳气。但痰稠且多者，五味子则不常用。贵在辨证，妙在灵活。

六、冠心病治以补肾养心为先益气活血辅之

李某　男性　52 岁　门诊号：0042508

1997 年 7 月 25 日初诊。

素有心悸心前区疼痛伴胸闷病史 10 余年。曾经运动试验阳性诊断为冠心病。近日胸闷心悸加重，腰酸膝软，小溲频数，动则气短，脱发明显。诊得舌质淡红苔薄白，脉细时有结脉。心率 80 次/分，可闻 5 次早搏。胸片：左心缘稍饱满。心电图：心肌缺血，室性早搏。西医诊断：冠心病。中医辨证：心肾两虚，气虚血瘀，心脉痹阻。治则：补益心肾，益气和血，温通心脉。

处方：仙灵脾 10 克　厚杜仲 15 克　制首乌 30 克　益智仁 10 克　灵芝 10 克　黄芪 15 克　太子参 15 克　紫丹参 30 克　檀香 6 克　桂枝 6 克　炙甘草 10 克

上方服 16 帖后，胸闷心悸明显改善，小溲频数好转。遂去益智仁，续服 13 帖，复查心电图已正常。胸闷心悸消失，腰酸基本缓解。

按：本病以心肾两虚为本，痰凝、气滞、血瘀为标，故用仙灵脾、杜仲、制首乌、灵芝、黄芪、太子参、炙甘草益肾养心气为先，丹参、檀香、桂枝活心血通心脉以辅之。心肾得补，心气既充，心脉畅通，疾病向愈。

七、风湿性关节炎治以补益肝肾活血通络

陈某　女性　68 岁　门诊号：0984983

1998 年 4 月 8 日初诊。

患风湿性心脏病 12 年，现全身关节游走性疼痛，得温则舒，行动欠利，腰膝酸软，胸闷心悸，乏力倦怠。现口服

肠溶阿司匹林650毫克，每日2次。西医诊断：风湿性关节炎，风湿性心脏病。中医辨证：肝肾虚损，经脉痹阻。治宜补益肝肾活血通络。

处方：大生地30克　桑寄生30克　厚杜仲15克　肉苁蓉15克　淮牛膝15克　紫丹参20克　鸡血藤20克　五加皮15克　广地龙30克　络石藤30克　灵芝10克

服上药二周，关节游走性疼痛明显好转，胸闷心悸减轻。上方鸡血藤增至30克，另加蜈蚣1条。再服20帖，诸症皆平，患者停服阿司匹林，继以上方巩固治疗1月，生活自理，能参加轻体力劳动。

按：痹证一病，其本在肝肾。肾为先天之本，主藏精，亦主骨。肝主藏血，亦主筋。痹证的病变部位在筋骨关节，筋骨有赖于肝肾中精血之充养，又赖肾中元阴元阳之滋润及温煦。故常以生地、桑寄生、厚杜仲补肾强筋除痹；益以地龙、蜈蚣虫类药祛风止痛通络；怀牛膝、五加皮、络石藤强筋骨，补虚损，祛风湿；紫丹参、鸡血藤活血养血。

八、乙型肝炎治以补肾清肝调控免疫

陆某　男　27岁　门诊号：000973451

1997年9月17日初诊。

患乙型肝炎6年。现胃脘不适，乏力倦怠，腰膝酸软，五心烦热，小溲色黄，大便日二次质烂。诊得舌质尖红苔薄白，脉弦细。查肝功能正常，但HBsAg、HBcAb、抗HBc－IgM阳性。西医诊断：慢性乙型肝炎。中医辨证：肾气不足，疫毒内伏，肝胃不和。治宜补肾益气，解毒活血，疏肝和胃。

处方：肉苁蓉15克　桑寄生30克　黑玄参20克　生黄

芪20克　白花蛇舌草30克　净连翘30克　水牛角粉10克（包煎）　紫丹参30克　广郁金10克　姜半夏12克　广陈皮10克

上方增减服用3月，五心烦热减轻，二便自调。市六医院复查HBsAg转阴性，余仍阳性。上方再加厚杜仲15克，巴戟天10克，甘枸杞15克，继服3月，患者精神振作，腰膝酸软改善，复查HBcAb及抗HBc-IgM均阴性。

按：本病因疫毒内伏，肝失疏泄，肾失调控。其治疗要从整体着手，主张调控免疫与清除病毒双管齐下。由于肾在人体所处的重要地位，而且乙癸同源，母子相关，故可以认为补肾是调控免疫的重要环节。故采用桑寄生、肉苁蓉、巴戟天、黄芪、杜仲、杞子等补肾药来调控免疫，同时应用白花蛇舌草、净连翘、水牛角清解疫毒。使邪去不伤正，扶正不留邪，调控免疫与清解疫毒并举，起携手互济，共同促进疾病向愈的作用。

九、高血压病治以滋水涵木降火潜阳

郭某　男性　57岁　门诊号：0007830

1998年9月4日初诊。

原有高血压病史10年，血压经常波动在24～26/15～16kPa，主诉头晕头痛，手足麻木，口干耳鸣。诊得舌质红苔薄白，脉细偏弦。测血压24/15kPa，心率84次/分，律齐。眼底动脉硬化Ⅱ级。化验血总胆固醇6.0mmol/L，甘油三酯3.8mmol/L。西医诊断：高血压病Ⅱ期，高脂血症。中医辨证：肾水不足，肝木偏亢。治宜滋水涵木，降火潜阳。

处方：黑芝麻30克　制首乌30克　甘枸杞30克　女贞子30克　菟丝子15克　淮牛膝15克　桑椹子15克　白菊

花10克　嫩钩藤30克后下　淡子芩10克　粉葛根30克　紫丹参30克

上方服用一月后，眩晕、头痛、肢麻均消失，耳鸣口干减轻，舌质红改善，脉弦得缓。血压稳定在18/12kpa。复查血总胆固醇4.2mmol/L，甘油三酯3.2mmol/L，均较治疗前改善。

按：高血压一病，病变在肝，病源在肾。阴虚为本，阳亢为标，阳常有余，阴常不足。故在治疗中，喜用黑芝麻、甘枸杞、桑椹子、制首乌、菟丝子以滋养肾水，而以钩藤、菊花、黄芩以平肝阳。肾水得滋，肝木得养，患者机体内环境协调，疾病自然告愈。

十、不孕症治以补肾添精活血疏通

吴某　女　27岁　门诊号：0007787

1998年3月14日初诊

痛经十余年。患者14岁月经初潮，周期不准，经来腹痛，经诊断为子宫内膜异位症，卵巢囊肿。末次月经3月8日，月经来临前，腹痛甚剧，经量多，夹有血块，伴腰酸，纳食尚可，大便日行一次，结婚3年，夫妻同居，至今未孕。诊得舌质暗红舌苔薄腻脉细。西医诊断：子宫内膜异位症，卵巢囊肿。中医辨证：肝失疏泄，气滞血瘀，肾脉虚惫。治宜疏肝理气，活血疏通，补肾添精。

处方：柴胡6克　白芍20克　制香附30克　血竭6克　杜仲10克　苁蓉15克　延胡索20克　陈皮10克　苏梗10克　丹参20克　当归20克　莪术30克　茯苓30克　炙鸡金20克　共14帖。

1998年3月8日。国际妇婴保健院B超示：子宫肌腺症，以后壁为主，双侧卵巢内膜样囊肿。月经未行，两少腹疼痛，胸闷痛，腰酸。舌质暗红，苔薄腻好转，脉细。治以原方去血竭，加巴戟天20克，败酱草30克。其后酌加泽兰、红藤、地鳖虫、蜂房之品，共服40帖。

1998年6月初国际妇婴保健院B超复查示：双侧卵巢囊肿缩小。1998年9月20日家人告知，1998年8月9日末次月经，至今未潮，尿检证实已怀孕，停服中药。1999年5月患者足月顺产一7.6斤女婴，母女健康。前后服药5个月，痛经治愈，并怀孕生女。

按：痛经一证，前人多责之于气滞血瘀，所谓“不通则痛”，女子以肝为先天，故往往是在肝失疏泄的基础上导致气滞，从而血瘀，故以柴胡疏肝散为主加减以疏肝理气，调畅气滞，同时以香附、元胡、莪术、地鳖虫活血化瘀，结合患者脉细，腰酸，有肾虚不足的一面，始终以杜仲、苁蓉，继则巴戟天、补肾强精以固根本，气行血畅，故药后28帖，腹痛已除，继续巩固治疗，服药3月后B超检查卵巢囊肿缩小。患者信心大增，再服药2月终如愿怀孕生女。

杂病应用桂枝摭拾

——附医案7则

桂枝性味辛温，微甘而入心、肺、肝、肾、膀胱之经。《本经疏证》言桂枝应用之道有六：“曰和营，曰通阳，曰利水，曰下气，曰行瘀，曰补中。”可见其用之广泛，外感内伤悉可用之。医者应发前人用桂之道，验自己用桂之法，灵活变通，不同配伍，众病可治。兹仅就在杂病方面用桂枝的经验总结如下。

一、心律失常治以温阳益气

雷某，男，40岁。1986年10月24日初诊。胸闷心悸时作数年，近来发作频繁，头昏乏力，呼吸不畅，舌质暗，苔薄白，脉时结时代。心电图检查提示：频发室性期前收缩，呈三联律。证属阴阳两虚，心失所养。治宜振心阳，养心阴，兼以益气活血。药用：桂枝12克，炙甘草6克，党参15克，麦冬10克，五味子6克，丹参30克，生黄芪30克，茯苓12克。心悸胸闷甚时加全瓜蒌；夜寐多梦加远志。随证加减，前后共50余剂，心悸，胸闷消失，心电图复查基本正常，脉无结代之象。

按：此例心悸，乃心阳不足，气阴两虚，心脉失于温运，心神失于濡养所致。用桂枝来振兴心阳，温通血脉，与炙甘草合用，为桂枝甘草汤之意。《伤寒论》此方治疗发汗过多，心阳受损，“其人叉手自冒心，心下悸，欲得按者”。以桂枝与养心之阴，敛心之神的生脉饮同用，共复心之阴阳。加用黄芪、茯苓补益心气，丹参兼以补血活血。如此心阳得振，心气得补，心阴得养，心血得运，则心气有所依，心神有所归，心悸诸症自可宁。

二、冠心病治以宣痹化痰

胸痹乃阴乘阳位，邪碍胸阳，痹阻气机所致。用桂枝治胸痹，意在通胸阳而散邪结。

万某，男，49岁。1985年3月25日初诊。体形肥胖，常有左侧胸前区隐痛，伴有胸闷，气短，每于活动或劳累后加重，夜能平卧。舌质微红苔薄白见腻。西医确诊为冠心病。心电图运动试验阳性。此为胸痹胸痛，中医辨证乃痰湿壅阻胸阳，气滞血瘀所致。取枳实薤白桂枝汤合丹参饮之意以通阳化痰除湿，行气活血化瘀。方药：桂枝9克，枳实9克，薤白9克，全瓜蒌9克，丹参15克，郁金9克，白檀香9克（后入），黄芪15克，菖蒲6克，砂仁3克（后入）。服药过7剂，胸痛未作，胸闷减，偶有心慌气短，寐差。上方桂枝增至15克，加半夏9克，降香6克，合欢皮12克，远志6克。守方28剂，诸症消失，得以正常工作，心电图复查无异常。

按：胸为诸阳所聚，清旷之区，若痰湿痹阻，胸阳被遏，气机闭塞，气血瘀滞则作胸痛，用桂枝通心阳而散痰瘀，胸阳通达，心脉温通，气血得以运行，则为驱化阴邪奠定了基础；枳实、薤白、郁金合丹参饮行气宽胸，活血止痛；瓜蒌、菖蒲以化痰开痹，共为驱逐有形之邪，开启痹阻之胸阳。后加半夏、降香、远志、合欢皮以增行气祛痰，宣痹安神之功。

三、肝硬化腹水治以化气通利

用桂枝与不同药物配伍，治疗肝硬化腹水，心源性腹水，风心病水肿，肾性水肿等，均有良效。桂枝辛温，能温蒸气化，通利三焦，振阳而消阴。

邵某，女，40岁，1996年7月28日初诊。患乙肝后肝硬化8年，近年腹胀膨起，呼吸、饮食均受累，四肢不温，小便量少，大便溏，舌质暗红，苔薄白，脉细弦。B超示腹中有水，门静宽15mm。西医予服利尿药，腹中水退不显。中医辨证：此病患日已久，气血壅滞，三焦水道闭阻，阳虚水液不化而渐致臌胀。遂拟方：桂枝10克，黄芪15克，丹参30克，郁金10克，白花蛇舌草30克，地鳖虫10克，石见穿30克，莪术20克，水蛭15克，大腹皮30克，槟榔10克，九香虫10克，车前草30克，泽泻30克，生大黄15克（后入）。嘱服6剂，日服3次，4日尽。二诊来言，药后二便俱增，腹满大减，腹围缩小。效不更方，上方桂枝增至15克，加灵芝15克，炙鸡金30克，枳壳15克，猪苓30克，巴戟天20克，出入加减，共服药20剂，B超复查：腹水完全消失，门静宽降至11mm。

按：肝硬化腹水，为肝脾受损，气血瘀结日久，三焦水道壅塞，水液不行，渐积日聚而成。然水为阴邪，凝聚日久，非温不化，非通不行，桂枝辛温，通阳消阴，重用通阳以促气化，消阴以复离照，与益气利水黄芪伍用。增强其化气行水，通利三焦之功。更有槟榔、车前、大黄等行气利水通便诸药以助其用，使水邪前后分消有出路。病来已久，顽垒难摧，故用水蛭、地鳖虫、石见穿、丹参、莪术等破血散结，活血化瘀诸品，攻气血久积，开水液之通道。后加巴戟以温肾暖水之下源，蒸腾气化，水液得以正常温化、传输、敷布，则无液聚水积之灾矣。

四、中风偏瘫治以温运通络

中风多由肝阳亢盛，肝风内扰，气血逆乱所致，故对其后遗症之半身不遂的治疗，诸多医家常从滋水涵木，益气养阴，活血通络入手，鲜用温通。而对中风偏瘫属气血不足者，多用桂枝温运气血，通络纠偏。

张某，男，56岁，1996年10月14日初诊。因脑血管意外遗留左半身不遂二月有余。症见肢体肌肉痿软无力，偏枯不用，多汗，语言不清，面色不华，夜寐不酣，舌体右斜，淡红，苔薄白，脉沉细不足。原有高血压史，现服西药，血压稳定。证属瘀血阻络，气血不足。治宜益气养血，温运通络。方药：桂枝6克，黄芪30克，当归10克，川芎10克，党参10克，鸡血藤10克，地鳖虫10克，赤芍10克，红花10克，桃仁10克，五味子6克，茯神12克。上方服7剂后，患侧手指略感有张力，汗出改善，余症同上。于上方中加续断15克，桑寄生18克，葛根30克，远志10克，菖蒲6克，桂枝增至12克。守方10剂，患者舌体基本转正，语言清楚，患肢力增，活动时可自觉支撑，夜寐尚差。上方加合欢皮15克，全虫6克。前后服药40余剂，患者左侧偏瘫基本得以纠正，生活能够自理。

按：中风无论中脏腑或中经络，均以气血逆乱为基础，夹风、火、痰、瘀各有所因，相互为虐而成。在恢复期，病之症结乃在气血，气为血帅，血为气母，气滞血瘀，气虚血瘀，则经脉窍络闭阻，肢体失养而见半身不遂，口眼歪斜，语言不利诸症。惟临床有主次兼夹不同，而有或以气滞血瘀为主，或有气虚血瘀为主，或有兼痰瘀互阻，或有兼风痰窜络，或有虚风内动各异，然气血为病则一。本案因其气虚血滞，血脉不得温通，肢体肌肉失于濡养而成软瘫。故用桂枝温运通脉，鼓其动力，通其血络之道。配黄芪、党参益气以助行血之力，参桃仁、地龙活血通络以助其血道之通畅。再加补肾宣窍诸品，图其强骨通窍，综合调治，患者诸症悉除。

五、血栓闭塞性脉管炎治以辛散通脉

《本经疏证》曰："桂枝能利关节，温经通脉，此其体也。"《长沙解药》云："桂枝……舒筋脉之急挛，利关节之壅阻。……通经络而开痹涩，甚去湿寒。”我们用桂枝辛散通络之性，治疗肢体、关节疼痛、麻木，每获显效。

赵某，男，42岁，1986年11月12日初诊。右下肢麻木胀痛近二年，每于下肢活动时间稍长而加重。平时右下肢温度较左健肢低。西医检查诊为血栓闭塞性脉管炎。患者因正常肢体活动受限，甚为苦恼而求诊。诊得症有下肢胀痛、麻木，对触、痛感觉不敏感，无明显肌萎缩，患肢怕冷喜暖。舌质淡红，苔薄白，脉弦，证属寒凝气血，经络痹阻，处方：桂枝15克，当归30克，赤芍9克，细辛6克，木通6克，淮牛膝30克，鸡血藤15克，生甘草6克，大枣10枚。药过三剂，患者自觉右下肢有温暖感。药已中病，思其久病寒甚，桂枝增至24克，另加白术15克，服药十剂患肢胀痛已衰大半，步履有力。因出差停药20余天，加之公务奔走劳累，患肢疼痛又加重。前方再加黄芪30克，桂枝增至30克，嘱连续服药14剂不间断。二周后复诊，右下肢麻木，疼痛已基本消除，活动自如不再受痛所苦。

按：此案肢体疼痛，非外感风寒湿邪所致，实属血脉内寒，气血凝滞，经络痹阻，不通则痛。肢体失于温养，则肢麻而冷。寒凝滞重，非大剂辛温不得散，无迅捷通达不得开。故用大剂量桂枝散寒通络开痹阻，当归、赤芍、鸡血藤、黄芪益气养血载阳以温养；细辛、木通通经活络而畅引气血，诸药散寒凝、运气血、止疼痛；淮牛膝、甘草、大枣补虚，强骨壮肢。

六、遗精治以温元固摄

仲景用桂枝龙骨牡蛎汤治疗阴阳两虚遗精之证。我们用此方加味调治虚证遗精得心应手。

李某，男，25岁，1985年3月18日初诊。遗精三月有余，每晚无明显诱因而发生遗精，头昏乏力，心慌时作，口淡无味，舌质淡，苔薄白，脉沉迟。辨属下元阳虚，阴精失固。治取温元固摄为法。药用：桂枝12克，白芍12克，炙甘草6克，龙骨30克，牡蛎30克，五味子6克，芡实12克，金樱子12克，淮山药12克，红枣4枚，水煎服三剂。再诊：遗精仅1次，头昏已消，精神振作仍有心慌，梦扰。遵上方加山萸肉9克，龙眼肉9克，嘱服5剂，药未尽，精已固。归脾丸善其后，悉症均瘥。

按：此案属阴阳失调，阳失阴涵，浮而不敛，阴失阳固，泄而不守，故用桂枝与白芍、甘草配伍，调阴和阳，上入营阴走心窍，下温元阳固精关；更有龙骨、牡蛎、芡实、五味子潜镇敛摄，合而敛阳固阴。另加山药、金樱子、山萸肉等补肾填精，补真阴以涵上浮之阳；龙眼、大枣养心安神。如此阴阳调和，无扰精室，遗精自愈。

七、闭经治以温养冲任

女子以血为本，血脉以温为通，以温为养。女子以肝为用，肝气条达，气机舒畅，营血才能充盈血海，濡养胞脉，以事经带孕胎产。故喜用桂枝来温通血脉，治疗诸多女科之疾。

成某，女，15岁，1997年10月24日初诊。经闭三月未行。12岁初潮，停经前经量素偏多，周期常提前。现手足不温，喜暖畏寒，月经过期未行。舌质淡，苔薄白，脉细，素体阳虚，寒滞下焦，血脉不行，治宜温经通脉，暖宫活血。方药：桂枝10克，柴胡6克，白芍10克，当归20克，陈艾8克，巴戟天30克，苁蓉30克，续断20克，丹参20克，黄芪30克，白术20克，制香附20克，益母草30克，红花6克。虑患者为花季之龄，慎重为先，嘱其先服4剂，观效再作调整。二诊来诉，上药仅服二剂，月经已来潮，经行3天，无腹痛等不适，现月经已净，四肢欠温，舌脉同前。上方桂枝加量至15克，当归增至30克，再服7剂。后每经前一周始服药，经行停药，如此巩固疗效。连续治疗三个月经周期后停药，以后经水一直按时而至。

按：此例病案，素体阳虚，经量偏多，气血先虚，血不能运载阳气而致胞宫日渐寒凝，血愈虚而火日衰，终致血虚寒凝经闭不行。所以，温经散寒，通利血脉是治本之法。重用桂枝温经通脉，温化血行；辅以陈艾、巴戟、川断、苁蓉续命门之火而暖胞脉；当归、黄芪重用与白术、丹参配用，以益气活血补血，取其气能生血、行血。血能载气、运阳，则气血充足，胞宫温煦，经水有所化，经道得温通；柴胡、香附、红花、益母草理气活血散瘀，血因寒而凝，因虚而滞，活血而化凝，理气而消滞。诸药合力，标本兼治，药证相应，效如桴鼓。

急症重症恒用攻下

——附医案10则

明代吴又可首先提出“急症急攻”的主张，又说：“此一日之间而有三变，数日之法，一日行之，因其毒甚，传变亦速，用药不得不紧。”我对此颇有领悟，深表赞同。兹结合自已临床实践分述如下：

一、病毒性脑炎治以开窍攻下法

患者马某，男，37岁，住院号37044，以头痛发热，意识不清而入院，经脑脊液检查，诊断为病毒性脑炎。单用西药效果不显，整天烦躁不安，循衣摸床，大便半月不行，舌尖红，苔黄腻，脉弦细，证属暑温邪陷，阳明腑气不通，邪热上熏心包，治宜通腑泄热，清心开窍。处方：生大黄、枳实、菖蒲、郁金各15克，芒硝、黄连、远志、竹叶各10克，板蓝根、连翘各30克，黄芩20克，安宫牛黄丸3支（每次1支，昼夜分吞）。药后泻下褐色燥屎，腑气一通，烦躁遂平，饮食稍增，黄苔略退；原方加减连服1周，神志渐清，半月后痊愈出院，无后遗症。

按：神昏一证，温病学派主张芳香开窍，伤寒学派主张攻下通腑，争论已久。本案为热病暑温邪陷，暑为火热之气，其性酷烈，传变迅速，一般无卫分过程，初起便见阳明气分热盛，高热神昏，苔黄等证，易陷心包上蒙神明。余喜用经方，也不排斥时方，主张“伤寒与温病相统一”，故既用承气汤急下实热燥结以釜底抽薪，又用安宫牛黄丸芳香开窍，融伤寒与温病学派于一体。菖蒲、郁金、远志、竹叶、连翘清心开窍，顺气解郁；黄芩、黄连、板蓝根清暑热之邪，泻火解毒。总之，开窍与攻下并举，清暑与解毒合用，上焦与中焦同治，使暑邪病毒无容地之处而神清得安。

二、出血性中风治以通腑攻下法

患者孟某，男，29岁，住院号20745。突然头昏，烦躁不安，旋即不省人事，时或清晰，目不了了，睛不和，面色红晕，呼吸气粗，两手掣动，体温39.6°C，大便不通，小溲黄赤，舌尖红，苔滑腻，唇焦，脉弦数有力。检查：瞳孔大，约0.6~0.7cm，对光反射迟钝，角膜反射消失。腰椎穿刺得均匀血性液体；双侧巴彬斯基征和恰多克氏征均阳性，血压14.5/10Kpa，腹胀实；白细胞16.0×10^9/L，中性0.94，诊断：蛛网膜下腔出血。中医辨证：血随气逆，阳明腑实，热毒内蕴。除西药常规救治外，中药用通导腑气，解毒开窍。处方：生大黄6克，熟大黄6克，元明粉9克，莱菔汁1杯（冲），鲜菖蒲、郁金、黄芩各9克，银花30克，芦根，茅根各60克，大青叶、连翘各15克，至宝丹1粒（研冲）。灌服1剂后，大便通，神志清，但体温不退，守原意加减，又服2剂后，体温正常。继用化痰解毒之剂8剂，最后用健脾调理之剂，服6剂而出院。

按：中风卒中期病机多是肝阳暴亢，风痰上扰，血随气逆，血菀于上，形成气血逆乱，正如《内经》所言，“血之与气并走于上，则为大厥”。治疗之时，余常用承气汤或生大黄30克灌肠，通腑攻下，使腑通热泄，引血下行，气随血下，方能使病机逆转，亦即釜底抽薪之法。本方尚用菖蒲、郁金、连翘以清心开郁通窍，黄芩、银花、大青叶清热泻火解毒，合奏降逆清心泻火解毒之效，以获全功。

三、急性胆道感染伴中毒性休克治以清热攻下法

患者吴某，女，48岁，住院号17316。近一周来右上腹疼痛伴有发热，黄疸日深，一日来神志不清，烦躁不安，体检：右上腹肌紧，胆囊压痛明显，约有拳头大小，边界不清，血压74/40mmHg，心率100次/分，血常规：白血球$21100/mm^3$，中性97%，淋巴3%，黄疸指数50μ，凡登白氏反应直接双相反应，血压有时下降为零。西医诊断：急性胆

道感染，中毒性休克。于11月20日邀请中医会诊，中西医共同抢救。诊得：神志不清，时有谵语，扬手掷足，呼吸急促，发热38°C，腹胀满，大便4日未通，小便黄赤，舌质红，苔焦黄而褐，脉伏，肢不温。中医辨证：热厥由于肝胆热毒，腑气闭塞，邪入营血，上扰清窍。治以清热攻下，凉血解毒，芳香开窍。处方：生大黄30克（后下），枳实15克，厚朴12克，芒硝24克，银花6毒克，连翘30克，茵陈60克，郁金30克，木香18克，金钱草60克，黄芩15克，赤芍9克，丹皮12克，生地30克，栀子15克，煎服。同时，大黄60克，枳实30克，厚朴30克，芒硝30克，莱菔子30克，煎水200mL，灌肠。还用醒脑静2mL肌内注射，每日二次。药后一剂，神志转清，大便得通，呈黑色，脉伏较起，舌质仍红，苔焦黄。仍予原法，略减其量，再服二剂，血压平稳，腹胀减轻，白细胞下降至7800/mm^3，中性70%，热厥已除，病情好转出院。

按：厥证之义有二，一泛指突然昏倒，如《素问·厥论》篇，一指四肢寒冷，如《伤寒论》337条："凡厥者，阴阳气不相顺接便为厥。厥者手足逆冷者是也。"厥又可分为寒厥与热厥，寒厥治以回阳救逆，热厥当用清热攻下。《伤寒论》330条"诸四逆厥者，不可下之"；335条"厥深者热亦深，厥微者热亦微，厥应下之。"这两条似有矛盾，但实不矛盾，而是指示寒厥和热厥两种不同治疗的总则。清热攻下法，治热厥邪盛，是遵仲景"厥应下之"之旨。余遇热病休克者，常用此法取效。本例是将大承气汤、茵陈蒿汤、清热解毒汤三方化裁参用。

四、肠梗阻治以理气攻下法

患者石某，男，36岁，住院号4864。腹痛呕吐，发热恶寒一天，腹壁肌肉紧张，压痛明显，肠鸣音低下。血压9.2/6.5kPa；血常规检查：白细胞23.7×10^9/L；X线检查：高位小肠梗阻。西医诊断：高位肠梗阻。中西医结合治疗，诊得腹痛腹胀拒按，时欲呕吐，脉实，舌苔薄白。中医辨证：阳明腑气不通，肠结关格，通降失常，治拟通里攻下，理气开结，佐以清热活血。处方：生大黄15克，芒硝6克，枳实15克，厚朴15克，乌药6克，莱菔子15克，黄连6克，蒲公英30克，黄柏12克，赤芍9克，桃仁9克。1剂后，大便4次，有矢气，不呕吐，腹痛腹胀明显减轻。续服1剂，梗阻解除。

按：理气与攻下同用，可加强泻下的作用，如大小承气汤中，应用厚朴、枳实，舟车丸中有青皮、陈皮、木香、槟榔。近代此法每多用于急腹症，本案所述急性肠梗阻，是由于肠腑气机痞塞，升降失度，水谷精微不得上升，糟粕浊物不得下降，可见痛、胀、吐、闭的临床表现。正如《医贯》云："关者下不得出也，格者上不得入也。"《医学入门》说："关格死在旦夕，但治下焦可愈，大承气汤下之。"今宗其法而加强清热解毒，润肠除胀之力，亦即复方大承气汤之类。本方行气开结与攻下通里同用，以通肠腑，开肠结为主要目的，以便下快利，矢气频转为主要标志。

五、肺炎并发中毒性肠麻痹治以泻肺攻下法

患者唐某，男，8岁，住院号724071。发热恶寒，咳嗽，口干，有痰色黄，呼吸急促，双肺有啰音，白细胞15.2

$\times 10^9/L$，中性91%，胸透：肺炎。三日后，腹部胀痛，大便不通，脉弦数，舌质红，苔厚腻。西医诊断：肺炎并发中毒性肠麻痹。中医辨证：肺热及腑，热毒壅滞。治以泻肺攻下，清热解毒。处方：桑白皮10克，葶苈子6克，生大黄6克，枳壳10克，元明粉6克，银花20克，连翘20克，黄芩10克，山栀10克，杏仁6克，象贝母6克，冬瓜子10克。药后，大便得通，发热减轻，但仍腹胀，守原意加减，十天后病情稳定向愈。

按：中医认为"肺与大肠相表里"，如温邪袭肺，热邪内盛，以致肺气不降，可直接影响大肠的传导功能，而出现阳明腑实之证。有人主张麻杏石甘汤合小承气汤，吴鞠通提出宣白承气汤，余仿其上下合治之义而延伸其法，选用桑白皮、葶苈子以泻肺平喘，杏仁、象贝母、冬瓜子以止咳化痰，枳壳、生大黄、元明粉以行气通腑，银花、连翘、黄芩、山栀以清热解毒，共奏泻肺攻下，清热解毒之效。还有人提出，治疗急性肺炎，先用生大黄、芒硝、玄参、甘草组成的泻热汤1~3天，以突击泻热，对以后治疗有利。这对"肺与大肠相表里"的理论有所充实。

六、尿毒症治以活血攻下法

患者李某，男，58岁，住院号16721。慢性肾炎已十余年，因头痛发热、浮肿，尿蛋白+++，血非蛋白氮150mL而入院，经诊断为尿毒症，除西药治疗外，邀中医会诊：诊得浮肿尿少，腹胀腰酸，头晕颇甚，心慌气急，肢冷纳差，食后呕吐，舌质紫黯，苔白腻，脉弦滑。为阳虚血瘀，浊阴上逆，拟温阳降浊，活血攻下。处方：制附子30克（先煎），生大黄9克，桃仁9克，当归15克，桂枝6克，白术、茯苓、猪苓、干姜、泽泻各9克，党参、黄芪、姜半夏各15克，陈皮6克。连续服半月，非蛋白氮降至44.5mg，尿量增多，肢肿消退，头晕明显好转而出院。

按：在肾病后期，由于脾肾衰败，湿浊凝聚，郁阻中焦，胃气不降，浊阴上逆，经脉瘀阻，症见面色晦滞，不思饮食，恶心呕吐，头痛烦躁，甚者昏迷抽搐，常以活血温阳，攻下降逆而收效。本方生大黄为关键用药，取以荡涤浊阴之邪下降；大黄得桂枝、桃仁，有桃仁承气汤之意，取活血逐瘀，疏通经络之功；大黄得附子、干姜、党参又有千金温脾汤之意，取温阳祛寒，健脾益气之效，病至后期，务必多项式、多层次、多方向进行辨证施治。

七、风心病心衰并发肾衰治以温阳攻下法

患者胡某，女，51岁，住院号81790。有风湿性心脏病史，入院后近半个月来浮肿加重，咳嗽气粗，心悸，尿少，口唇趾指紫绀，腹水，近5天无尿，腹胀难忍，肝肋下5cm，剑突下7cm，心电图提示：心房纤颤；检查非蛋白氮64mg；参合多种检查结果，诊断为风心病，心房纤颤，心力衰竭3级，并发肾衰。中医诊得：神情淡漠，呼吸急促，昼夜不能卧床，扶坐床边，呻吟不止，舌质暗红苔少，脉沉细而散。中医辨证：心肾阳衰，水邪泛滥，脉络瘀阻，治以攻补兼施，温阳逐水，理气化瘀。处方：制川附片90克（先煎），肉桂15克，葶苈子10克，黑白丑15克，黄芪50克，木香10克，大腹皮20克，益母草30克，丹参50克，茅根50克，白术15克，砂仁10克，桃仁10克，五加皮15克，茯苓60克，红枣5枚。药后解出小便200~300mL；效不更方，加减30剂后，尿量逐渐增多，水肿减退，已脱险境。

按：水肿与肺、脾、肾诸脏功能障碍有关。风心病后期，可见心力衰竭，严重者可延及肾衰。中医认为：多属阳气衰微，水湿泛滥，气机升降失常，症见全身浮肿，胸腹痞满，呼吸急促，小便不利，为本虚标实之证，急予扶正兼祛邪，温阳与逐水并用，挽生命于顷刻。本案为心肾阳虚，水邪泛滥，犯肺及脾，脉络瘀阻，故用附子、肉桂温心肾之阳；葶苈子、大枣以泻肺逐水；黄芪、白术、茯苓益气健脾利水；黑白丑、五加皮、大腹皮逐水消胀，木香、砂仁调畅气机，桃仁、丹参、益母草化瘀利水，本方为攻补兼施，扶正不碍邪，攻邪不伤正，扶正以温阳为先，祛邪以逐水为主，两者并行而不悖，各司其道而奏效。

八、肝硬化腹水治以逐水攻下法

患者瞿某，男，39 岁，门诊号 45950。腹胀二个月下肢浮肿明显，小便少，口干，牙宣，大便日有一次，脉细弦，舌质微红，苔薄白，血 HBsAg（+），抗 HBc（+），球蛋白 32g/L，B 超检查：肝硬化腹水，脾肿大。西医诊断：肝硬化腹水。中医辨证：邪毒久恋，瘀阻络脉，水湿停滞。治以逐水攻下，活血化瘀，扶正祛邪。处方：生大黄 10 克（后下），葶苈子 30 克，黑白丑 10 克，五加皮 15 克，莪术 20 克，丹参 15 克，郁金 15 克，炙鳖甲 10 克，山甲片 10 克，地鳖虫 10 克，石见穿 30 克，米仁 30 克，大腹皮 30 克，玉米须 30 克，冬瓜皮 30 克，紫河车 6 克，生黄芪 15 克。服药二个月，腹已不胀，腹水消退。

按：“臌胀”一病，历来医家一般分为“气臌”“血臌”“水臌”“虫臌”，但气血水三者，每多相因为患，仅有主次先后之分，而非单纯为病。肝硬化腹水是由于邪毒内伏，肝郁血瘀，肝络痹阻，气化失司，水湿内停，三焦壅塞，致肝脾肾三脏俱损，属本虚标实之重病，逐水攻下法为治标的重要手段之一，虽说属于权宜之计，但有积极的治疗意义。成败的关键在于掌握攻补的时机与分寸。本案采用攻补兼施的方法而获效。其中生大黄、葶苈子起推动荡涤的作用。

九、黄疸型肝炎治以利胆攻下法

患者居某，男，70岁，专科号419。以往有肝炎病史，近二周来，纳呆乏力，小溲色黄，全身皮肤瘙痒，大便2~3日一行，舌质微红，苔薄白，脉弦细，肝功能检查：总胆红素28.1mmol/L，SGPT 129U/L。西医诊断：黄疸型肝炎。中医辨证：肝胆湿热，腑气不行。治以利胆泄热，解毒通腑。处方：黄芩10克，山栀10克，虎杖15克，郁金10克，赤芍20克，白花蛇舌草30克，丹参15克，六月雪30克，垂盆草30克，败酱草30克，生大黄10克，元明粉10克，胡黄连6克，生米仁30克。药后1剂，病员来电告知，大便日行10余次，但精神尚振，嘱继续服药，不必惊慌，连服14剂，腹部舒松，皮肤不痒，大便日3次，复查总胆红素、SGPT，均降至正常。

按：胆为“中清之腑”，内藏胆汁，若湿热郁蒸，热毒内盛则气机壅滞，影响胆腑的通降，致使胆汁横溢，则可出现黄疸。治疗之法，遵“六腑以通为用”的原则，选用利胆攻下法，方中黄芩、山栀、虎杖清热利湿退黄；郁金、赤芍、丹参行气活血利胆；白花蛇舌草、垂盆草、六月雪清热解毒降酶；败酱草、生米仁以清热祛瘀利水；胡黄连独入血分，善除湿热；生大黄、元明粉通腑泄热，促进胆汁分泌和排泄。凡黄疸者、赤芍、胡黄连、生大黄为必用之药，属利胆攻下法范畴。

十、乙型肝炎活动期治以解毒攻下法

患者任某，女，25岁，门诊号9403164。有乙型肝炎病史8个月，肝功能经常反复，5月15日检查SGPT 188U/L，GOT 150U/L，球蛋白37g/L，5月17日门诊：肝区疼痛，乏力腰酸，大便不畅，小溲色黄，脉细弦，舌质尖红，苔薄白。西医诊断：乙肝活动期。中医辨证：疫毒内伏，厥阴与阳明同病。治以解毒攻下，疏理肝络。处方：水牛角粉10克（包煎），青黛10克，垂盆草30克，六月雪30克，虎杖30克，龙胆草10克，生大黄10克，枳壳15克，败酱草30克，生米仁30克，赤芍15克，丹参15克，郁金15克。药后大便通畅，肝区不痛。6月14日化验：SGPT 22U/L，GOT 37U/L，球蛋白30g/L，其后随访一直正常。

按：病毒性肝炎活动期，谷丙转氨酶增高，大多为疫毒内伏，湿热壅滞，肝失疏泄，如大便不畅，阳明腑气不通，则邪无出路，疫毒愈伏，湿热更盛，形成恶性循环，治以解毒与攻下并进，理气与活血同用。攻下一法，在此具有截断、清除的重要作用。

在急症重症领域里，攻下法占有重要的地位，具有卓越的作用，但不是万能的一法，而否定其他的治疗方法，更不可妄用下法。应该做到下之既要得其时，又要得其法，得其时谓不宜失下，不宜妄下；得其法，谓审证候之缓急，度邪正之虚实，察病机之原委，辨积滞之有无。总之，要贯穿辨证论治的原则。

经验方选要

一、解毒调控免疫方

组成：白花蛇舌草30克，丹参15克，郁金15克，生黄芪15克，水牛角粉10克（包煎），叶下珠30克。

主治：乙型病毒性肝炎。

二、软坚护肝方

组成：鳖甲10克，穿山甲片10克，莪术10克，生黄芪15克，石见穿15克，当归10克。

主治：肝纤维化、肝硬化。

三、扶正逐水方

组成：丹参15克，穿山甲10克，生黄芪15克，葶苈子30克，黑白丑10克，沉香曲9克（包），腹水草30克。

主治：肝硬化腹水。

四、降脂理肝方

组成：泽泻15克，决明子30克，丹参10克，郁金10克，海藻30克，荷叶10克。

主治：脂肪肝、高脂血症。

五、清肝消肿方

组成：紫花地丁30克，败酱草30克，薏苡仁30克，皂角刺9克，合欢皮15克。

主治：细菌性肝脓肿急性期。

六、解毒护肝汤

组成：山栀15克，连翘30克，柴胡6克，白芍10克，当归10克，丹参10克，茵陈30克。

主治：细菌性肝脓肿吸收期。

七、清胆汤

组成：柴胡10克，郁金12克，赤芍15克，黄芩20克，枳壳20克，生大黄15克（后下）。

主治：急性胆囊炎，慢性胆囊炎急性发作。

八、舒胆汤

组成：柴胡6克，赤芍10克，山栀10克，木香5克，生大黄5克（后下）。

主治：慢性胆囊炎。

九、抗偏瘫方

组成：生黄芪15~60克，地龙10~30克，丹参10~30克，水蛭6~15克，蜈蚣1~3条。

主治：出血性中风或缺血性中风出现偏瘫，属气虚血瘀，经脉痹阻者。

十、降压饮 1 号方

组成：黑芝麻 30 克，黄芩 10 克，夏枯草 30 克，天麻 10 克，葛根 30 克。

主治：原发性高血压病早期。

十一、冠心乙方

组成：制首乌 20 克，桑寄生 15 克，灵芝 10 克，黄芪 15 克，白檀香 3~6 克，丹参 15 克。

主治：冠心病心绞痛轻型者。

十二、加味麻附细辛汤

组成：炙麻黄 5 克，附子 5~10 克（先煎），细辛 3 克，生黄芪 20 克。

主治：病态窦房结综合征。

十三、养阴复脉汤

组成：太子参 10 克，麦冬 10 克，五味子 10 克，苦参 10 克，玄参 20 克，连翘 30 克，莲心 6 克，黄连 6 克，生地 10 克。

主治：快速型心律失常。

十四、温阳复脉汤

组成：党参 15 克，黄芪 20 克，桂枝 10 克，附子 10 克，赤芍 10 克，炙甘草 10 克，黄精 20 克。

主治：缓慢性心律失常。

十五、心衰合剂

组成：葶苈子30克，桑白皮10克，车前子30克，丹参20克，生黄芪15克，五加皮10克。

主治：心力衰竭。

十六、加味生脉饮

组成：太子参10克，麦冬10克，五味子10克，生地10克，丹参10克，连翘20克，生黄芪15克，甘松10克。

主治：病毒性心肌炎后遗症。

十七、泻肺解毒方

组成：葶苈子15克，桑白皮10克，鱼腥草30克，丹参15克，银花20克，连翘20克，茯苓10克，芦根30克，陈皮10克。

主治：慢性肺心病急性感染。

十八、肺心方

组成：太子参10克，黄芪10克，丹参10克，百合20克，赤芍10克，仙灵脾15克，苁蓉10克，炙紫菀10克，苏子10克，陈皮6克。

主治：慢性肺心病稳定期。

十九、安心方

组成：淮小麦30克，炙甘草10克，大枣7枚，丹参15克，百合15克，生龙骨15克，生牡蛎15克，灵磁石20克，麦冬10克。

主治：心脏神经官能症。

说明：上述十九首方，系作者临床经验积累所形成，可供读者参考，但在临床具体运用时，尚需根据实际病情，辨证加减应用。

诊余漫话

次公导师永远是楷模

余于弱冠之年（20 世纪 50 年代），得徐福民主任推荐，拜章次公先生为师，侍诊于上海市卫生局公费医疗第五门诊部。先师前往首都任职之时，承蒙关爱，以《柳氏四家医案》相赠，并亲笔题字，署名，全文如下：

“医案为古人积验所在，近贤经验之总结亦汇集于医案，特持赠

云鹏同志揣摩章次公倚装，时同事于第五门诊部。”

对先师的教诲与先师的品德，记忆犹新，实难相忘，兹举三事，以示怀念。

一、治学严谨重视经典

一日，痹症患者求诊于先师，师问：《金匮要略》桂枝芍药知母汤，有哪些药物组成？余虽有所知，但未能背全，遗漏了防风。师正言批评说：“《金匮要略》为治疗杂病之典范，桂枝芍药知母汤，为《金匮要略》之名方，理应熟记背烂。”余低头汗颜不已。自忖对《伤寒论》尚能背诵，对《金匮要略》确为不足，遂重点攻读“中风历节病、血痹虚劳病、肺痿肺痈咳嗽上气病、胸痹心痛短气病、痰饮咳嗽病、黄疸病、惊悸吐衄下血胸满瘀血病、呕吐哕下利病”等篇。其后，余在临床实践中，运用桂枝芍药知母汤治疗痹症，其效果佳。先师治学严谨，重视经典的精神，对余影响颇大。20世纪80年代，余进行主任查房时，一位主治医师介绍说，桂枝芍药知母汤为治疗热痹的主方，令余大吃一惊，即问，该方之组成，竟然只说出桂枝、芍药、知母三味药；尚不知有麻黄、附子之温药。次日，下令全科各级医师，重视经典著作学习。

二、全神贯注一丝不苟

先师临证或写作时，均全神贯注，一丝不苟。临诊时详问病史，记录有序，切诊察舌时，或凝视、或点头、或思索，总是聚精会神，香烟燃至手指全然不知。病案从实情出发，可长可短，长者整整2~3页，短者寥寥数语，确也切中要害，不拘一格，可谓巧矣。诊治疾病，主张“双重诊断、一种治疗”，甚有见地，具有历史指导意义。

说到历史指导意义，回忆先师曾云：“中医本身不能深入钻研，去继承祖国医学遗产，而首鼠两端，犹豫不定，或者以利为先，不求精进，斯乃真可忧耳。”事隔近半个世纪，仍不失为警世之言。

先师诊务甚忙，但还是手不释卷，从事写作，应钱今阳社长之请，被聘为《新中医药》杂志顾问，经常撰写《诊余抄》。《诊余抄》短小精悍，文简意赅，含义深远，启迪尤长。先生一生倾注于中医事业，时间有限，无暇顾及生活，边幅不修，乃情理之中，可贵之处。

三、大医精诚一视同仁

先师一生，不争名利，荣辱处之淡泊，真是“无欲无求，先发大慈恻隐之心，誓愿普救含灵之苦。”有大医精诚气概。不论高级干部与一般干部，富贵者与贫穷者，都一视同仁。先生早年私人开业时，对贫穷者，不计诊金，甚至送医给药。在青海路 44 号，上海市公费医疗第五门诊部工作时，领导另辟三楼高级干部诊疗室，供先师专用。在高级干部就诊颇多的情况下，凡同道介绍，或疑难杂症者，先师仍热情接待，详为诊治。如一位胸痹患者，系一般机关干部，主诉：胸闷不舒，纳谷不馨，且有心悸，曾作胃病治疗，效果不佳，商请先师诊治，先师利用午间休息时间，详为望、问、闻、切后，拟炙甘草汤加减，还进行随访，效果满意，得到病员好评。

先师对待患者，一视同仁，有口皆碑，盛赏不已。赴首都后，也一直保持大医精诚的气概，是吾等永远学习的楷模。

对《伤寒论》与《内经·热论》关于六经问题的我见

《伤寒论》是中医辨证论治最为系统的经典著作，它与《内经·热论》的关系如何？历代医家有着各种不同的见解。我本着学习的精神，略抒管见如下：

我认为，《伤寒论》与《内经·热论》之间，是既有联系又有区别，所谓联系，是从历史发展上来认识；所指区别，是从内容实质上来考虑。兹先谈历史发展上的联系。仲景《伤寒论》自序中说："……乃勤求古训，博采众方，撰用《素问》《九卷》《八十一难》《阴阳大论》《胎胪药录》，并凭脉辨证，为《伤寒杂病论》合十六卷。"据现存依据来考察，其中《素问》生气通天论、阴阳应象大论、阴阳离合论、玉机真脏论、热论、评热病论等篇，关系较为密切，这就是医学历史上的联系，后人说"承前启后"，是《伤寒论》最大的贡献，是不无原因的，关于《伤寒论》六经与《内经·热论》六经是否一致的问题，我体会，《伤寒论》六经的名称，虽渊源于《内经》，但其实际意义，则完全不同。仲景使用《内经》六经的名称，而赋予了新的意义和新的内容，因此，在实质上和《内经·热论》有了原则性的区别，而区别点可从三方面来讨论。

一、六经主要症状不同

为了便于对照起见，兹将《伤寒论》与《内经·热论》

的六经主要症状，列比较表如下：

表一 《伤寒论》与《内经·热论》的六经症状比较

经名	《伤寒论》	《内经·热论》
太阳	脉浮，头项强痛而恶寒，发热	头项痛，腰脊强
阳明	不恶寒反恶热,汗出烦渴,谵语,便秘	身热，目疼鼻干，不得卧
少阳	往来寒热，胸胁苦满，心烦喜呕，默默不欲饮食，口苦，咽干，目眩，脉弦细	胸胁痛而耳聋
太阴	腹满而吐，食不下，自利益甚，时腹自痛	腹满而嗌干
少阴	脉微细,但欲寐,恶寒身蜷,手足逆冷	口燥舌干而渴
厥阴	消渴气上撞心，心中疼痛，饥而不欲食，食即吐蛔，下之利不止，或厥热相间	烦满而囊缩

根据上表的比较，《伤寒论》与《内经》六经的主症，在三阳证有同有异，而在三阴证则有异无同。因此，清代柯韵伯说：“仲景六经总纲法与《内经·热论》不同”。究其六经主症有异的关键，笔者体会：在于归纳论证的方法不同，《内经·热论》是以经脉论证为中心，从经脉循行路线和表里相关来归纳，其范围较狭，有实热证，而无虚寒证；《伤寒论》是以辨证论治为中心，从病情属性、邪正消长的情况来归纳，其范围较广，有实热证，并有虚寒证。后者可以概括前者的证候，而前者不能包含后者的证候，如《内经·热论》中的三阳病，没有《伤寒论》太阳的恶寒证、阳明的腑证、少阳的往来寒热等主症，仅有头项痛、腰脊强、身热、目痛、鼻干、胸胁痛、耳聋等三阳经脉循行路线所反应的证候。《内经·热论》的三阴病，是属实热里证。可以归入《伤寒论》阳明病中；《伤寒论》所述的三阴病，是属虚寒里证，为《内经·热论》所未涉及的。所以，清代程应旄

说："《素问》之六经，是一病共具之六经，仲景之六经，是异病分布之六经；《素问》之六经，是因热病而原及六经，仲景之六经，是设六经而该尽众病。"

二、六经传变规律不同

《内经·热论》说："伤寒一日，巨阳受之……二日阳明受之……三日少阳受之……四日太阴受之……五日少阴受之……六日厥阴受之……"说明热病六经传变规律。其中所谓一日、二日、三日是不符合实际的，一般认为：一日传一经，六日传遍六经，周而复始，至七日复转太阳。这不仅于《伤寒论》六经传变不同，亦为临床实践中所未见。由此，前贤对此作了种种解释，如清代张令韶说："传经之法，一日太阳、二日阳明、三日少阳、四日太阴、五日少阴、六日厥阴，六气以次相传，周而复始，一定不移，此气传而非病传也。"历代学者很少同意他的"气传"看法。至于清代高士宗所提出的"循次"见解，是被大多数人所接受的，他说："一日受、二日受者，乃循次言之，非一定不移之期日也。"纵然如此，仍与《伤寒论》六经传变迥然不同。试观《伤寒论》第4条"伤寒一日，太阳受之，脉若静者为不传，颇欲吐，若躁烦，脉数急者为传也"；第5条"伤寒二三日，阳明、少阳证不见者，为不传也"；第226条"本太阳病不解，转入少阳者，胁下硬满，干呕不能食，往来寒热，尚未吐下，脉沉紧者，与小柴胡汤"；第269条"伤寒六七日，无大热，其人烦躁者，此为阳去入阴故也"。据以上四条，仲景对六经传变规律，提出了三个基本原则：①六经的传变，是以脉与证为唯一的依据。②六经的传变，不能拘于日数，对《内经·热论》"伤寒一日，巨阳受之……二日阳明受之……三日少阳受之……四日太阴受之……五日少阴受之……六日厥阴受之……”的一日传一经之说，提出了反对意见。③六经的传变不是机械的循次相传，有越经而传的可能。这些均与《内经·热论》有所区别。

若说《内经·热论》中的“两感”与《伤寒论》“合病”“并病”有联系，则更难理解。《内经·热论》所谓“两感”，是指表里两经俱病。在《内经·热论》中，无“合病”之说，在《伤寒论》中，亦无“两感”之名。有人说:《伤寒论》第301条“少阴病，始得之，反发热，脉沉者，麻黄附子细辛汤主之”，是属于少阴与太阳两感证。的确，历代注家，除徐灵胎认为“发热、脉沉，均属少阴外，悉以两感解释。但是，本条的脉证，又与《内经·热论》中所说“病一日则巨阳与少阴俱病，则头痛、口干而烦满”的症状不同。更重要的，《内经·热论》中的两感是指实证、阳证、热证；而《伤寒论》中的两感是指虚中夹实、阴中有阳、寒中有热。因此，两者是很难混为一谈的。

三、六经治疗法则不同

正由于《伤寒论》与《内经·热论》归纳论证的方法不同，治疗原则也有很大的差异。在《内经·热论》，只提出“其未满三日者，可汗而已；其满三日者，可泄而已”的二个治疗原则；按其作用，仅为热证、实证而设。在《伤寒论》中，是具备了汗、吐、和、清、下及温、补诸法，可应用于热证和实证，寒证和虚证。《内经·热论》中的三阳病，只用汗法，而《伤寒论》中的三阳病，应用了汗、吐、和、清、下诸法。《内经·热论》中的三阴病，采用泄法，《伤寒论》中的三阴病，多用温、补法，这是一个很大的距离。因此，日人丹波元简说："本经所论三阴病者，即仲景所谓阳明胃家实证，故下文云'其满三日者可泄而已'；仲景所谓三阴病者，乃阴寒之证，此本经所未言及。"这不仅说明了治疗法则有差异，同时，也证实了归纳论证方法的不同。

也有人认为《伤寒论》中少阴病之急下存阴是热病、是下法；同时，少阴病之黄连阿胶汤证，旨在养阴泄热，也是热证，也是下法，企图说明《内经·热论》六经与《伤寒论》六经的一致性。依笔者粗浅看来，这种说法，是令人迷惑的。按少阴病是属于全身虚寒证候，由于少阴统括心肾，所以，表现为心肾衰弱，阴阳俱虚，故特揭"脉微细、但欲寐"为本病的提纲。又因为人之体质有偏阳偏阴，少阴兼有水火二气，所以，少阴病的病理机制，既可从阳虚而化寒，又可从阴虚而化热。用温经回阳的四逆汤、白通汤，治其寒化证；复出育阴清热的黄连阿胶汤、猪肤汤，治其热化证。但少阴病，本为心肾衰弱，毕竟以寒化为多，每见虚寒、亡阳之证，这是本病的主流。所以温经回阳为治疗本病的主要关键，亦为主要的方法。如从阴虚而热化，则为本病的支流，育阴清热一法，是为少阴病的次要方法。《伤寒论》中，少阴病三急下证，既非本病的主流和主要方法，又非本病的支流和次要方法，而是类似少阴病，"大实如羸状"的阳明里实证，按理不能列入少阴病，其所以冠"少阴病"三字，是提醒后人，明辨疑似，不为假象所迷惑，与篇中所列第318条"少阴病四逆，其人或咳、或悸、或小便不利、或腹中痛，或泄利下重者，四逆散主之"，其意义相同。若把少阴病三急下，看为少阴病的本证，这是一个误会，因为，失去了仲景六经辨证纲领的重大意义；也就是应该与《内经·热论》中的"三阴可泄"加以区别的理由。

综上所述，《伤寒论》与《内经·热论》在历史发展上是有联系的。《伤寒论》六经名称，是渊源于《内经》，但在具体内容上，是不一致的，表现在六经主要症状、六经传变规律、六经治疗法则等三个方面。因此，可以这样说：《伤寒论》六经与《内经·热论》六经，在历史发展上是有一定联系的，在内容实质上是有原则性区别的。似乎不能将两者笼统地说成是一致的。

整体观念是《伤寒论》的基本精神

《伤寒论》的思想基础，是根据患者的整体观念出发的。

1.《伤寒论》六经分证，是在《内经》阴阳学说基础上发展起来的，在具体内容上，涉及经络、气化、部位、脏腑等理论，《伤寒论》六经，是正邪、病性、病势、病机、病位等的综合，是从具体病象中归纳概括出来的综合性证候类型，是从整体出发的比较全面的辨证论治的学说。如“病有发热恶寒者，发于阳也，无热恶寒者，发于阴也。”此条是《伤寒论》六经的总纲，说明疾病的属性有阳性症状和阴性症状的不同。阳性症状是正邪两气势均力敌的现象，大多属于表证、热证、实证；阴性症状是正虚不能敌邪的现象，大多属于里证、寒证、虚证。同一阳性证候和阴性证候，它所表现的寒热虚实在程度上有轻重的差异，所以阳分为太阳、阳明、少阳，阴分为太阴、少阴、厥阴。仲景采用三阴三阳的命名，是从整体出发，表达六个不同的综合性证候类型，作为辨证论治的纲领。

2. 病因学是建立在内因与外因的辨证关系上。《伤寒论》认为：正虚是发病的根据，邪凑是发病的条件，而疾病发展的过程则是正邪相搏的结果。“血弱气尽，腠理开，邪气因入，与正气相搏，结于胁下，正邪分争，往来寒热，休作有时……小柴胡汤主之……”（97），这条的具体证治，虽是指少阳病而言，但其精神，可以代表《伤寒论》对于发病的看法。由此可见，仲景的病因学是建立在内因与外因的辨证关系上的。

3. 《伤寒论》立法论治，处处重视正气，整部《伤寒论》治疗法则上贯穿着“扶阳气”和“存津液”两个基本原则。所谓“阳气”是正常的生理活动功能；“津液”是维持机体活动的主要物质，它们都是维护生命、保持健康的基础，中医概括为正气，正气旺盛，就能抵御外邪。观其立方桂枝、四逆、理中、炙甘草等方，在论中占着重要的地位。而对于咽喉干燥者（83），淋家（84），疮家（85），衄血家（80），亡血家（87），汗家（88），皆在禁汗之列，因为这些患者或为阴虚、或为阳虚、或为气血俱虚，皆属正气不足，发汗足以重伤正气，引起它证。

4. 《伤寒论》亦不忽视祛邪：《伤寒论》的重视正气，并不意味着对外来的邪气置之不理，相反地，在一定条件下，当邪气对于疾病的发展起着决定性的作用时，就应以祛邪为主，《伤寒论》八法中的汗吐下清等法，基本上都是祛邪之法。观其主方白虎、承气、陷胸等方，祛邪亦所以扶正，亦有扶正与祛邪，齐头并进的。总之，治疗时，是从整体出发，权衡正邪的胜负，邪去正乃安；正气虚，虽见邪盛，一般以扶正为主，正足邪自去。

5. 注意体质、旧疾与变化：仲景在整体观念指导下，照顾病者的体质、旧疾及其疾病的复杂变化，均有启发性的提示。如“若酒客病，不可与桂枝汤，得之则呕，以酒客不喜甘故也”（17），“喘家作桂枝加厚朴杏子佳（18）”，“凡用栀子汤，病人旧微溏者，不可与服之”（81）。以上三条说明有个别体质特殊的或有旧疾的，治疗时还得予以照顾，否则便会引起不良后果。

由于疾病的传变复杂或治疗不当，可能出现寒热错杂，虚实兼夹的病证，又当随证施治。如“太阳病三日，已发汗若吐、若下、若温针，仍不解者，此为坏病，桂枝不中与之也，观其脉证，知犯何逆，随证治之”（16）。这就启示我们要全面权衡正邪的盛衰，病位的表里，病性的寒热，相应地制定治疗的措施，使“辨证论治”的特有体系更加系统、更加完备。

辨证准确是《伤寒论》的精髓所在

“辨”就是辨别、研究和分析，“证”就是疾病表现的征象，《伤寒论》一书的精髓所在，就是“辨证细致准确”，学习《伤寒论》就必须前后对照，互相比较，找出其辨证的真谛，这对指导临床实践具有很重大的意义。

1. 从论中主客关系看辨证：《伤寒论》的中心是六经分证，论中列为太阳病、阳明病、少阳病、太阴病、少阴病、厥阴病等篇，在各篇论证中，为了明辨疑似，鉴别清晰，所以条文之间，有主有客，主客的关系，也就是辨证的关系。所谓主，是本经病证；所谓客，是他经病证。从主客的条文进行辨证。如太阳病治宜麻桂青龙，这是本经病证，是主；而在太阳病篇，既有白虎汤，又有四逆汤，这些都是他经病证，是客。值得深思的是，在太阳病篇里，谈白虎汤，不明说是阳明病；谈四逆汤也不明说是少阴病。阳明病篇“脉浮而迟，表热里寒，下利清谷者四逆汤主之”（225）。此也没有明言少阴病，而是与前条“若脉浮，发热，渴欲饮水，小便不利者猪苓汤主之”（223），作为辨证鉴别的条文。再如：少阴病篇有三急下证，用承气汤，不明说阳明病，这也是仲景辨证鉴别的条文，少阴病三急下证，是类似少阴病“大实如羸状”的阳明里实证，按理不能列入少阴篇，其所以冠“少阴病”三字，是提醒后人，不为假象所惑，与篇中所列“少阴病四逆，其人或咳、或悸、或小便不利……四逆散主之”（318），其意义相同。若把少阴病三急下，看为少阴病的本证，这是一个误会，因为失却了仲景六经辨证纲领的重大意义。

2. 从“反”字上体验辨证：《伤寒论》是笔法精练，言简意赅的优秀著作，文字均有一定法度，论中的“反”字，具有辨证的含义。举例如下：“问曰：阳明病外证云何？答曰：身热汗自出，不恶寒反恶热也”（182），此条不恶寒反恶热，是与太阳病发热恶寒相鉴别。“病发热头痛，脉反沉，若不差，身体疼痛，当救其里，四逆汤方”（92），太阳病理应脉浮，而今脉沉，沉主里，不在表，故特曰“反”以示鉴别。“少阳病始得之，反发热脉沉者，麻黄细辛附子汤主之”（301），少阴病以不发热但恶寒为主证，发热不是主证，现在发热这是变局，所以说“反”发热。“少阴病，下利清谷。里寒外热，手足厥逆，脉微欲绝，身反不恶寒，其人面色赤……通脉四逆汤主之”（317），少阴病恶寒是本证，不恶寒不是少阴病的一般病情而是阴证似阳，故加“反”字，由此可见，论中“反”字，确寓辨证之义。

3. 证候分析的辨证：《伤寒论》六经分证的核心是对证候的辨别，试举几个证候的分辨，来领悟精髓之所在。

（1）分寒热：《伤寒论》对热型的分辨是很细致地将“发热恶寒”列为太阳病；“发热不恶寒”列为阳明病；“寒热往来”列为少阳病；“手足自温”列为太阴病；“不发热但恶寒”列为少阴病；“时厥时热”列为厥阴病；成为六个大纲，对临床指导意义很大。发热的临床表现形式是多种多样的，有表、里、寒、热、虚、实之分。如翕翕发热（12）属于阳气怫郁于外；蒸蒸发热（248），属于里热达外；恶热（182）属于阳明经热的外证，潮热（104、201、208、209、214、220、229）是由于邪热与燥屎内结；寒热往来（96、97、136、147），是少阳病正邪相搏的局面；烦热（77）主要由于无形邪热，内扰胸膈；里寒外热（370、317）是阴盛于内，格阳于外；厥逆面赤（315）是阴盛于下，格阳于上；真寒假热（82）是阳虚假热，水气内动；先厥后热（331、292）是阳气未泯之象。

（2）察汗出：汗出一症，亦有很多描述。自汗出时发热（53、54、95）是营卫不和，病尚在表；手足汗出（220）、（208）是津液外泄，胃中燥屎；但欲眠睡，目合则汗（268）是三阳合病；汗出剂颈而还，小便不利（236）此为瘀热在里，身必发黄；汗出而喘（63、162）此为里热迫肺；发汗遂漏不止（20）此为亡之渐；发热而利，汗出不止者（346）为有阴无阳，亡阳之汗；蒸蒸而振汗出而解（149）为正邪交争，正气驱邪外出。

（3）审口味：《伤寒溯源集》“夫渴不渴，乃有热无热之大分别也。”发热而渴不恶寒者（6）此为温病，渴与不渴是辨别温病与伤寒的关键。大烦渴不介，口燥渴（26、168、169）口干舌燥者（170、222）均属里热伤津之证；口燥咽干，自利清水色纯青者（320、310）为有形热实耗津烁液；口不仁面垢（119）为三阳合病；下利欲饮水者（373）属湿热下迫；小便不利，渴欲饮水，水入则吐（71、72、74、244）为太阳蓄水证；小便不利，渴欲饮水，心烦不得眠（223、319）为阴虚内热水热互结；口苦咽干目眩（263），为少阳病；口中和其背恶寒者（304）为少阴病阴寒内盛，引水自救；消渴气上撞心（326）为寒热错杂，膈有热也。

（4）辨下利：太阳与阳明病，必自下利者（32）为表未解里未热；利遂不止，脉促汗出者（34）为表未解里有热；太阳与少阳合病，自下利者（172）为表已解里有热；利不下止，心下痞硬者（163）为表邪内陷里已虚寒；阳明少阳合病，必下利脉滑而数者（371、373）为湿热下滞；自利益甚，时腹自痛者（273）为太阴腹泻，脾阳不振；下利清谷，厥逆而恶寒者（225、353），为少阴虚寒肾阳衰弱；小便不利自下利者（316）为肾阳不足水气为患；一再误下，下利不止（159）利在下焦，下焦滑脱；下利便脓血（305、307）为虚寒便血；下利时作时止（338）为厥阴久利；下利咽痛（330）为伤阴证；下利后便烦（375）为虚烦证。

（5）析厥证：厥者，冷也，甚于四逆也，凡是厥逆证，总是由于阴阳气血虚损，所以论中说“阴阳气不相顺接便为厥”（337）。咽中干而厥（29、30）为类似太阳中风证，误治成厥；呕吐为主，手足逆冷，烦躁欲死（309）为中焦虚寒，浊阴上犯；吐利躁烦四逆者（296）为下焦虚寒，阳气将绝；下利厥逆而恶寒者（353）为阴寒内盛，阳气衰弱；

利不止，厥逆无脉干呕者（315）为上下阴阳气不相顺接；里寒外热，手足厥逆脉微欲绝者（317、370）为内外阴阳气不相顺接；上吐脓血，下泄利不止，手足厥冷者（357）为上热下寒阴阳不交；胸胁窒闷而四逆者（318）为阳气郁结不达四末；手足厥寒，脉细欲绝者（351）为寒凝血滞；脉滑而厥（350）为热厥热深厥深，内真热而外假寒；心下满而烦，脉乍紧者（355）为痰饮宿食，内聚胸中；心下悸而厥者（356）为水邪内聚。

4. 凭证辨脉，以脉合证：《伤寒论》的论脉法。主要精神是“凭证辨脉”“以脉合证”，约言之，有以下数端。

（1）凭证辨脉：论中大多数是先详言症状，然后再谈脉法，再次讲到方药。如：“太阳病、发热、汗出、恶风、脉缓者名为中风”（2）；“太阳病或已发热，或未发热，必恶寒，体痛呕逆，脉阴阳俱紧者，名为伤寒”（3）；“服桂枝汤，大汗出后，大烦渴不解，脉洪大者，白虎加人参汤主之”（26）；“太阳病，下之后，脉促胸满者，桂枝去芍药汤主之”（21）；“脉浮者，病在表”（51）。从以上条文，明显指出，病在表，脉是浮的；在表无汗是脉浮紧，在表有汗，是脉浮缓；促脉是太阳病下之后胸满见之；脉洪大是因大汗出后，大烦渴转属阳明见之。

（2）从证舍脉：凡疾病轻浅者，大多数脉证相合，疾病深重的，往往脉证不符，治疗则衡量机宜，以症状为主体。如：“病人无表里症，发热七八日，虽脉浮数者，可下之”（257）；“阳明病，脉迟，虽汗出，不恶寒……有潮热……可攻里也”（208）。《伤寒论》大法，脉浮者，当发汗，脉迟者当温里，而上述两条，前条发热七八日，虽脉浮数，却不采取汗法而云可下之，后条阳明病，虽脉迟不用温法，从潮

热等症状而用下法，这都是脉证不合，从证舍脉，

（3）从脉舍证：病机以整体为主，脉象的变化是正气盛衰心脏强弱的标志之一，所以有从脉舍证的情况。如："太阳病，发热恶寒，热多寒少，脉微弱者，此无阳者，不可发汗……"(24)；"脉浮紧者，法当身疼痛，宜以汗解之，假令尺中迟者，不可发汗……"(50)。以上两条指出：不可根据症状采取汗法，应从脉象的微弱及尺中迟者，考虑到心力不振，下焦虚弱，而采取适当的处理，

（4）凭脉审机：脉象是审辨疾病的阴阳、表里、虚实、寒热的一种诊断方法，它阐述病机，提示预后。如："太阳病，得之八九日，如疟状，发热恶寒，热多寒少，其人不呕，清便欲自可，一日二三度发。脉微缓者，为欲愈者"(23)；"太阳病十日以去，脉微细，而嗜卧者，外已解也"(37)。以上两条说明：病邪既除，正气御外的任务已经完成，慢慢松懈，需要休息来调整一下，"其人不呕"无少阳症，"清便欲自可"无阳明证，说明没有传经的迹象，所以说："为欲愈也"。"嗜卧"也是休养生息以恢复体力疲劳的正常状态。再如："少阴之为病，脉微细，但欲寐也"(281)；"下之后，复发汗，必振寒，脉微细，所以然者，以内外俱虚故也"(60)；"下之后，复发汗，昼日烦躁不得眠，夜而安静，不呕不渴无表征，脉微细，身无大热者，干姜附子汤主之"(61)。以上三条均属阳气衰微，抗病不胜，脉见"微细""沉微"，结合症状，"但欲寐""振寒""下利""烦躁"说明病机趋剧，病势危重。

论治严密是《伤寒论》的关键之道

《伤寒论》是从整体出发，既原则又灵活，既果断又慎重，治疗设计是十分精细，方药组成是严格周密，概括起来有以下几点。

1. 治病必求其本

《伤寒论》立法遣药，不是分割地看待疾病的各种症状，而是把它们看成互相紧密联系的整体；不是停留在疾病的表面现象，而是企图透过现象去了解根本原因。如“心悸”是一个症状，但由于它在整个疾病过程中所处的地位不同，以及病因、病机不同，与它同时出现的伴随症状不同，因而其治疗方法亦有不同。“发汗过多，其人叉手自冒心，心下悸，欲得按者，桂枝甘草汤主之”（64），此为心阳不振的心下悸，用桂枝甘草汤补益心阳；“太阳病，发汗，汗出不解，其人仍发热，心下悸……真武汤主之”（82），此为水气凌心的心悸，用真武汤温经扶阳利水；“伤寒二三日，心中悸而烦者，小建中汤主之”（102），此为里虚不足的心悸，用小建中汤温补和营；“伤寒脉结代，心动悸”，用炙甘草汤，滋阴养血补气，复脉；“少阴病四逆，其人或咳，或悸……四逆散主之”（318），此为阳郁不伸，气机不宣的心悸，用四逆散加桂枝宣郁通阳；“伤寒厥而心下悸，宜先治水，当服茯苓甘草汤……”（356），此为水饮内停的心悸，用茯苓甘草汤温阳化水。以“心悸”一症为例，论证《伤寒论》的论治不是单纯的对症治疗，而是“求其本”的。

2. 总的因势利导

治疗疾病总的说来，遵循因势利导的原则。如："本发汗而复下之，此为逆也；若先发汗治不为逆。本先下之，而反汗之，为逆；若先下之，治不为逆"（90）；"太阳病外证未解，不可下也，下之为逆，欲解外者，宜桂枝汤"（44）。此两条提示：病在表，便解表，病在里，便治里，外证未解，不可下。"伤寒呕多，虽有阳明证不可攻之"（209），此条"呕多"是病机趋半表半里征象，亦须抓住这一分，先行和解，不能遽然攻里。又如"高者因而越之"如瓜蒂散；"下者引而竭之"如五苓散；"中满者泻之于内"如结胸之陷胸汤、丸，燥实用三承气汤等皆是。

3. 治有先后缓急

当疾病有几个证同时存在，特别是表里同病时，这就必须衡量轻重缓急，抓住最紧要的一环着手，才能得到较好的疗效，而避免疾病的变化。

（1）里实有表，先表后里："太阳病不解，热结膀胱，其人如狂血自下，下者愈。其外不解者，尚未可攻，当先解其外；外解已，但少腹急结者，乃可攻之，宜桃核承气汤"（106）；"伤寒，大下后，复发汗，心下痞，恶寒者，表未解也，不可攻痞，当先解表，表解乃可攻痞。解表宜桂枝汤，攻痞宜大黄黄连泻心汤"（164）。此两条是既有表证，里又有蓄血或痞证，均是里实有表，先表后里例证。

（2）表证为急先表后里：表里同病，而以表证为急的病情，如"太阳与阳明合病，喘而胸满者，不可下，宜麻黄汤"（36）。"阳明病，脉浮，无汗而喘者，发汗则愈，宜麻黄汤"（235）。此两条表证急于里证，故亦先表后里。

（3）里虚有表，先里后表：如"下利清谷，不可攻表，汗出必胀满”（364）；“下利，腹胀满，身体疼痛者，先温其里，乃攻其表，温里宜四逆汤，攻表宜桂枝汤”（372）。此为里虚有表证，先里后表的治疗法则。

（4）里虚为急，先里后表：如“伤寒医下之，续得下利清谷不止，身疼痛者，急当救里；后身疼痛，清便自调者，急当救表。救里宜四逆汤，救表宜桂枝汤”（91）；又如“病发热头痛，脉反沉，若不差，身体疼痛，当救其里，宜四逆汤”（92）。此两条是里虚急于表证，故亦采用先里后表的治则。

（5）表里同病，表里同治：表里同病，有时纯于解表则里证不去，纯于治里则外邪不解，故应表里同治，在具体运用上，仍当分析表证、里证，孰多孰少，孰重孰轻，孰急孰缓，而决定不同的治疗方法。

如病情以表证为主，则治疗应偏重于表。“太阳中风，脉浮紧，发热恶寒，身疼痛，不汗出而烦躁者，大青龙汤主之”（38），此为表实而兼内热，偏重于表的例证。

如病情以里证为主，则治疗应偏重于里。“太阳病，外证未除，而数下之，遂协热下利，利下不止，心下痞硬，表里不解者，桂枝人参汤主之”（163），此为太阳太阴同病，采用桂枝人参汤属偏重于里的治法。

如表证、里证处于相对均衡状态时，则应表里并重。如“伤寒表不解，心下有水气、干呕，发热而咳或渴、或利、或噎、或小便不利、少腹满、或喘者，小青龙汤主之”（40），此为表实兼水饮，表里均等之证，治以表里并重之例。

（6）表里错杂审证处治：

A. 辨疑似：有时病情在表里疑似之间，则应仔细辨别，以免汗下失序，造成变证。如：“伤寒不大便六七日，头痛有热者，与承气汤；其小便清者，知不在里，仍在表也，当须发汗。若头痛者，必衄，宜桂枝汤”（56），因其不大便六七日，头痛有热者似乎属里证，但还须从各方面加以分析。如见小便赤涩，知里热已重，可用下法；若小便清长，知“不在里，仍在表也”，虽不大便六七日，亦须发汗，宜桂枝汤。

B. 析转归：如“太阳病，十日以去，脉浮细而嗜卧者，外已解也；设胸满胁痛者，与小柴胡汤；脉但浮者，与麻黄汤”（37）。仲景分析了太阳病十日以上有三种转归，提出了三种不同的处理方法，可见他审证处治，是非常细致的。

C. 察后期：在疾病过程中的后期，亦须审证确切，表里分清。如：“太阳病，先下而不愈，因复发汗，以此表里俱虚，其人因致冒，冒家汗出自愈，所以然者，汗出表和故也；里未和，然后复下之”（93）。此条为里未和，然后用泻下之法，以和其里。又如：“吐利止而身痛不休者，当消息和解其外，宜桂枝汤小和之”（387），此条为里已和表未解者的治法。

总之，对于表里治疗的先后缓急，其主要关键，在于正气之强弱，正气旺盛表里俱病，根据具体情况或先表后里，或表里双解。正气衰弱，里气虚寒的，必须先顾其里，后解其表。

4. 果断与谨慎相结合

仲景在立方用药上，既胆大又心细，既果断又谨慎，能巧妙地把两者结合起来，这是他在治疗学上的又一特色。如大承气汤的使用上，可以反映这一点。论中有“急下之”五条（252、253、254、320、332），因证情危急必须抓紧时机，坚定果断，急下存阴，以挽生死于顷刻，亦有证情较前缓和，仲景则曰“当下之”（255、256），“可下之”（321），很注意分寸。对同样的使用大承气汤，都不厌其烦地详细嘱咐“分温再服，得下，余勿服”（208）；“若一服利，则止后服”（212）。更有试探性地“少与小承气汤，汤入腹中，转矢气者，此有燥屎也，乃可攻之；若不转矢气者，此但初头硬，后必溏，不可攻之，攻之必胀满，不能食也”（209）。这种果断和谨慎的统一，是临床经验的结晶。

5. 组方严格而周密

《伤寒论》收载方剂只有 113 方（内缺禹余粮方），应用药物仅有 82 种，但组方严格而周密，配伍有一定的法度，加一味药，减一味药，都有明确的指征，井然不紊，为后世方剂学的发展奠定了良好的基础。如论中麻黄汤治疗发热恶寒，无汗而喘，脉浮紧的太阳表实证。把麻黄汤中的桂枝，易为石膏，即为麻杏石甘汤，一味药之差，整个方剂的性质由辛温转变为辛凉，适用于邪热壅肺，身无大热，汗出而喘之证。将麻黄汤加石膏、生姜、大枣，名为大青龙汤，适用于太阳表实证，兼有里热，脉浮紧不汗出而烦躁之证，用麻黄汤以解太阳之表寒，加石膏以清里热而除烦躁。大青龙汤之散表寒而兼清里热，故麻黄多于石膏；麻杏石甘汤主清邪热而兼开肺气，故石膏多于麻黄。麻黄汤加芍药、生姜、大枣，即桂枝麻黄各半汤，麻黄汤治无汗表实，桂枝汤治有汗表虚，今二方合而用之，是发汗寓于不发汗，具有刚柔并济，从容不迫之妙，适用于邪郁于表，面有热色身痒之证，收到小汗邪解的效果，却无过汗伤正的流弊。柯韵伯曾比喻说：“犹如水陆之师，各有节制，两军相为表里，异道夹攻之义。”可见仲景组方的精细独到之处。麻桂合方去杏仁、生姜加细辛、五味子、干姜、半夏即为小青龙汤，治表不解，心下有水气，咳而微喘之证。小青龙汤发表之力，劣于麻黄汤，镇咳化饮之功，优于麻黄汤。大小青龙汤，均为两解表里法，大青龙治里热，小青龙治里寒，故发表之药相同，而治里之药有殊。

又如：苓桂术甘汤，治疗中阳不振，水饮上逆，心下逆满，起则头眩，脉沉紧之证。将苓桂术甘汤的白术易为大枣，则名苓桂甘枣汤，适用于汗后阳虚，水动于下，脐下悸欲作奔豚之证。前方用白术重在健脾，本方用大枣倍茯苓重在制水。把苓桂术甘汤的白术，易为生姜，即为茯苓甘草汤，治疗水邪内聚而心下悸之证。用生姜以奏发散阴邪与水气之力。将苓桂术甘汤去茯苓，白术，即为桂枝甘草汤，治疗心阳不振，心下悸欲按之证，突出桂枝甘草以补益心阳。本证（桂枝甘草汤）心下悸而无厥证，故不用茯苓与生姜；本证悸在心下而不在脐下，故不用茯苓与大枣；本证叉手自冒心，而不是心下逆满，起则头眩，故不用茯苓与白术。以上为有异之处。然苓桂术甘汤、苓桂甘枣汤、茯苓甘草汤、桂枝甘草汤，均有阳虚的一面，因此，桂枝、甘草为必用之药，乃取辛甘合用，阳气乃生之义。

厥阴病中寒厥和热厥的探讨

《伤寒论》厥阴病的关键，突出一个“厥”字，论中指出：“凡厥者，阴阳气不相顺接，便为厥. 厥者，手足逆冷者是也。”他概括了寒厥和热厥的共性，兹就厥阴病中寒厥和热厥，初步探讨如下。

一、寒厥的病机与治疗

寒厥证，是三阴传厥阴合病之证，乃阴寒内盛，阳气衰微，不能达于四肢所致。阳衰则阳气不足，外邪侵入易为寒化，由于火衰失固，故出现下利厥逆而恶寒者（353），或手足厥寒，脉细欲绝（351）。

寒厥之证，非用大温之剂，不能还阴阳之气于顷刻，故提出："诸四逆厥者，不可下之，虚家亦然"（330）；"伤寒五六日，不结胸，腹濡，脉虚后厥者，不可下，此亡血。下之死"（347）。只能用回阳救逆，温通经脉之法。

治疗寒厥的代表方，首推四逆汤，论中"大汗若大下利而厥冷者，四逆汤主之"（354），目前临床上用于真心痛而阳气欲脱者，喘证而心肾俱脱者，以及麻疹逆证正不胜邪者，均有较好的疗效。如作者治赵某，女，33岁。泄泻日有7次，呈水样或完谷不化，腹痛喜按，得温则舒，恶寒肢冷，脉细，舌淡苔薄，此肾阳不振，脾亦衰惫。投以制附片30克，干姜10克，炙甘草6克，肉桂2.4克，茯苓30克，太子参10克，白术10克，药后得效。

《伤寒论》："下利清谷，里寒外热，汗出而厥者，通脉四逆汤主之"（370），本方临床常用于真寒假热，下利厥逆，吐泻等证。如许小逊治周某，大吐大泻之后，汗出如珠，厥冷转筋。干呕频频，面色如土，肌肉瘦小，眼眶凹陷，气息奄奄，脉象欲绝。此败象毕露，处方：炮附子30克，干姜150克，炙甘草18克。一边煎药，一边灌猪胆汁，幸胆汁纳入不久，干呕渐止，药水频投，徐徐入胃矣，是晚再诊，手足略温，唯险症尚在，处方：炮附子60克，干姜45克，炙甘草18克，朝鲜参9克，急煎继续投药，而转危为安。

“手足厥寒，脉细欲绝者，当归四逆汤主之”（351），本方用于血虚寒凝厥逆证。如朱寿康医案，吴某，男，38岁，技术员。外出工作，两手及面部出现青紫，尤以手指、鼻尖、耳郭最明显，手逆冷及腕，脉沉细，舌质胖嫩，舌苔白，属阳气虚弱，不能温养四肢，寒邪外袭，致血脉凝滞，经脉不通，治以当归四逆加吴茱萸、生姜汤原方，后加黄芪服10剂而愈。再如作者治赵某，男，42岁，设计人员，右下肢麻木胀痛而有冷感，步履尤甚，不能行走。舌质微紫，苔薄腻，脉弦。病为寒凝经络，治以当归四逆汤，桂枝最初由15克，后增至30克，加牛膝、鸡血藤，病情逐渐好转，一月后能出差于东北。

寒厥也有由于水饮致厥的，如“伤寒厥而心下悸，宜先治水，当服茯苓甘草汤”（351），水饮内停，胸阳被遏，不能达于四末，则四肢逆冷，治以温胃化饮，通阳利水，不治厥而绝自可回。

“伤寒脉促，手足厥逆可灸之。”寒厥之证，亦可用灸法。如《续名医类案》窦材治一妇人时时死之，已二日矣，凡医作风治之不效，窦与灸中脘五十壮而愈。

“伤寒本自寒下，医复吐下之，寒格更逆吐下，若食入即吐，干姜黄芩黄连汤主之”（391）。本方用于厥阴寒格吐逆者，翻胃、膈间有热，中焦伤寒之证。汪石山治一人，年逾六十，形色紫，平素过劳好饮，病膈，食至膈不下，则就化为脓痰吐出，食肉过宿吐出，尚不化也，初卧则气壅不安，稍久则定……。汪诊之，脉皆浮洪弦虚，曰此大虚证也。医见此脉，以为热证，而用凉药，则愈助其阴，而伤其阳。若以为痰为气，而用二陈香燥之剂，则益耗其气而伤其胃，是以病益甚也。况此病得之酒与劳，酒性酷烈，耗血耗气，莫此为甚，又加以劳伤其胃，且年逾六十，血气已衰，脉见浮洪弦虚，非吉兆也。宜以人参9克，白术、归身、麦冬各3克，白芍2.4克，黄连1克，干姜1.2克，黄芩1.5克，陈皮2.1克，香附1.8克。煎服5帖，脉敛而膈颇宽，饮食亦进矣。

《伤寒论》认为，下利后脉绝，手足厥冷，卒时脉还，手足温者生，脉不还者死（365）。说明积极治疗，则预后较好，如果厥逆不止，灸之不温，脉亦不还（362），则预后不好。

二、热厥的辨证与抢救

热厥是三阳传厥阴合病之证，如邪热深伏于里，阳气被阻，为真热假寒之病，阴衰则阴液不足，外邪侵入易为热化，临床以热、厥、利并见为多。汪琥："厥阴所难治者，惟发厥一证，据仲景论中，真寒之厥十居其七，郁热之厥，十仅二三，以故今医治厥，每以热证作寒治者，其误良多，殊不知寒厥证，仲景治疗虽多，而病者十不得一；热厥者，仲景治法虽少，而病者十居其九。"对厥阴病热厥的临床作了补充。

热厥的临床表现是："厥深者热亦深，厥微者热亦微"（335）。有人认为：热深厥深，不仅四肢厥冷并且神志昏迷，所谓"内陷""内闭"之类。热厥可以开始发热，后厥而利；或开始发热下利，以后出现厥逆，或有开始即有厥逆，后出现发热下利。至于条文中所列日数，如厥几日，热几日，仅是对比厥与热的程度而言，以作预后的判断，并非真有厥几日，热几日，再厥几日。关于热与厥，陆九芝说："此其热固是热，而其厥则更是热，非当其热时则为热，而当其厥时，即为寒也。”“自有不明此语者，妄谓在热则热，在厥即为寒，是一气也，而五日能寒，五日能热，则当此五日厥时用热药，彼五日热时用寒药，而如厥后复热，则前五日之热药必为祸，热后复厥，则前五日之寒药必为灾，天下岂由此等病情，此等治法乎。”陆氏能认识到厥阴病中有热厥，是难得可贵的。

热厥之证，有用清法，如：“伤寒脉滑而厥者，里有热，白虎汤主之”（350）。本条是概括了多种急性热病的提示，如暑温、风温、春温、温毒等证。在黎比留伤寒医案中有用白虎汤治疗热厥，谭某之女，发热，医数日未愈，忽于黎明邀诊，至则其发热大渴，手足厥逆，脉浮滑，遂断曰：“此热厥也，太阳表邪随热气入里，致阴阳气不相顺接而厥耳……”此证原系少阳，小柴胡汤本可解决，乃误服以燥药为主之剂，故变为热厥也。遂以大剂白虎汤而愈。

“伤寒一二日至四五日厥者，必发热，前热者，后必厥，厥深者热亦深，厥微者热亦微，厥应下之，而反发汗者，必口伤烂赤”（335）。这种厥多是急性热病的危重期，其来势较急，必发热是说热厥必由发热而来，尤其是多由高热变化而来，热厥应以大承气汤之类攻下通里，是仲景抢救危重急症临床经验的结晶，有现实的指导意义。我曾治热厥邪盛之证：吴某，女，48 岁。近一周来右胁疼痛拒按，发热，身黄，一日来血压有时下降为零，西医诊断为急性胆道感染，中毒性休克。邀余会诊，中西医共同抢救。诊时，神识不清，时有谵语，扬手掷足，四肢不温，气促，腹胀满，已四日未更衣，小溲黄赤，舌质红，苔焦黄而褐，脉伏，病由肝胆热毒，腑气闭塞，即仲景所说“前热者后必厥……厥应下之”之例。投以大承气汤加清热解毒之品，一剂而神清，大便得通呈黑色，脉伏较起而肢温，继后血压与血常规正常，热厥亦除。

厥阴病篇还有："下利谵语者，有燥屎也，宜小承气汤"(374)。《医宗必读》："五月患伤寒至五日，下利不止，腹胀，诸药不效，有以山药茯苓与之，虑其泻脱也。余诊之，六脉沉数。按其脐则痛，协热自利，中有结粪，小承气汤倍大黄主之，得结粪数枚，遂利止。"有报道用下法治疗真热假寒下利：吴某，2岁，病下利，目闭，身冷，前医认为少阴证，投以理中四逆之剂，病转危笃。后医诊其脉，寻按均不可得，据前医云，脉绝已半日矣，细思若脉绝半日，岂有生机尚在？其中必有原因，遂启齿观察，见其舌苔黄燥，再视其肛门，周围红赤异常，验其大便，则甚黏腻，下利虽频，而量极少，与少阴之下利清谷大相悬殊，此系伏热，故见身冷脉伏。内真热而外呈寒象也，遂依"热淫于内，治以咸寒，佐以甘苦"之旨，与调胃承气汤加味，处方：朴硝7.5克，大黄4.5克，黄芩3克，黄连2.4克，甘草2.4克。服后数小时，下黑便甚多，脉出，肢温，知渴喜饮，次日按原方续方一剂，竟告获愈。

"热利下重者……白头翁汤主之"(371)。热毒下利为急症中的常见之病。据报道："用加减白头翁汤治疗成人急性细菌性痢疾58例，有效率为94.8%。"作者曾治方某，女，诊得滞下红白之冻，里急后重，舌苔黄腻，脉滑数。此肠中湿热积滞为患，由气而伤荣，坚肠、活血、化积、导滞可也，予白头翁12克，黄柏6克，黄芩6克，当归10克，桃仁6克，银花炭10克，焦山楂10克，赤白芍各6克，槟榔4.5克，炙草1.5克，3剂痢止。

热厥阶段，应正确地及时地识别邪热内伏的病机，透过现象，看到疾病的本质，不失时机，予以清热，或用攻下，使热毒外泄，则病易愈。如果失治误治，邪气内盛，则可进一步恶化，如“阳气退而病进”（342），“躁不得卧者死”（344），“厥不止者死”（345），均为预后差。

在热厥转变为寒厥，或是寒厥的病程中，如果发生“除中”是患者临终之前兆（333），为死候。

上述可见，厥阴病的厥证，寒厥有里真寒外假热之象；热厥有里真热外假寒之候。这就增加了辨证上的困难，而又病情危笃，刻不容缓，因此识别寒厥与热厥，特别是热厥，在临床上是首要一环，在明确诊断的前提下，果断地处理正邪之间的关系，是能够转危为安的。

答热病之疑

问曰：热病之义，各有所说，从何为妥？

答曰：热病之称，始见于《素问·热论》。“今夫热病者，皆伤寒之类也”，“人之伤于寒也，则为病热，热虽甚不死”。可见热病是泛指一切外感所致热性病也，义同广义伤寒，《素问·热论》为专论热病之成因、证候分类、发展规律、治疗大法，故名“热论”。此外尚有《素问·刺热篇》，所叙述为五脏热病之症状、诊断、预后等，故名“刺热篇”。《素问·评热病论》为评论热病之变证，如阴阳交、风厥、肾风皆热病之变，举而评之，故名曰“评热病论”。《灵枢·热病篇》既述各种热病之症状诊断及预后，又提出五十九刺法，为诸热病死生刺法之专论；据此，可见热病之义甚广。

然，近世医家是有不同之见，如《难经·五十八难》：“伤寒有五，有中风，有伤寒，有湿温，有热病，有温病，其所苦各不同。”将热病列为广义伤寒，五类疾病之一。朱肱认为：温热二病，是以气候为转移。因春温气而变，名曰温病；因夏热气而变，名曰热病。温热二名，在以热之多少为义。吴又可则主张：温者热之始，热者温之终，温热首尾一体，故又为热病即温病也。丹波元简又曰：“温病、暑病皆是热病，以时异其名耳。”柳宝诒则云：“伏气所发者，名为热病。”愚意：“热病是以外感发热为主要特征之病，是多种疾病之统称。”

治温良机在气分

问曰：天士以营分证为关键，入营犹可透热转气，以此论指导临床意义如何？

答曰：叶氏之言，似可商榷。余则认为，抓住气分证候是治疗热病之良机，其理由有三：

其一，从外感热病卫、气、营、血比例数观察，气分证候占多数。有学者对 1896 例温病患者进行分析，属卫分者 652 例，占 34.38%；气分者 992 例，占 52.32%；入营者 75 例，占 3.96%；入血者 177 例，占 9.34%。余等观察外感热病 100 例，其中属气分者 63 例，占 63%，属大多数。临床采用和解清热法，治邪在半表半里，方用小柴胡汤或大柴胡汤。用清气退热法，治邪热炽盛，方用白虎汤。清热利湿法，治湿热并重，方用甘露消毒丹之类。攻下实热法，治病为阳明腑实、痞、满、燥、实，分别选用三承气汤。化痰清热法，治痰热互结之证，方用小陷胸汤加味。

其二，从病情演变过程考虑，如抓住气分证候，及时正确地大胆用药，不使传变入营，方为上策，若病涉营血，热入心包，神志昏愦，不省人事，方用安宫牛黄丸、至宝丹、紫雪丹等芳香开窍之品，往往一因货源缺乏，二因给药途径单纯，收效不显，深有错过治疗时机之感。

其三，病入营血，亦需清热解毒，如邪入血分当予凉血清热，方用犀角地黄汤；还有瘀热互结用化瘀清热法，方用解毒活血汤。清热解毒，为热病之必不可少者，即在清营凉血之中，亦属如此，如清营汤中有银花、连翘、竹叶、黄连等。因此，清热解毒法基本上贯穿热病的全过程，而清热解毒，又为治疗气分证候之主法。

古人有曲突远薪，以防火患之议，对热病治疗抓住气分勿使入营之见，其理相通，如对医家临床有所裨益，则幸矣。

清代名医“风温”医案选析

“风温”是临床上常见的外感热病之一。兹就案头所得，清代名医 12 家，风温医案 69 例，其中叶天士（简称叶）13 例，王旭高（简称旭高）3 例，王九峰（简称九峰）1 例。尤在泾（简称尤）2 例，王孟英（简称孟英）2 例，马培之（简称马）2 例，曹沧洲（简称曹）5 例，张聿青（简称张）4 例，金子久（简称金）1 例，柳宝诒（简称柳）16 例，雷少逸（简称雷）3 例，丁甘仁（简称丁）17 例。作初步分析探讨如下：

一、新感、伏邪之争

本病名称首见仲景《伤寒论》第六条"若发汗已身灼热者，名风温"，但此风温系温病误治后的变证。晋·王叔和师承其意，并谓"病中更感异气而变的风温"；朱肱《活人书》曾记载"风温治在少阴厥阴，不可发汗"，遂作伏气温病。适至清代多数温热病家确定本病属于新感范畴，但少数医家仍持伏气之说。

1. 主张新感之说

叶：某案"风为天之阳气，温乃化气之邪，两阳熏灼，先伤上焦……"。又说："风温者，春月受风其气已温"。孟英：韩案："孟英切脉，左弦数右滑溢，乃痰热内阻，风温外侵"。马：某案："风温外感，肺胃之痰火内蕴，始则咳呛，继以发热。"

2. 本病伏气之旨

雷少逸推风温为病之原与春温仿佛，亦由冬令受者，当时未受，肾虚之体，其气伏于少阴，劳苦之人，伏于肌腠，必待来春感于风，触动伏气而发也。其证头痛，身热自汗，咳嗽口渴，舌苔微白，脉浮而数者，当用清凉解表法。倘或舌绛苔黄，神昏谵语，以及手足瘛疭等证之变，皆可仿春温变证之法治之。

3. 新感引动伏邪

丁：张案："风自外来，温从内发，温而化热，热盛生痰，风善上升，风温痰热，逗蕴肺胃。……始拟辛凉清疏，以解伏气，温胆涤痰而通神明。"丁：王案："……此乃风温伏邪，蕴袭肺胃，蓄于经络不解，泄越放外，势有内陷之象”，二诊“……伏温之邪，有外达之机”。

按：由于温病学说的发展，在温病的成因上分成了新感与伏邪，新感引动伏邪，三个类型，它是病因学、发病学、病理学、治疗学分类法的综合概括。风温应属新感范畴，但临床上有新感引动伏邪之例，值得进一步研究。

二、对病机转归的发挥

叶天士在《温热论》中，叙述风温内容不多，但在《临证指南医案》中论述不少。综合清代名家之医案，则可反映对风温病因病机的全貌，并有所发挥与突破。

1. 风温从上而下

叶：某案：“风温从上而下，风属阳温化热，上焦近肺。”叶：僧案：“风温上受”“肺受热灼”。尤：某案：“风温挟痰留滞上焦”。叶：杨案：“此风温仍在上焦。”

2. 手三阴为病薮

叶：某案：“……种种变幻情状不外手三阴为病薮。”

旭高：孙案：“夫温邪为病，隶乎手经。”叶：方案：“风温上受，心营肺卫皆热，气不宣降，则痞胀，热熏膻中则神迷。

3. 温邪发于肺胃

柳：钱案：“温邪发于肺胃。”雷：孙案：“风温之邪，盘踞肺胃。”张：某案：“肺胃两经，为风热渊薮。”金：徐案：“肺胃为风温必犯之地，燥热为销烁之气，燥时伤津，热则伤液。”丁：吴案：“蕴袭肺胃两经，肺主一身之气，胃为十二经之长，肺病则气机窒塞，清肃之气不行，胃病则输纳无权，通降之职失司。

4. 风温挟湿

雷：梅案：“微热咳嗽，按其脉，濡数之形，舌苔黄而且腻……尤加胸闷，溺赤。此系风温挟湿之证，上直清畅其肺，中直温化其脾。”

5. 阳明之热内炽

丁：赵案：“温邪四天……身热有汗不解……伏邪伏于阳明，不得外达，虞其化火入营，急宜清解伏温，而化痰热。”丁：徐案：“发热六天，汗拽不畅，咳嗽气急……良由无形之风温，与有形之痰热，急阻肺胃，肃降之气不行，阳明之热内炽，太阴之温不解……拟麻杏石甘汤加减。”

6. 热灼营分，熏蒸膻中

金：徐左：“热势虽减，减不足言，营分已被热灼……舌质前半已有剥痕，舌质后半并不多苔……。”旭高：黄案：“舌干而绛，齿燥唇焦，痰气喘粗，脉象细数，无形邪热熏蒸于膻中，而又津枯液燥。”

7. 胃阴耗伤

柳：金案：“舌质光红无苔，胃阴先伤，是内热因之留恋。”

8. 传入少阴，伤及阴液

丁：雷案：“身热一候……舌光红干，涸无津，脉细小而数，右寸微泻而滑，此风温伏邪，始在肺胃，继则传入少阴，阴液已伤……”。

9. 阳虚外脱

丁：董案：“温病用参附龙牡等，是治其变证，非常法也，盖人之禀赋各异，病之虚实寒热不一，伤寒可以化热，温病亦能转变为寒，皆随六经之传变而定。”

按：风温从上而入，亦即叶香岩《外感温热篇》“温邪上受，首先犯肺”之意；手三阴为病薮，是宗“伤寒传足，温病传手”之说，验之临床，风温之邪，主要盘踞肺胃，传变在乎手经，热邪可见全程，兼证可有湿邪，伤阴耗津为其常，阳虚外脱为其变。

三、证候分析，精练恰当

清代名医风温医案中，对证候分析不仅文字通畅，而且说理透彻，有分析，有综合，并重视脉舌变化，脉证参合，辨证细致。

1. 围绕主证，说理清晰

（1）必然症：叶：某案：“头胀、汗出、身热、咳嗽必然并见。”

（2）咳、喘、痰：柳：杨案：“新凉郁遏肺气则咳嗽。”柳：章案：“蕴热上蒸，肺金被灼，壮热喘促”柳：钱案：“热邪郁燔于肺，壮热气促。”旭高：孙案：“湿挟热而生痰，火载气而逆上，则喘息痰嘶。”丁：吴案：“燥从火，火灼津液为痰，书所谓火为痰之本，痰为火之标也。”

（3）头、胸、脘闷痛：柳：马案：“鼻气上通于脑，下通于肺，今鼻塞涕多头痛，自有风邪内客，风为清邪，其在上，脑既不通，肺气自闭。肺主气而与大肠相表里，此气阻便闭之所由来也。”叶：某案：“肺气不得舒转，周行气阻致身痛脘闷。”

（4）谵语：柳：赵案：“浊热蕴于肺胃，蒙及心包，热势晚重，时有谵语。”丁：张案：“热痰蒙敝清窍，灵机堵塞，心主神明之所，变为云雾之乡，神识模糊，谵语妄言，起坐如狂。”

2. 重视脉舌的观察

（1）脉象的分析：叶：僧案：“寸口脉独大。”柳：钱案：“脉浮数。”柳：某案：“脉数。”曹：赵案：“脉数，温邪痰滞深重。”柳：钱案：“脉数如沸……金受火刑。”柳：杨案：“脉软细弦数。”柳：关案：“脉细而带数，阴虚之质。”丁：吴案：“脉左尺细数，左寸关浮弦而滑，右尺软数，右寸关滑数不扬。”丁：李案：“脉洪数……伏温化热，蕴蒸阳明气分。”柳：马案：“脉左关微弦，右涩滞。”柳：李案：“左寸弦数，此肝失制而木火愈张，心失养而君火遂旺也。右关细数者，肺胃俱以下降为职，肺气郁而上升，则胃亦失其下行之性，不能降其浊热，而胃亦郁而不畅也。右寸尺细者，本经既有郁热，又为诸经之火所灼，肺气郁遏不宣也。”丁：汪案：“诊脉沉细而数，谵语妄言，……此温邪伏营，逆转膻中……脉不洪数，非阳明里热可比，厥闭之阴，势恐难免。”

（2）舌质舌苔的观察：柳：翁案：“舌白，尖红，中带微灰。”又诊“舌质白厚，中灰，属肺胃浊邪，蕴结未化。”丁：张案：“舌尖红，苔薄腻黄。”柳：某案：“苔黄。”雷：孙案：“舌绛苔黄。”丁：袁案：“舌糙黄，六七日未更衣，此浊垢不得下达之征。”丁：陆案：“舌前半光绛，中段黄腻，阴液已伤，阳明腑结，不得下达。”柳：吴案：“舌质红而少苔，阴伤见象。”

按：辨证分析，是医疗实践中的主要环节。案中“头胀、汗出、身热、咳嗽必然并见”，言之恰当，但应有“口渴”一症，因渴与不渴为辨温之关键。火为痰之本，痰为火之标，火痰逆上为咳喘之因，痰热蒙蔽为谵语之源，脉以数为主，舌质以红为多，苔随邪气进退而变化，察苔验齿为温病学家诊法之特色。

四、临床经验丰富精湛

温病学说虽孕育于《内经》，但发展于清代，在案例中对风温的治疗，不因循守旧，能独树一帜，内容丰富，选药谨慎，以轻取胜，清灵见长。

1. 辛凉轻剂，清解为先

叶：某案："……当以辛凉轻剂，清解为先，大忌辛温消散，劫烁清津，太阴无肃化之权，救逆时用蔗汁、芦根、玉竹、门冬之类，苦寒沉降，损伤胃口，阳明顿失循序之司……"九峰：某案："风温不可发汗，而亦宜微汗，否则邪从何出……当与辛凉轻剂，清解为先。"叶：僧案："……先以辛凉清上，当薄味调养。"

2. 反对辛温解表

叶：伍案："风温乃手太阴肺病，与伤寒足经不同，轻则恰当治上。"叶：某案："医谓六经，辄投羌防，泄阳气，劫胃汁，温泄忌汗，何遽忘之。"九峰：某案："医辄投羌活、柴葛，以发汗劫津，失其旨矣。"孟英：许案："前医仍用温燥越二日，即见鼾睡……风温误汗，往往皆然。"

3. 清热肃肺，化痰为要

柳：又案："风温邪郁于肺胃……肺金为热所伤，宜清热肃肺法。"（银花、黄芩、川贝、枇杷叶、桑白皮、蛤壳等）。丁：吴案："清肺化痰，祛邪所以养正，除暴所以安良……。"（银花、杏仁、象贝、连翘、前胡、薄荷、冬瓜仁、山栀、芦根、枇杷叶）。"欲清其热，必解其温，欲化其痰，必清其火。"旭高：孙案："化痰以降气为先，气因火逆，降气以清肃为要。"

4. 抓住表里同治

（1）阐明肺肠相关：张：某案：“大肠与胃相连续，与肺相表里，热盛之下，腑气失通……唯有清化肺胃以清肠热。”

（2）疏表肃肺，清泄胃腑：柳：翁案：“……咳促痰多……大便不行，恐其热燔于胃，拟用疏表肃肺，清泄胃腑之法。”柳：又案：“老年风温屡清未已……拟疏风以撤余邪，宣肺以通腑气。”

（3）存阴通腑，清肺化痰：丁：陆案：“咳嗽痰多，口干欲饮，五六日未更衣，舌前半光绛，中缓腻黄，脉数不静，阴液已伤，阳明腑结不得下达，今拟存阴通腑，清肺化痰。”（杏仁、元胡粉、天花粉、象贝、川军、冬瓜仁、竹茹、芦根）。

（4）表里兼顾，清热止利：丁：许案：“咳嗽膺痛……大便溏泄……风温伏邪，挟滞交阻，邪不外达，移入大肠，拟葛根芩连汤加减。”

5. 不忘清阳明气分之热

丁：李案：“壮热一候，有汗不解，口渴烦躁，夜则谵语……”阳明热盛则口渴烦躁，上熏心包，则谵语妄言。急拟白虎汤加减。张：某案：“风温八日，身热咳嗽……甚则迷昧，自汗渴饮，脉数浮弦，舌红苔黄……此风邪化热，灼烁肺胃……用竹叶石膏汤加味。”

6. 创清营息风，涤痰之法

丁：汪案：“厥闭之险，势恐难免，亟拟清温息风，清神涤痰。”（犀角、羚羊、连翘、天竺黄、石菖蒲、竹沥、紫雪丹等）。

7. 存津液为关键

（1）救少阴之津，清阳明之火：旭高：黄案："头汗淋漓，痰喘不止，舌红干涸，齿板唇焦，此少阴阴液不足，阳明邪火存余……拟救少阴之津，清阳明之火，药用大生地、西洋参、人参、五味子、石膏、桑白皮等。"

（2）清养肺胃之阴：柳：吴案："……悉属阴伤见象，善后之法，当清养肺胃之阴，勿使余热留恋，庶可复原。"（沙参、麦冬、石斛、生地、百合、蛤壳、桔红、苡仁、川贝等）。

（3）甘凉生胃津之法：叶：伍案："……太饥太饱，此胃气已逆……当甘凉生胃津。"（药用：玉竹、沙参、甘蔗汁等）。

（4）滋化源以清温：丁：雷案："……肺炎叶枯有化源告竭之虞，势已入危险一途，勉拟黄连阿胶汤合清燥救肺汤加减。滋化源，以清温，清神明而涤痰。"

8. 知常达变，回阳敛阳

丁：董案："其邪不得从阳明而解，反陷入少阴，神不守舍，痰浊用事，蒙蔽清阳，气机填塞，今见神识模糊……汗多肢冷……阴阳脱离，即在目前，急拟回阳敛阴，肃肺涤痰。"（药用：吉林参、熟附片、龙骨、牡蛎等）。

9. 补益失误致死

（1）误作阴虚，腻补增剧：雷：孙案："患咳嗽热渴……前医皆以为阴虚肺损……愈治愈剧，始来求治于丰。按其脉搏大有力，重取滑数，舌绛，苔黄，热渴咳嗽……当畅其肺，清其胃……。"

（2）风温误补致死：雷：范案："患风温时病，药石杂投，久延未愈……患者信补不服，复请原医，仍用滋阴凉血补血之方，另服人参、燕窝……日累日深，竟成不起。”

按：风温治以辛凉清解为其大法，清热解毒，应贯彻始终，宣肺通腑，表里同治，确为治疗经验。清营开窍息风与涤痰合用，尤为清代医家之创举。顾护胃津与肾液固为治温之要领，然益气通阳，亦为救逆之大法，不能忽视。

对《临证指南医案·温热门》病案之初步分析

《临证指南医案》是叶天士的丰富临床经验的汇集，温热门的医案共53例，反映了叶氏对温热病病因病机的认识，卫气营血的辨证纲领以及独特的治疗法则，现作初步分析探讨如下：

一、对温热病病因病机之创见

1. 温邪自口鼻而入

叶氏首先提出温热病的病邪性质是温邪，热秽之邪，寒暄不正之气，感受途径是从口鼻而入，从而感染传化致病。如：

褚案之“温邪中自口鼻”。

丁案之“口鼻吸入热秽”。

华案之“口鼻受寒暄不正之气”。

2. 温邪侵入先犯上焦肺卫

叶氏认为：温邪伤人，必先侵袭上焦，肺卫应之。其理由如王案“吸入温邪，鼻通肺络”，肺开窍于鼻，鼻通肺络，温邪既从口鼻而入，所以提出“温邪上受，首先犯肺”的论点。

在张案中又说：“温邪吸入，上焦先受”；谢案：“积劳伤阳，卫疏，温邪上受，内入乎肺。”

3. 温邪化热，由卫及气

温邪化热，肺胃首当其冲，肺主周身之气，顺传于胃，热炽阳明气分。如谢案：“肺主周身之气，气窒不化，外寒似战栗，其温邪内郁，必从热化……”在华案中提出了“过募原，扰胃系”的论断。

4. 气分不解，传入营血

叶氏认为“温为热之渐，热乃温之极。”温邪气分不解，遂传入营血，在《温热论》中所谓“卫之后方言气，营之后方言血”即此意也。如叶案中说：“今脉数，舌紫渴饮，气分热邪未去，渐次转入血分。”毛案中说：“温邪热入营中。”更为可贵的是叶氏敢于提出自己的独特见解，把温热与伤寒的传变作了区别。在张案中说：“夫温热时疠，上行气分，而渐及于血分，非如伤寒是六经顺传经络者。”

5. 温热鸱张，热入膻中，扰动神明

叶氏遵《内经》“心为君主之官，神明出焉”之旨，认为心包络代君行事，温热鸱张，热入心包，或郁而化为秽浊之气，扰动神明，或热痰闭阻清窍，而为神昏、谵语等症状。如：

张案：“大抵热气鸱张，必熏塞经络内窍，故神昏，皆里窍欲闭。”

褚案：“夫温热秽浊，填塞内窍，神识昏迷……”

陈案：“热痰蔽阻空窍。”

热入膻中，有顺传而入，亦有逆传而入，并非只有逆传，热入膻中。以卫气营血分辨而言，似属营中之热。如：

陈案："热入膻中……乃营中之热。"

又案："目瞑，舌缩，神昏如醉，邪入心包络中，心神为蒙，谓之内闭。"

王案："吸入温邪，鼻肺，逆传心包络中，震动君主，神明欲迷。"

以上创见可以说是对温病学说的贡献。

二、对温热病分证论治的发展

叶氏对温热病提出卫气营血作为辨证纲领，并进行分证施治。的确是补充了《伤寒论》的不足，是一个外感热病研究的发展，现对《临证指南医案·温热门》的病案之分证归纳如下：

邪犯卫分者 7 例，占 13.2%；

邪犯气分者 13 例，占 24.5%；

热陷营分者 11 例，占 20.8%；

热入血分者 7 例，占 13.2%；

邪传心包者 15 例，占 28.3%；

其临证特点为：

1. 邪犯卫分

〔主症〕头痛、发热、微恶寒或不恶寒，口渴咽干，咳喘有痰、脉数，舌淡或略红。

〔治法〕以辛凉轻剂，宣肺清上为主。

〔方药〕桑叶、薄荷、豆豉、栀子、桔梗、杏仁、牛蒡子、连翘、银花、竹叶、菊花之类。

吴鞠通宗叶氏用药大旨，定为银翘散、桑菊饮。

〔案例〕某案"脉数，暮热，头痛，腰疼口燥，此属温邪”，“连翘、淡豆豉、淡黄芩、黑山栀、杏仁、桔梗”。

2. 邪在气分

〔主症〕全身大热、或汗出、烦渴欲饮、津乏咽燥、口糜气秽、胸脘痞满不饥，脉数而洪大。

〔治法〕以甘寒清热，养胃生津为主。

〔方药〕白虎汤、竹叶石膏汤加花粉、沙参、玉竹、石斛、地骨皮之类。

〔案例〕叶案：“热伤气分，用甘寒方，白虎汤加竹叶”。

某案：“右脉未和，热多口渴，若再劫胃汁，怕有脘痞不饥之事，当清热生津，仍佐理痰，俟邪减便可再商。

麦冬、人参、石膏、知母、粳米、竹叶、半夏”。

3. 邪陷营分

〔主症〕咽肿口干而不思饮，心中热闷、躁烦，晡夕发热，少寐，心悸震动，面色枯槁，舌绛裂纹，脉数而略虚。

〔治法〕治以育阴清热，清营驱邪。

〔方药〕清营汤为主加菖蒲、郁金、天冬、甘蔗汁等。

〔案例〕陈案：“热入膻中。夜烦无寐，心悸怔忡，舌绛而干，不嗜汤饮，见营中之热，治在手经。

犀角、鲜生地、元参、连翘、石菖蒲、远志、

又：

鲜生地、元参、天冬、麦冬、竹叶、茯神、金箔。

4. 热入血分

〔主症〕喉燥咽干，不喜饮水、肌肤出现斑点、隐疹，神情痴呆，或舌强卷缩，龈肉映血，牙齿干垢，舌质赤或紫干燥，乏津，脉弦数。

〔治法〕治以滋阴凉血，清热宣窍。

〔方药〕犀角、生地、元参、丹皮。

〔案例〕：许案："温邪已入血分，舌赤音低，神呆潮热，即发斑疹，亦是血中热邪，误汗消食，必变昏厥。

犀角、生地、元参、丹皮、郁金、石菖蒲。

亦有气血两燔者，如：

某案："脉数右大，烦渴，舌绛，温邪气血两伤，与玉女煎。生地、竹叶、石膏、知母、丹皮、甘草。"

5. 邪传心包

〔主症〕体热口燥，烦渴，神识昏迷，谵语妄言，胸闷痰潮，肢掣瘛疭，耳聋目瞑，舌赤苔黄，脉数疾。

〔治法〕清邪去秽，芳香化浊，宣透神机。

〔方药〕安宫牛黄丸、至宝丹、紫雪丹为主。

〔案例〕褚案："温邪中自口鼻，始而入肺，为咳喘，继传膻中则呛血，乃心营肺卫受邪，然邪在上焦，壅遏阳气，必聚为热，痰臭呛咳，是欲内闭，惜不以河间三焦立法，或谓伤寒主六经，或谓肺痈专泄气血，致热无出路，胸突胀大，危期至速矣，即有对病药饵，气涌沸腾，势必涌吐无余，焉望有济，夫温热秽浊，填塞内窍，神识昏迷，胀闷欲绝者，须以芳香宣窍，佐牛黄、金箔，深入脏络，以搜锢闭之邪，今危笃若此，百中图一而已。紫雪丹。

三、温热病治疗法则的特色

1. 以"存津液为第一"关键

叶氏遵《内经》"阳盛则热、阴盛则寒"之旨，认为温为阳邪，性属燥热，最易耗气枯津，伤阴劫液。在《温热论》中提出"热邪不燥胃津，必耗肾液"的论断。从温热门医案中，充分证明叶氏在温热病的治疗法则上，不论热邪侵袭卫分、气分，传变于血分、营分，或邪陷心包，不论发展到那个阶段，始终贯穿着“养气津以驱邪，滋阴液以清热”的基本精神，如邪在卫分之“辛凉解表”法，邪在气分之“甘寒熄邪”法，热入营分之“清营育阴”法，热入血分之“凉血滋液”法，邪陷心包之“芳香透窍”中兼以“滋阴养液”法等，无不在“存津液、养气阴”的基础上而施以宣透驱邪的。

2. 反对用辛温解表，消积导滞

叶氏认为辛温发散之品，如麻黄羌防之属，用于风寒之邪从毛孔而入，束于肌表之证；与温邪之感染口鼻，热邪弥漫于里之证有别。辛温发散之剂用于温热病，不仅不能解除温邪，反致津液耗散，气阴劫夺，病势变本加厉。如在顾案中提出，“温邪误表劫津，邪入脉络而闭”许案说：“误汗消食，必变昏厥”。又案中说：“热病误投表散消导，正气受伤，神昏舌强，势如燎原”等变证。

消食导滞，如厚朴、枳实、神曲之类宜消导有形积滞、荡涤宿食停结。温热之邪系无形之邪，弥漫为病，消导攻下之剂，不仅无济于事，反致邪热内陷，耗伤胃津，故又案中提出“日久胃津消乏，不饥不欲纳食，大忌香燥破气之药”，某案说“误下热邪于里，而成结胸”等，因而叶氏对温热病患者，虽有不饥不食，脘胀痞闷等证，不以消食化滞之香燥药，而以滋养胃阴，甘寒和中为法。

3. 擅用芳香化浊，宣通开窍之品

安宫牛黄丸、局方至宝丹、紫雪丹三种成药，虽然都具有芳香化浊、清宣开窍的作用，适用于邪热陷入心包络之证，但亦各具有不同的特点，如安宫牛黄丸性能长于驱热利窍，用于邪陷心包之属于热邪偏重者，如陆案中说：“高年热病，八九日，舌燥烦渴，谵语，邪入心包络中，深怕液涸神昏，当滋清驱邪，兼进牛黄丸驱热利窍。”

局方至宝丹，性能长于逐秽，驱痰宣窍，用于秽浊较重，而热邪不甚之清窍蒙阻者，如又案说：“目瞑，舌缩，神昏如醉，冲入心脉络中，心神为蒙，谓之内闭……议为逐秽宣窍，颇为合理……至宝丹四丸，匀四服。”

紫雪丹，性能长于开窍通经，用于窍道内闭，经隧壅塞较重者。如张案说：“大抵热气鸱张，必熏塞经络内窍，故昏躁皆里窍之欲闭，欲宣内闭，须得芳香……用紫雪丹三分，微温开水调服。”

4. 不主张辛温峻补

叶氏认为：“温邪中人，缠绵不除，消耗精气，必呈虚羸形态，但尽属阴液虚涸之候，治疗必以滋阴养血为主，不宜辛温峻补之剂，如施案中说“误补则邪愈炽，气机阻塞”，关案中说“虽不宜发散消食；徒补亦属无益”，程案中说“辛热劫阴泄气，致形体颓然”等论点。叶氏认为对温热病的治疗采取辛温峻补的方法，不仅在病邪进展期是原则性的错误，即在恢复期亦不主张。

从外感热病话统一

伤寒温病之争，由来已久，众议纷纭，莫衷一是。伤寒学者，多宗六经，温病学派，均依卫气营血与三焦。前者强调用药必须辛温，后者主张遣方重在辛凉；前者注重阳气衰亡，后者照顾阴虚津涸。也有持伤寒温病纵横之说，清代吴鞠通曾曰：“《伤寒论》六经由表入里，由浅及深，须横看，本论论三焦，由上及下，亦由浅入深，须竖看……学者诚能结合二书而细心体察，自无难识之证。”吴氏以纵横论述六经辨证与三焦辨证关系。余则认为，《伤寒论》是温病学说之基础，温病学说是《伤寒论》的发展与补充。两种学说，各有所长，亦有所短，应以临床实践出发，将纵横关系混为一体综合应用。

余自20世纪60年代以来，观察急性发热病，以体温在38°C以上为研究对象，资料完整者100例。分析其发热之热型，有翕翕发热、蒸蒸发热、恶热、潮热、寒热往来、热多寒少、寒多热少、烦热、虚热等九类。初步提出表寒、表热、半表半里、气热、里实、血热、阴虚、阳虚八个临床证候，作为外感热病统一辨证之纲领。

表寒者，乃感受风寒之邪，客于皮毛肌肤而成。以翕翕发热，恶寒较甚，口不渴为特征。因卫阳被遏，寒性凝滞，故恶寒，骨节疼痛为必具症状，病未入营，则舌质不受影响，脉浮为邪在肌表的特征。体温不超过39°C，白细胞不超过12000/mm^3，显示正气开始抵抗，而寒邪阻滞于外之征象，属此证候者3例。即《伤寒论》太阳病之经证。

表热者，温邪上受，首先犯肺，肺合皮毛，肺与表卫同病；或素体阴虚，受寒化热，有化燥伤津之象，体温往往超过39°C以上，虽有恶寒，但伴有口渴与咳嗽，与表寒之不渴有别，属此证候者21例。此即温病卫分证也。亦即上焦手太阴肺经证也，如从《伤寒论》言之，亦为太阳病，因论曰：“太阳病，发热而渴，不恶寒者，为温病。”

半表半里者，为病邪不全离于表，又不全入于里，提示病邪部位所在。症见往来寒热，属正邪相争相持不下之局面，脉常见弦，为少阳之象，胸胁闷痛，当为邪热壅于少阳，又为湿热交阻之象。体温与白细胞都在中等水平，属此证候者5例。此为《伤寒论》之少阳病，《温热论》之气分证，《温病条辨》之中焦病也。

气热者，邪从热化，由表卫而入气分，温邪内袭，肺胃应之，阳明为成温之薮。至此，可不分伤寒与温病，但须究温邪与湿邪，由于气分热炽，故恶寒已罢，即使恶寒亦与表证恶寒迥异；其恶寒多因汗多腠理开泄之故，由于邪热炽盛故发热口渴尤甚，舌质开始微红，从红转化，体温达40°C以上者为多见，是无形邪热亢盛之象。高热口渴，汗多为此证候之特点，如湿邪为患，则身热不扬，或寒热相移，舌苔必腻，湿热使然，属此证候者39例。此即仲景所谓阳明经证。天士所谓气分证，鞠通所谓中焦病也。

里实者，为热邪盘踞肠胃，热毒内结为患。气热者为无形热炽，里实者为有形热结。邪热与积滞相结，故肠胃症状显著，高热神昏，便秘或下利，而以舌苔变化为显著，临床多见黄腻，淡黄腻；至于昏迷一症，里实证有之，血热证亦有之，鉴别之法，可以大便是否秘结，腹部是否拒按，舌苔有无垢腻等方面来判断。属此证者19例，即阳明腑证，气分证，中焦病也。

血热者，此为温病时疫之邪，传入心包，营血热炽，甚则扰乱神明。营是血的前身，营有热，势必累及血分，血分有热，营分必然有热，故临床上，往往营血并提。所以血热者，包括营热之症状，亦可称为营血期，营气与心气相通，心主血，热毒侵入营血，故现昏迷与烦躁，病不在表，脉数而不带浮，舌为心之苗，血有热故舌质为红，白细胞最高达41000/mm^3，最少亦在21000/mm^3以上，成为本证候之突出现象，属此证候者4例，此为叶天士所述营血也，亦即吴鞠通之上焦手厥阴心包证也，在《伤寒论》中，似为缺如。

阴虚者，是为患者素体阴虚，或热邪久羁，真阴受灼，内虚转实。阴虚之表现，为咽干口燥，齿黑唇裂，手足心热，神倦瘛疭，舌质红或绛，脉细数等证，为众所周知。一般认为，温邪容易化燥伤津，后期大多阴枯液涸，然在临床实践中，阴枯液涸之象，并不普遍，伤津情况也不严重。属此证候者5例，即伤寒六经厥阴病也，温病属于血分证即下焦病也。

阳虚者，素体阳虚，或久病致虚，正气衰弱，邪气易受，清阳精血不能上充于头，故头昏而不痛，与表寒证、表热证之头痛不同，舌质为淡，反映心、肾、脾气血不足，与营血期血热证之舌质红、绛恰成相反。属此证候者4例。此即《伤寒论》太阴病与少阴病，《温病条辨》之下焦病也。据临床所及，伤阴抑或亡阳，决定于患者的体质与邪气之强弱。一般而论，素体阳虚则阳易伤，素体阴虚则阴易伤。

或说，上议有违经旨，余不以为然，仲景虽重视阳虚，但亦出黄连阿胶汤以清热养阴，温病虽专注养阴救液，但鞠通亦有鹿附汤、扶阳汤之例。余提出“统一论”唯温故而推新，引申其义，而有所发挥，以助学术之发展而已。

中风发病原委研究现状

中风发病原委属外风入中，或内风所为？还是二者兼而有之？历代医学家一直争议不休。杨明均概括：外风（内经至唐宋）→非风；火、气、痰、虚（金、元、明）→内风；

肝风（清）代表中风病因学上的三个主要发展阶段。而内风学说日渐明确。并为多数医家所接受。曾大方分析了叶天士中风虽立论于“身中阳气之变动”，但探其源流，实系从“三阳并至，上至巅疾”、“诸风掉眩，皆属于肝”的理论，得到启发而有所发挥。郭洁宗则从叶天士医案中分析，其病机有：肝阴虚耗、阴虚化热、阳亢不潜、内风扰动；肾精亏损、水不涵木、风阳上亢、下虚上盛；心血亏虚、营液内耗、肝失濡润、风火萌动；肺气伤耗、肃降无权、肺失治节、阴火上乘；中土衰困、运化无力、肝失培养、风动痰生。薛云风等总结张山雷之说，由“肝火自盛，化火上扬，迫之气血上逆，冲激入脑，震动神经”所致。其说衷中参西。揭示了中风之本质。这一创见实为精切确当。俞淦琪阐明王清任“气虚归并”的观点，认为“元气既虚，必不能达于血管，血管无气，必停留而瘀”。张鹤年等观察 103 例，从临床发病季节来考察，认为：这与《医林改错·积块篇》血瘀理论“血受寒则凝结成块，血受热则煎熬成块”相一致。且也说明气虚血瘀是缺血性中风的主要病机。张沛虬也认为：中风与血瘀有关，由于“脉不通，血不流”而致气血瘀阻络脉。王永炎提出：“痰瘀互阻”是中风急证的主要病机，确属创见。李宝华等认为：系风、火、痰、瘀所致之脑的病理改变。笔者在总结中风 224 例的基础上，提出中风之病机，概言之为“气血逆乱”四字，气血逆乱则升降失度，或血之与气并走于上，或血溢气脱，阴阳离决，或气血滞涩，痹阻脉络，虽有因于风者、有因于湿者、有因于痰者、有因于火者、有因于热者，但气血为病则一。何时希整理程门雪之见，中风是经络间病，外风中经络是因虚而召风，其虚以气为主，以脾为主；内风亦扰经络，是因虚而风动，其虚以阴液为主，以肝肾为主。内外风相引相煽致病。赵纯志同意程老中风是经络间病之说，并提出瘀血阻滞是关键，风、火、痰是病因。方生波则认为：肾水不足，肝阳上亢，痰浊阻窍，气虚血瘀是中风的发病基础；情志不畅，忧郁恼怒，醉饱失常是诱发中风的主要因素，与六淫中的“外风”有着本质的区别。孙老认为“由于情志过激而致五脏失调，或精血衰耗而致肾虚，水不涵木，肝阳偏旺，阳化为风，血气升浮，挟痰上扰清窍，旁阻经隧。徐景藩认为：虚为其本，实为其标，虚者有气虚、阴虚；或气阴两虚；实者有风、痰、火、瘀等病理因素，每多虚实夹杂，互为作用。任继学认为：“本病经络、脏腑为标，脑髓为本”。在中风病位概念上，有新的认识。郭思绵主张：中风证之神昏卒倒，是元神被蔽神明失用，而脑藏神，主神明，中风证的病位在脑之络脉。崔金才等认为：肾虚为其主要病理基础，肾阴虚可致阴虚阳亢；肾阳虚可致脾虚生湿，从而产生气血亏损与阴阳失调的病理变化；而七情所伤，风寒侵袭，烦劳过极，饮食不节等，皆为本病的诱发因素。陶凯对急性期 104 例进行了病机转归的探讨，他认为：中风“发于实，归于虚”。急者，肝阳、痰实、瘀热并见；缓者，气虚、血瘀、阴耗相连。判断中风是否顺转，在于患者有没有出现虚证，邪气盛则实，邪去正安而现虚证本象。本组观察：痰热盛者，脾虚为其本，顺转后多见气虚血瘀；肝阳盛者，阴虚为其本，顺转后多见于阴虚之象。

中风发病与气候关系的观察：如崔金才等人，观察了 308 例认为：本病一年四季均有发生，但以春三月发病例数较多，而夏末秋初发病例数较少；气压与气温对中风的发病有明显的影响，气温低而气压高，中风发病例数较多；气温高而气压低，中风发病例数较少；风寒之邪，是诱发中风的主要外在因素。郝少杰通过对西安地区调查，发现气压高，气温低的气候条件下，中风发病率最高；而死亡多集中于气温从极高值下降，气压猛升到高峰时期。田文等人对四年来635例急性脑血管病的猝发时与运气的关系作了观察，调查表明：凡客气属阳明燥金时，脑血管意外的猝发率增高，若燥金克于风木，以及太乙天符之年的最盛气，或其他年份凡运气中对本病所忌的，脑血管意外的猝发率均增高。张源昌等对上海市卢湾区1951—1979年三个年代脑血管病死亡率和季节的关系进行分析，发现有明显的周期性规律，低温或高温均可导致体内平衡的波动，血管舒张功能的障碍，血压骤变或血流缓慢，冬季干燥和夏季出汗多，可引起血液浓缩，血黏度增高，特别对有高血压病、动脉硬化的人，寒冷的刺激使血压增高，容易诱发脑血管病。张氏此说与中医理论相吻合。

对中风发病与死亡时间的观察：王春林对110例中风进行回顾性调查：33例脑出血患者多于日间发生，且上午为发病率高峰；77例脑血栓形成多于夜半及清晨前后发生。杨遇正观察脑出血死亡时间，以“一日内24小时”统计，深夜1~5时死亡率最高，其次为13~17时；以“一年的12个月”统计，以10月、11月、12月至次年1月死亡数较多。与笔者临床实践所见相同。其原因可能是由于：人们昼作夜息活动，气温变化，植物神经兴奋和抑制时间、内分泌变化有关。子午之时，阴阳变化交易，正气与病气相争剧烈，两者中太过或不及，病情可以加剧，易于死亡。

病理心理学探索：近年来，人们均重视心理因素对疾病的影响，如崔金才等人观察了118例，病理状态有忧虑、恐惧、绝望、痴呆、自持五种表现，可能由于忧思恼怒或过劳或饮酒，而致气血逆乱上冲于脑，血瘀于上；又脑为元神之府，心主神明，心脑功能障碍是中风患者产生病理心理的基础。鲍洪良认为："心理因素对中风的诱发与人的性格特征有密切关系，潜伏性心理因素对人体机能具有潜在的危害性，环境气象与心理因素互为影响，共同作用于机体。"笔者亦体会到：心理因素是中风的重要诱因，在中风病因学中占有显著的位置。

综上所述：中风病因学说中，内风与外风之争，明显地均以内风立论，内外风相引相煽致病之说，亦遭到反对；但发病与气候、运气确有关系。

中风的病位认识，由经络脏腑为病，逐渐向脑髓、络脉为病发展；并提出心脑功能障碍是产生病理、心理的基础；重视心理学的研究，对预防本病有着积极的临床意义。

在病机方面有的从"肝肾"着手；有的崇"瘀血"学说；有的主张"风火痰瘀虚"；有的认为"痰瘀互阻"是主要病机；有的概括"气血逆乱"是关键。近年来，对"风痰上扰，痰热腑实"，受到重视。今后，是否要从气机升降变化来考虑，探索中风发病学中的内在联系的规律。

中风气血论

中风之始因与病机，可概言之为"气血逆乱"四字。《黄帝内经》虽无"中风"之名，但有"中风"之实。细阅《内经》"薄厥""大厥""煎厥"，则与"中风"颇为相似。

中风中脏腑者，以气血逆乱为要旨已明矣。半身不遂者又何如？半身不遂，是以痹阻脉络为共同基础，脉络不通，皆由血气滞涩所致。然血气兼证，各有所因，有因于风者，有因于湿者，有因于痰者，有因于热者，但气血为病则一。病机由于机体内外气血逆乱为基础，引起体内的风、火、痰、瘀相互为虐，阻塞经络，或脏或腑而成。

若论治法，要始终抓住气与血为要领。卒中期，多为气血逆乱、肝风狂越、气升、血升、痰升、直冲巅顶，或损伤脑络，或瘀滞神明之府，而气闭急证丛生。气有余便是火，气横逆必及血，故常用通腑攻下，引血下行，气随血下，亦即釜底抽薪之意，下其燥结，热即孤立，风即自清，邪热燥结去，中焦气机通，气血运行畅达，则中风诸证可随之缓解。作者用此法治疗中风闭证患者 10 例，均获一定疗效。如中经络者，症见腑气不通，亦用此法，收效甚多。

肝风暴涨上窜清窍，用清气降火，抑其肝风之源，潜阳凉血，有降逆止血之功，临床每多用山栀、黄芩、石决明、丹皮之类，血外溢者，降其气而血自下，血内溢者，固其气而血自止。如正不胜邪，阴阳离决，失血气脱速用参附四逆之类回阳固脱，曾用此法者 11 例有效。

恢复期以经脉痹阻、气血滞涩为主，气为血之帅、血为气之母，气行则血行，气滞则血瘀。气虚血瘀者，当以益气活血，可用补阳还五汤治之。临床上又见到中风患者，有不同程度的痰瘀互阻症象，治当以豁痰化瘀之品，如瓜蒌、胆南星、丹参、桃仁、大黄，具有疏通经脉之力。还有血虚生风者，当宗“治风先治血、血行风自灭”，采用活血祛风通络之法，尤为恢复期常用之法，据上所述“中风”以气血立论之理，可谓明矣。

急性脑血管病治疗研究

急性脑血管病是老年常见的疾病之一，也是我国人口死亡最多的原因之一，兹就本病的中医治疗法则及药物探索，作初步探讨。

一、治则争议与进展

对于本病的治疗方法，历代医家积累了许多宝贵经验，由于病因学说有内风和外风之争，故治则学术争鸣也更为突出。张山雷概括地说："古之中风皆是外因，治必温散解表者，所以驱外来之邪风也。今之中风多是内因，治必潜降镇摄者，所以靖内动之风阳也。诚能判别此外内二因之来源去委，则于古今中风证治，思过半矣。"金元以前医家，因持外风入中之说，故治则以祛风为主。如《中藏经》论治中风偏枯之法，"在上则吐之，在中者泻之，在下则补之，在外则发之。在内则温之、按之、熨之。"刘河间提出：若风中腑者，先以加减续命汤，随证发其表；中脏者，则大便多秘涩，宜以三化汤通其滞。"张从正反对径用辛热之剂，赏用攻下之法。李东垣主张："发表，攻里，行中道三法。"朱丹溪说："有痰治痰为先，次养血行血。"

金元之后，对急性脑血管病的治疗已有较大的发展。如尤在泾立有中风八法：一曰开关、二曰固脱、三曰泄大邪、四曰转大气、五曰逐瘫痪，六曰除热气、七曰通窍隧、八曰灸俞穴。在前人的基础上有所发挥。纵观叶天士对本病的用药思路，认为病本在肾，治要重肝，缓肝之急以息风，滋肾之液以驱热，治风首宜柔剂，清肝须选轻凉，平肝贵在滋潜，镇肝宜用金石，对后世医家很有启迪。张山雷治疗中风分两个阶段八种法则，论述比较全面完整。

张尹芩收集 22 家著名医案，看治疗法则的演变，清代十三家多以“祛风化痰，参用宣通经络、温肾柔肝、清养肺气、兼培心肾等。王清任拟益气和血法，有独到之处。近代三家采用“助阳祛风开其痹塞，运中涤痰，而通络道”“化脑中之瘀血，以流通血脉”。现代五家主要是“补养气血、活血通络、消瘀通络，佐以平肝化痰、温肾柔肝、养血息风等”是一个从祛风向活血发展的趋势。

不少人主张分期论治，如骆正亮提出三步疗法，采用闭者开之，脱者固之，痰多涤之，寒者温之为第一步；以潜镇摄纳、引血下行佐以重镇之剂为第二步；以滋阴息风法为第三步。可供临床借鉴。

笔者通过 178 例临床观察，主张卒中救治围绕清与宁，其大法有四：芳香开窍法、通腑攻下法、豁痰开窍法、回阳固脱法四法者，言其要领也，有一法独用，有数法并进，还有凉血清热，凉肝息风，滋阴潜阳，活血化瘀诸法，亦当推究其因、辨别虚实、分清缓急、参合用之。梁贻俊认为：“通法对急性期标实证是治疗不可缺少的一法，化痰、通腑均属此法。”中风病为本虚标实之证，本虚一为气虚，一为肝肾阴虚，因此，补法是治病的重要一环，诚然，正确处理通与补是治疗的关键。丁元庆等则认为：“正虚存在于中风病之全过程，扶正护虚为治疗要着。”可备一格。

此外尚有人提出散风通络法、刚柔相济法、豁痰开窍法、柔肝化痰法、清肝息风法、健脾补肾法、滋水涵木法等，这些临床宝贵经验，丰富了急性脑血管病治则研究的内容。近年来有运用活血化瘀法向痰瘀同治法进展的倾向，如董汉良认为："痰瘀同治法较单纯祛风活血法为可靠，治痰宜用二陈汤合并软坚化痰药，如海藻、昆布、远志等。化瘀常用水蛭，或以地鳖虫、地龙、莪术、三棱等。沈宝藩等用此法治疗中风160例，总有效率为94.37%。周洪进认为：不论急性期，还是缓解期、恢复期，都当在辨证论治的基础上贯穿始终，或以痰为主，或以瘀为主，或痰瘀并重，以便使痰化瘀去，脑络精髓畅通，气血流通，正气盎然，疾病自除。

值得注意的是，当前在攻下通腑法的基础上，衍化发展到通腑化痰法，作为重要的治疗法则，如汤宗明对72例腑气不通的患者，应用通腑法，受到良好效果，神志转清达55%。葛建文亦认为：下法可以使积粪排除，神志清醒，又起到整体调节的作用。王永炎认为：急性期虽有本虚而侧重于标实，标实以瘀血、痰浊为主，使用通腑化痰，是以"通"为补的方法。邓振明等药用全瓜蒌、胆南星、生大黄、芒硝、治疗痰热腑实证140例，疗效满意。"但需注意两点：一是掌握病情变化，不可通泻过度，伤伐正气；二是根据患者体质调整用药剂量。王俊华自拟通腑导痰汤：大黄、芒硝、瓜蒌实、枳实、礞石、安息香、胆南星、天竺黄、牛膝等治疗本病；曾大方还对腑气不通与证候转归的关系，进行探讨。他将184例脑血栓患者按大便情况，分为重度便秘组、中度便秘组、大便正常组。观察结果：①随大便秘结程度的加重，病程逐渐延长；②大便正常组的病情明显轻于重度便秘组；③大便正常组疗效有效率显著高于便秘组，认为大便秘结可作为判断本病预后指标之一，为通腑化痰法的正确性，提供了客观的佐证。

二、药物探索与相伍

治疗本病辨证论治与验方草药，已成为两者不可偏废。李赓韶整理统计了上至《内经》，下至民国初年和新中国成立后以及近几年临床报道，其大体规律是：清代以前，为祛风除痰，扶正祛邪，补益气血之药，民国初年以前增强了驱痰通络之品，新中国成立后医家用药以养血益阴、平肝息风、重镇潜阳之药为主，近年则以活血化瘀、通腑泄热药为重点；民国以前以甘草为第一位，新中国成立以后以当归为第一位，近年来以丹参为第一位。这些特点都是在前人理论和经验的基础上发展而来的。周绍华等用水蛭粉每次 3 克、一日三次，连服四周为一疗程治疗 10 例高血压、脑出血、脑内血肿，疗效为基本痊愈 4 例，显效 6 例；司志国应用水蛭口服治疗缺血性中风 31 例，有效率为 96.8%。邓来送用中风草治疗肢体瘫痪 93 例，有效率为 87.3%。杜廷贵以马钱子为主治疗中风偏瘫症。我们用脉塞通注射液，三七制剂，消栓冲剂治疗缺血性中风疗效满意。

杨维正讨论了治疗本病中有争论的药物认为：“川芎对肝阳偏亢，血压升高之头痛用之有效；在中风初期一般不主张应用黄芪，后期可以应用。”刘新才认为使用补阳还五汤，黄芪用量要大，在 30~120 克。孟宪庆提出：运用补阳还五汤，活血化瘀药用量一定要小，不然抵消了黄芪的作用。张壮哉指出：“急性期肝阳上亢，肝风内动的标实证很突出，若用补阳还五汤，可危象立见……”我们认为，应该辨证应用为是。对气虚血瘀的偏瘫患者，黄芪的剂量应该宜大，可在 15~100 克。

急性脑血管病的辨证择药，合理配伍近年来也有所研究，如何时希介绍程门雪先生羚羊角与人参合用治内闭之证，颇有见地。季武对本病提出了相伍的药：刺蒺藜和僵蚕、僵蚕和地龙、全蝎和钩藤、五味子和天麻、五味子和夏枯草、槐花和黄芩、钩藤和牛膝、石决明和紫石英、秫米和磁朱丸、紫石英和紫贝齿、白薇和刺蒺藜、黄连和阿胶、远志和石菖蒲、何首乌和刺蒺藜、生枣仁和熟枣仁、白芍和甘草、白芍和桂枝、党参和黄芪等对临床应用有参考价值。

中风病中药康复治疗探赜

中风病的康复治疗，祖国医学有着悠久的历史和十分丰富的内容，临床上有药物内服、外洗、药浴，有头针、体针、芒针、微波针，有穴位敷贴、激光穴位照射，有气功、导引、按摩，有心理疏导、自身功能锻炼，还有自然、文娱、饮食康复等。这种多层次、多途径的康复方法，愈来愈受到世界医学界的重视。在中风病的康复治疗学中，中药康复疗法占着很重要的地位，兹就此作一探索。

一、整体着眼，辨证论治

不少医家认为，中风病属本虚标实、虚实挟杂之证，主张须明辨虚实，权衡标本缓急，审慎施治方为万全。傅谦提出：①阴虚阳亢，方用大定风珠汤或镇肝熄风汤加减，处方：生白芍 25 克、阿胶 10 克、生龟板 15 克、生地 15 克、五味子6克、生牡蛎15克、麦冬10克、炙甘草5克、生鳖甲15克；②痰湿瘀阻，方用导痰汤加减，处方：橘红30克、半夏10克、茯苓15克、甘草3克、南星10克、枳实10克、丹参30克、红花10克、鸡血藤30克；③气虚血瘀，方用补阳还五汤加减，处方：生黄芪120克、川芎10克、归尾15克、赤芍10克、红花10克、地龙10克、桃仁10克；④元气虚衰，方用河间地黄饮子加减，处方：熟地30克、麦冬10克、五味子10克、山萸肉15克、官桂3克、石菖蒲10克、茯苓10克、石斛10克、薄荷3克、远志10克。治疗100例，基本治愈率占31%，显效与有效率为72%，总有效率为98%。刘松青根据脉症舌的改变分为：①肝阳上亢，用天麻钩藤饮加味；②气滞血瘀，用补阳还五汤合桃红四物汤加减；③肝肾阴虚，用一贯煎合建瓴汤加减；④痰湿阻络，用黄连温胆汤加味；⑤气血亏虚，用黄芪桂枝五物汤加味。治疗45例，痊愈15.5%，显效24.4%，有效48.8%，总有效率为88.7%。孙火旺按中医理论：①肝风内动，服用保生康乐丸1号，药有羚羊角、犀角、牛黄、天麻、钩藤、全蝎、乌梢蛇、白花蛇、丹参、生地、白芍、胆南星、怀牛膝等；②气虚血瘀，用保生康乐丸2号，药有黄芪、人参、丹参、当归、桂枝、钩藤、羚羊角、蝮蛇、乌梢蛇、白花蛇、赤芍、牛膝、水蛭、胆南星等；③气滞血瘀服用保生康乐丸3号，药有羚羊角、天麻、钩藤、全蝎、乌梢蛇、水蛭、白花蛇、川牛膝、枳壳、乳香、没药、穿山甲、蝮蛇、丹参、胆南星等。治疗415例，3个月为一疗程，基本治愈者122例，占29.2%；显效者167例，占40%；有效115例，占27.7%；无效11例，占2.7%。总有效率为97.3%。梁保才进行辨证治疗：①风痰上扰，选用半夏白术天麻汤化裁；

②痰阻血瘀，选用二陈汤合血府逐瘀汤化裁；③热痰阻络，选用温胆汤加丹参、地龙；④气虚血瘀，采用补阳还五汤化裁；⑤热痰挟瘀，采用温胆汤合桃红四物汤化裁；⑥脾虚痰湿，选用归脾汤合二陈汤化裁。观察68例，总有效率95.6%。夏永潮归纳为：①气虚血瘀，方用佛手益气活血汤加减，处方：当归30~100克，川芎、伸筋草各9~15克，黄芪20克，赤芍、水蛭各9克，甘草5克；②风痰瘀血痹阻脉络，方用佛手二陈汤加减，处方：当归30克，川芎、半夏、茯苓、陈皮、菊花、钩藤各9~12克，甘草5克；③阴虚风动，自拟佛手育阴汤加减，处方：当归30~60克，川芎9克、熟地、白芍、麦冬、元参、菊花、钩藤、麻仁各9~15克，甘草5克。以1个月为一疗程，治疗46例，基本痊愈2例，显效7例，有效35例，无效2例，总有效率为93.5%。

综上所述，根据我们的临床实践认为，中风病的康复辨证治疗，主要围绕气虚血瘀、肝阳上亢、痰瘀交阻、肝肾阴虚四个基本证候进行论治。

二、抓住关键，化瘀化痰

无论是缺血性中风还是出血性中风的后遗症，均由气血逆乱，气血相并，血菀于上，离经之血瘀于脑府，或因气虚血滞，风痰夹瘀阻滞脑络，气机升降失调所致。气血逆乱是本病的始发病机，瘀痰阻络是本病的病理基础，化瘀化痰是本病的治疗关键，故众多的学者采取活血化瘀或痰瘀同治。如王健中采用活血化瘀法为主，药用生地25克，赤芍、川芎、当归尾、土鳖虫各15克，红花、炮甲各10克，地龙、桃仁各12克，丹参20克，川军9克。治疗中风后遗症100例，痊愈44例，显效35例，好转8例，无效13例，总有效率为87%。武春喜进行了补阳还五汤与高压氧治疗脑梗死后遗症对照研究。治疗组用生黄芪120克、当归尾15克、川芎25克、赤芍15克、地龙10克、桃仁10克、红花6克，每日1剂加高压氧治疗，20天为一疗程；中药对照组口服中药补阳还五汤，每日1剂；高压氧对照组，高压氧治疗，每日1次，20天为一疗程。观察结果：治疗组38例，总有效率84%，中药对照组12例，总有效率为75%，高压氧对照组8例，总有效率为75%。三组比较，治疗组疗效高于对照组。陈晓根自拟化瘀脉通汤：黄芪45~120克，当归、地龙、丹参、牛膝各12克，益母草15克，川芎、桃仁各10克，水蛭研末分冲2克。临床观察168例，79例临床基本治愈，56例显效，25例有效，全部有效。郑现甫等提出化栓通脉汤：黄芪45克、桂枝9克、天麻9克、地龙12克、丹参15克、川芎12克、全蝎10克、郁金12克、山楂15克、甘草3克。临床观察78例，以1个月为一疗程，治愈35例，显效27例，好转12例，总有效率95%。李西秦等根据中风病气虚血瘀，筋脉痹阻的病机，自拟瘫可愈丸：生黄芪17%、丹参17%、仙鹤草17%、僵蚕4.27%、伸筋草4.27%、海风藤17%、青风藤4.27%、大黄（酒制）4.27%、鸡血藤6.4%、水蛭3.85%、白芍4.27%，以上诸药研末水泛为丸，每丸0.1克，每次20~25丸，每日3次，温开水送服，3个月为一疗程，临床观察102例，基本治愈66例，好转29例，总有效率为93.4%。

痰瘀同治治疗中风病源远流长，早在汉代，张仲景就有“侯氏黑散治大风”的记载，其后朱丹溪、王纶、喻嘉言、唐容川等都有论述。近年来，沈宝藩等应用痰瘀同治法治疗中风，临床确有显著疗效，观察212例，总有效率为

91.5%。徐光华等自拟活血化痰汤，处方：丹参30克、山楂30克、当归10克、远志10克、橘红10克、菖蒲15克、三七6克、甘草3克，临床观察68例，治愈35例，显效20例，有效7例，总有效率为91.2%。黄炳初自拟化痰祛瘀汤：水蛭、地龙、制南星、山楂、僵蚕各10克。治疗35例，临床治愈24例，好转9例，总有效率为94.3%。尚有人主张应用豁痰醒脑、活血通络法治疗中风后遗症。如张新在临床用药中，以天竺黄、胆南星、郁金、丹参、川芎、葛根、竹沥等药为主，大便不通酌加大黄等，对临床亦有启发。还有人提出芳香醒脑与活血化瘀药同用，如南征用麝香抗栓丸，药有水蛭、麝香、三七、天麻、乌梢蛇、大黄、黄芪、赤芍、当归，治疗脑血栓442例，治愈97例，显效207例，好转103例，无效35例，总有效率为92.1%。

活血化瘀法可以作为中风病中药康复的重要手段，但必须处理好血与气的关系。补阳还五汤是益气活血通络的代表方，为不少医家所采用，不过不能一成不变，还须辨证化裁。痰瘀同治已取得众多医家的共识。芳香醒脑与化痰活血并举，可谓别具一格。

三、瘀阻脉络，虫类为先

中风后遗症是较难治愈的疾病，特别是瘀阻脉络，痹塞不畅之时，选择虫类药物很有必要，取其行走攻窜，通经达络，疏逐搜剔之功，远非草木植物所能及。孙秋凌介绍：蜈蚣有祛风活血之功，凡气血凝集之处皆能开之；水蛭破血瘀，通经脉，破瘀血而不伤新血，专入血分不伤气分；地龙有舒经通络之功效，且有降血压的作用；全蝎有息风解痉通络之用，还有显著的逐瘀作用。在药物配伍时对出血性中风，应在虫类药物的基础上，配伍止血药如茜草、蒲黄等，以防止再出血的倾向；而对缺血性中风，则应加重益气养血之品。王观贵对确诊脑卒中后遗症42例患者用水蛭粉每次3克，三七粉每次2克，每日3次，温开水冲服。疗程1~3个月，基本治愈15例，显效21例，好转4例，总有效率为95.2%。金国英应用化瘀通络丸，处方：川芎、水蛭、三七、牛黄、冰片、蜈蚣等为丸，口服3粒，每日3次，1个月为一疗程，临床观察150例中风患者，临床治愈95例，占63.3%，显效39例，占26%，好转13例，占8.7%，无效3例，占2%，总有效率为98%。并设对照组，用维脑路通、肠溶阿司匹林治疗50例，临床治愈21例，占42%，显效12例，占24%，好转9例，占18%，无效8例，占16%，总有效率84%。李正以五虎追风散加味治疗中风后遗症，基础方药用天麻10克、僵蚕15克、蜈蚣1条、全蝎6克、水蛭20克、地龙30克、穿山甲15克、炙黄芪60克、鸡血藤50克，10天为一疗程，临床观察73例，基本痊愈42例，显效21例，好转8例，总有效率97.3%。许清凯等采用乌龙抗栓丸治疗中风后遗症100例，其中肝阳上亢21例，痊愈9例，好转11例，无效1例；痰热腑实12例，痊愈5例，好转7例；气虚血瘀67例，痊愈58例，好转9例，疗效满意。还有袁桂生自拟蜈蝎还五汤，处方：蜈蚣2条、全蝎10克、地龙15克、赤芍20克、川芎10克、当归15克、黄芪50克、桃仁15克、红花10克，治疗中风后遗症，颇有心得，认为王清任补阳还五汤治疗本病，有一定疗效，但加入蜈蚣、全蝎，效果明显提高，因全蝎能解毒散结，蜈蚣辛散走窜，药性猛烈，二药合用，能速祛经络中痰瘀血滞，使脉络得以通，气血得以正常运行，从而使患者迅速恢复健康。王玉琴采用虫类药物为主综合治疗中风后遗症，重用全蝎、水蛭、地龙、蜈蚣、僵蚕研末吞服，也取得较好疗效。李木森用水蛭粉42克分7份，每日1份，分2次，米酒为引，饭后冲服，治疗中风后遗症。

中风病康复治疗选用虫类药物很有见地，蜈蝎还五汤是补阳还五汤的发展，虫类诸药研粉吞服，才能提高疗效，水蛭三七合用，则有出血者止，缺血者活，瘀血者散的特点，有临床应用价值。

四、求本溯源，益肾补脑

中风多发生于中老年人，以40岁以上者居多，而40岁以上又以肾虚者为多。《素问·上古天真论》说："五八肾气衰，发坠齿槁"，说明人过40岁以后，由盛极转入衰退。肾主骨生髓，主藏精，通于脑，脑为髓海，髓由精生，本病属本虚标实，本虚是指肝肾不足，标实是指风火痰湿偏盛。后遗症绵绵难愈者，往往侧重于本虚，故有些医家从景岳学说以虚立论。如张保富等自拟脑髓补一方，用熟地黄20克、巴戟天15克、淫羊藿15克、肉苁蓉15克、秦艽12克、威灵仙12克、杜仲15克、何首乌15克、桃仁12克、红花10克、猪脊髓30克（另包先煎），水煎服，每日1次，3个月为一疗程，治疗中风后遗症80例，临床基本痊愈14例，显效36例，有效20例，总有效率达87%。靳照礼对308例中风后遗症患者，运用补肾祛瘀化痰法，药有天冬、龟板、枸杞子各15克，蕲蛇、益智仁各6克，水蛭、石菖蒲、黄精、首乌、鳖甲、黄连各10克，人参3克，苏木、海藻、天竺黄各9克，水煎服，日1剂，6周为一疗程。治疗结果，基本治愈127例，占41.23%，显效116例，占37.66%，有效55

例，占 17.86%，无效 10 例，占 3.25%，总有效率 96.75%。对照组 102 例运用补阳还五汤治疗，日 1 剂，6 周为一疗程，治疗结果，基本治愈 27 例，占 26.47%，显效 31 例，占 30.39%，有效 30 例，占 29.41%，无效 14 例，占 13.73%，总有效率 86.27%。经统计学处理，差异有显著性（$P<0.01$）。张志华也主张补肾益气活血通络法治疗中风后遗症。符世纯运用《温病条辨》大定风珠方：生龟板 30 克、鳖甲 30 克、生牡蛎 30 克、生白芍 15 克、生地黄 20 克、麦门冬 15 克、五味子 10 克、麻仁（或柏子仁）15 克、炙甘草 10 克、阿胶 15 克、鸡子黄 2 枚，每日 1 剂，9 剂为一疗程，治疗中风后遗不寐 36 例，痊愈 23 例，显效 7 例，好转 4 例，总有效率为 94.4%，也是从肾着手，填补真阴，育阴潜阳，使魂自归舍，阴虚阳浮之症自愈。

以虚立论不无理由，补肾以治虚，添精以充脑，是中风病康复的一大法门，然本病往往虚中夹实，痰瘀内蕴，尚须论虚时不忘实，治本时不遗标，治本为主，治标为辅，标本兼顾，方能相得益彰。

五、多症兼治，求新应变

中风病恢复期常以半身不遂、语言謇涩、精神障碍为苦，此三大病证历来为医家所重视，列为专题。在半身不遂方面，全长禄根据患者主要症状分为四个证型。①气虚血瘀，常用药物：黄芪、当归、川芎、桃仁、红花、地龙、赤芍、丹参、鸡血藤等；②肝阳上亢，常用药物：天麻、钩藤、黄芩、石决明、白蒺藜、生地、白芍、丹皮、泽泻、菊花、夏枯草等；③风痰阻络，常用药物：法半夏、陈皮、胆南星、炙远志、白附子、茯苓、菖蒲、全蝎、路路通等；

④肝肾阴亏，常用药物，如枸杞子、菊花、地黄、淮山药、山萸肉、首乌、怀牛膝、杜仲、桑寄生、苁蓉、当归、鸡血藤等。配合针灸推拿治疗中风偏瘫104例，痊愈27例，占26%，显效62例，占59.6%，好转11例，占10.6%，无效4例，占3.8%，总有效率为96.2%。赵振兴自拟偏瘫康复胶丸，药物组成：制马钱子300克（按规范炮制）、水蛭30克、白花蛇30克、川芎30克、蜈蚣30克，先将白花蛇和蜈蚣共研细粉，再与研为细粉的其他三药合匀，装入1号胶丸（每粒含药粉约0.3克）贮瓶备用。于每天夜间睡觉前开水送服1~5粒，服后即卧床。治疗100例，基本治愈31例，显效38例，好转24例，无效3例，总有效率为97%。李仁刚自拟治瘫经效方：黄芪60~120克、丹参15克、川芎30克、赤芍10克、桃仁10克、红花9克、淫羊藿30克、地龙9克、附子10~40克（另煎一小时入口无麻感），治疗中风半身不遂41例，经治疗后基本痊愈30例，显效6例，好转5例。杨玉芝以基础方黄芪30~100克、当归20克、鸡血藤25克、穿山甲15克、天竺黄15克为主，治疗半身不遂47例，经治后治愈2例，显效12例，好转26例，无效7例。张海顺应用中风康复丸治疗脑血栓形成85例，以中风康复1号，处方：羚羊角10克，鳖甲、穿山甲、威灵仙、龟板、钩藤各20克，桑寄生100克，石决明、代赭石、当归、土鳖虫、龙胆草、地龙、丹参各30克，菊花、夏枯草、鸡血藤各60克，共为研末，蜜丸重10克，每日3次，每次1丸，温开水送服。治疗肝阳上亢，风痰阻络有高血压病史的偏瘫者；以中风康复2号，处方：黄芪120克，太子参、鸡血藤、川牛膝各100克，威灵仙、丹参、桃仁、女贞子、全蝎、僵蚕、水蛭各30克，络石藤、当归、土鳖虫、赤芍、枸杞、

首乌、木瓜、乌梢蛇各60克，海风藤105克，川芎、红花各20克，蜈蚣10条，共为细末，蜜丸重10克，每日3次，每次1丸，温开水送服，治疗气虚血瘀、肝肾阴虚、血压不高的偏瘫者；疗程最短14天，最长56天，平均28天，治疗结果痊愈51例，显效24例，有效7例，无效3例，总有效率为96.2%。

失语方面。张凯探析谢海洲治疗中风失语的临床经验，指出以涤痰开窍为主，药用天竺黄、人工牛黄、麝香、冰片、菖蒲、远志、南星。兼肝阳上亢者加石决明、天麻、钩藤、黄芩、栀子、白芍；气虚血瘀者加黄芪、当归、红花、川芎、桃仁；兼脾气虚衰者加党参、白术、云苓、苡仁、山药；兼肾阳不足者加肉桂、附子、熟地、胡桃肉、巴戟天。服药两周为一疗程。治疗结果：临床治愈21例，显效33例，有效9例，无效5例，总有效率为92.6%。王心东等以中医经络学说为指导，用中风回春膏治疗中风失语症，处方由参三七、丹皮、水蛭、大黄、地龙、白芥子、麝香等30余种中药组成，制成面积为4.5厘米×4.5厘米之布质膏药。穴贴组用自制的“中风回春膏”贴敷双侧人迎穴。每次贴敷10天，每10天后可以停贴2~3天再换贴新膏药，贴药60天统计疗效。对照组给服消栓通络片和维脑路通片，按常规量服用，治疗2个月后统计疗效。两组各46例，穴贴组治愈者19例，占41.3%，对照组治愈者5例，占10.9%。经统计学处理以穴贴组为高（$P<0.01$）。李跃华等主张辨证治疗语言障碍，分为①气虚血瘀，药用黄芪30克、桃仁10克、红花10克、当归尾15克、地龙15克、赤芍10克、川芎12克、白附子10克、全蝎6克、天麻10克、僵蚕12克、菖蒲10克、胆南星10克；②痰浊阻滞，药用白

附子10克、全蝎6克、菖蒲10克、茯苓10克、胆南星10克、郁金10克、制半夏10克、竹茹10克、枳实10克、陈皮10克、天麻10克、地龙15克、丹参20克、川芎12克；③肝阳上亢，药用牛膝15克、白芍15克、杞子12克、菊花10克、天麻12克、地龙15克、代赭石15克、生牡蛎30克、夏枯草15克、海藻15克、龟板15克、白附子10克、全蝎6克、胆南星10克。每日1剂，服药30天为一疗程，连续2个疗程后评定疗效。临床观察30例，显效15例，占50%，有效14例，占46.67%，无效1例，占33%，总有效率为96.67%。

精神障碍。徐鸿海自拟益智补阳汤，处方：益智仁30克、乌药20克、仙茅20克、仙灵脾20克、白术20克、白参20克、芡实20克、桑螵蛸20克、黄芪50克、赤芍20克、川芎20克、当归20克。治疗中风后精神障碍25例，症状消失者20例，明显改善者5例。日人名取德彦认为，黄连解毒汤对改善脑血管障碍后遗症伴随的精神症状有效，并且使用安全。张新华亦应用黄连解毒汤治疗脑血管意外后遗症24例，运动障碍改善率66%，感觉障碍改善率55%，情感障碍改善率73%，其改善率均高于西医对照组。李仁生提出中风后遗症变法治疗，如“正虚易感外邪，应先解表祛邪；脾胃健运失常，先调补中焦”确系经验之谈。

半身不遂的治疗要辨证施治，有以基础方为主，有经验效方，有康复胶丸，各有新意。失语恒以涤痰开窍为主，间有穴位敷贴。精神障碍治疗，一从益智补阳，一从泻火解毒，各抒己见，有待进一步研究。

六、结语

中风病恢复期中药康复治疗有着丰富的内容，治疗效果是肯定的。辨证论治是从整体观念着眼，化瘀化痰是从病理基础出发，选用虫类药物，取其行走攻窜通经达络之功，可谓灼见，采用益肾补脑，是宗景岳之说，然虚中夹实，尚须标本兼顾。治疗半身不遂，语言謇涩，精神障碍，用药各有新意，如中药结合针灸推拿、心理物理、功能锻炼，可能收效更佳。

厥逆释义与临床

厥者，其义概言之有二，一指四肢厥冷，冷至肘膝，此即《伤寒论》："凡厥者，阴阳气不相顺接便为厥，厥者，手足逆冷者是也。"一指阴阳失调，气血逆乱而致卒然昏厥，不省人事。《内经·厥论》言之甚详。《大奇论》亦曰："脉至如喘，名曰暴厥，暴厥者，不知与人言。"《方盛衰论》述其病机"是以气多少，逆皆为厥"。除此二义尚有《奇病论》脑逆头痛，"病名曰厥逆""癃之危者，病名曰厥"亦不可不知。

厥证多端，分类亦繁，李中梓有阴、阳、寒、热、煎、薄、痰、食、气、血、尸、蛔十二种厥；林佩琴又将厥发为寒、热、气、血、食、酒、痰、尸、骨、痛、肾、色、暴、疟十四种。但可概约为寒厥、热厥二纲。

寒厥与热厥。《伤寒论》与《内经》对此有异。《伤寒论》之厥，其外证必寒，而其内则有寒者，有热者，寒厥宜温，热厥可攻；《内经》之厥，热厥则其内热而外证亦热，寒厥则其内寒而外证亦寒，热厥当补阴，寒厥当补阳。余临证多宗《伤寒论》之说。

寒厥证，乃阴寒内盛，阳气衰微，不能达于四肢所致，有因心肾阳衰，有因阳气素虚，外邪侵入易为寒化；故临床多见手足厥冷，脉细欲绝。值此，非用大温之剂，不能还阴阳之气于顷刻，故仲景提出："诸四逆厥者，不可下之，虚家亦然。"余治一例手足厥冷、脉细而迟，经用通脉四逆汤获效。再举一例，下利呈水样，完谷不化，恶寒肢冷，舌淡苔薄，脉细，此阴阳俱虚，脾肾两衰，给予茯苓四逆汤加味，药后得效。

厥证用温阳之品，为治厥之常法，但更应注意热厥，因其邪热深伏于里，阳气被阻，为真热假寒之病，临床最易为假象所惑。故汪琥叹曰："今医治厥，每以热证作寒治者，其误良多。"余亦有此感。仲景对热厥之治，早有明训，论曰："厥深者热亦深，厥微者热亦微，厥应下之，而反发汗者，必口伤烂赤。"前言"诸四逆者，不可下之"是为寒厥而设。今曰"厥应下之"是对热厥而言。此为仲景抢救危重急证临床经验之结晶。余在内科温热病临证实践中，对热厥应用攻下通里，有一心得。举例明之：吴某，胁痛拒按，身黄，四肢不温，时有谵语，气促，腹胀满，已四日未更衣，小溲黄赤，舌质红，苔焦黄而褐，脉伏，血压下降，有时为零，白细胞 21100/mm^3，中性 97%。病由肝胆热毒，腑气闭塞，阳气不外达所致，属热厥邪盛之证，投以大承气汤加清热解毒之品，一剂而神清；大便得通呈黑色，脉伏较起而肢温，继后血压与血常规正常，热厥亦除。

热厥之治疗，应正确及时，识别热邪内伏之病机，透过现象，探索本质，不失时机，予以清热，或用攻下，使热毒外泄，则病易愈，如失治误治，邪气内盛则危矣。

或问：热厥能否转化。答曰：如邪盛正衰或治疗不当，热厥可转化为寒厥，临证时当审证候之缓急，度邪正之虚实，可先祛邪，后扶正，或祛邪与扶正同时并举。总之，应遵循辨证论治法则，以免失误。

痰证治法提要

痰是指在人体内某些病理条件下，由于气血失和，津液凝结而成的，比较稠浊而类似胶状液的一种病理产物。有广义和狭义之分。广义者为无形之痰，病变范围相当广泛，人体内外无处不到，随其停留部位不同引起各种不同的特殊症状，所以有“百病皆由痰作祟”之说。狭义者为有形之痰，指呼吸道分泌的病理产物，亦即一般咳吐之痰。不论广义或狭义之痰，其产生均与肺、脾、肾有密切关系，多因肺失通调，脾失健运，肾失温化，水液潴留，凝结而成，故痰其标在肺，其本常在脾肾。痰证是泛指痰涎停留体内的病证。

一、源由

1.《内经》对痰的描述

《素问·评热病论》云：“帝曰：劳风为病如何？岐伯曰：劳风法在肺下，其为病也，使人强上冥视，唾如涕，恶风而振寒，此为劳风之病。帝曰：治之奈何？岐伯曰：以救俯仰，巨阳引精者三日，中年者五日，不精者七日，咳出青黄涕，其状如脓，大如弹丸，从口中若鼻中出，不出则伤肺，伤肺则死。”虽未直接提出痰的名称，但已描述了痰的性状，产生和排除途径。

2. 仲景首先提出了痰的病名

《金匮要略·痰饮论治》曰：“膈上病痰，满喘咳吐，发则寒热，背痛腰疼，目泣自出……必有伏饮。”

3. 历代医家对痰的认识

《济生方·痰饮论治》：“……人之气道贵乎顺，顺则津液流通，决无痰饮之患，……调摄失宜，气道闭塞，水饮停于胸腑结而成痰，其为病也，症状非一，为喘、为咳、为呕、为泄、为眩运。”

《丹溪心法·痰》：“痰之为物，随气升降，无处不到。”

《景岳全书·痰饮》：“考痰之名，虽起仲景，后世相传，无论是痰非痰，开口便言痰火，有云怪病为痰者，有云痰为百病母者，似乎疾之关系不为不重。”

《景岳全书·治痰之本》：“盖痰即水也，其本在肾，其标在脾，在肾似水不归原，水泛为痰也。在脾者以饮食不化，土不制水也。不观强壮之人，任其多饮多食，则随食随化，未见其为痰也。故凡病虚劳者，其痰必多，而病主垂危，其痰益甚，正以脾气愈虚，则全不能化，而水液尽为痰也。”

《石室秘录·痰治法》：“痰治者，痰塞于咽喉之间，虽是小病，而大病实成于此。”

《杂病源流犀烛·痰饮》：“人自初生，以致临死，皆有痰，皆生于脾，聚于胃……而其为物则流动不测，故其为害，上至巅顶，下至涌泉，随气升降，周身内外皆到，五脏六腑俱有……故痰为诸病之源，怪病皆由痰成也。”

《医学入门·虚证》：“痰源于肾，动于脾，客于肺，水火升降，脾胃调和，痰从何生。”

二、治疗大法

痰证在临床上涉及甚广，根据其病因、症状、病位，从而辨别受病的在脏在腑，病情的偏寒偏热，以及属虚属实。

痰证的治疗，当视禀赋厚薄，病邪浅深而定，或先攻后补或攻补兼施，不可见到痰证，不辨虚实，便一味攻逐，徒伤正气。治痰之法，可遵循热痰清之，湿痰燥之，风痰散之，郁痰开之，顽痰软之，食痰消之，在胸膈则吐之，在肠胃则下之，肺虚有痰者，宜保肺以输布津液；脾虚有痰者，宜培脾以化其痰湿；肾虚有痰者，宜补肾以引其下行等治则。

临床常用者，约有十法。

1. 清热化痰法：主要用于热痰，热为阳邪，痰为阴邪，痰热互结，如胶似漆，非清则热不去，非化则痰不除。常用药有黄芩、黄连、桑白皮、瓜蒌皮、青黛、薏苡仁、竹沥、贝母。

2. 温肺化痰：主要用于寒痰。寒性收敛凝滞，得温则散，故治寒痰当以温药和之，常用药物有：麻黄、桂枝、干姜、细辛、姜半夏。

3. 润肺化痰：主要用于燥痰。肺为娇脏，敷布津液，燥邪干之，伤津耗液，气道涩固，非润则无治。常用药物有沙参、天冬、麦冬、贝母、梨皮。

4. 祛风除痰：主要用于风痰，风性主动，善行数变，风痰相搏，走窜不定，变证最多，常用药物有：小白附子、南星、白芥子、僵蚕、天麻、猪牙皂角。

5. 消食除痰：主要用于食痰。饮食不节，食积不化，则运化失司，痰湿内生。宿食消则痰自除，常用药有：神曲、山楂、谷麦芽、枳实、鸡内金。

6. 顺气导痰：主要用于郁（气）痰。人身气机贵乎于顺，气顺则津液流通，痰安从来。常用药有：枳壳、苏子、莱菔子、瓜蒌仁、陈皮、青皮、桔梗、厚朴、苏梗。

7. 利湿除痰：痰与湿皆为人体气机不畅，津液停积而成，利湿则使湿邪从下焦出，而津无积，痰自除。常用药有：茯苓、泽泻、薏苡仁、滑石、芦根、车前子、猪苓。

8. 攻逐祛痰：主要用于顽痰、老痰。老者日久之谓，顽者胶固之意，老痰、顽痰皆由火邪熏蒸，津凝积久胶固而得。非攻逐峻下，不足以去。常用药有：海浮石、甘遂、大戟、芫花。

9. 健脾化痰：脾为生痰之源，脾虚则水湿不化，留滞中焦，积而成痰。故健脾化痰实为治本之法。常用药有：党参、黄芪、白术、苍术、豆蔻、扁豆、陈皮、法夏、草果。

10. 补肾化痰：肾阳不足，上泛为痰，当予温肾化痰，可用附子、肉桂、紫石英、蛤蚧。

三、分证论治

1. 寒痰

主症：痰色白，清稀有泡沫，易咳，伴发热恶寒，咳嗽，鼻塞，流涕，咽痒，身楚，舌淡苔薄白，脉浮紧。

治则：辛温解表，散寒化痰。

方药：金沸草散、杏苏散等。

2. 热痰

主症：痰黄黏稠有块，难咯。

（1）外感风热：伴发热恶寒，咽痛，鼻阻涕稠，身痛，咳嗽，舌尖边红，苔薄黄，脉浮数。

治则：辛凉解表，化痰止咳。

方药：桑菊饮加减。

（2）痰热壅肺：发热咳嗽，胸闷喘促，或鼻翼扇动，面红目赤，咽喉红肿疼痛，口渴，尿黄，便干，舌红，苔黄，脉滑数或数而有力。

治则：清热泻火，化痰止咳。

方药：麻杏石甘汤加味（重），千金苇茎汤（轻）。

（3）痰热互结：胸脘痞闷，按之则痛，吐痰黄稠，舌苔黄腻，脉浮滑或滑数。

治则：清热化痰，宽胸散结。

方药：小陷胸汤。

（4）实热老痰：胸脘痞闷，咳喘痰稠，大便秘结，或癫狂惊悸，或怔忡昏迷，舌苔黄厚而腻，脉滑数有力。

治则：荡热涤痰。

方药：滚痰丸。

3. 湿痰

主症：咳痰量多，白滑易咳出，伴四肢困重，眩晕嗜卧，脘闷纳少，口黏不渴，便溏，舌胖大有舌印或晦暗，苔白腻，脉弦滑。

治则：健脾化痰，利湿和胃。

方药：二陈汤。

4. 燥痰

主症：干咳无痰或少痰，痰稠难咯，痰中带血。

（1）外感燥邪：除上述症状外伴有恶风发热，鼻燥咽干，咳甚胸痛，身楚胸闷，舌尖红苔薄黄少津，脉细略数。

治则：清热润肺，化痰止咳。

方药：桑杏汤加味。

（2）阴虚肺燥：除上述症状外，伴咳引胸痛，口燥咽干，颧红，盗汗，午后潮热，手足心热，痰中带血丝或血块，舌红少苔，脉细数。

治则：滋阴润肺，化痰止咳。

方药：清燥救肺汤，养阴清肺汤，百合固金汤，贝母瓜蒌散。

5. 气痰

主症：七情郁结，痰凝咽喉，形若败絮，或如梅核，咯之不出，咽之不下，胸膈痞闷，舌红苔腻或白或黄，脉弦滑或弦数。

治则：顺气倒痰，或解郁化痰。

方药：四七汤或温胆汤。

6. 食痰

主症：痰色白质稠易咯，伴纳少，脘闷，噫气吞酸，嗳气酸腐，舌红苔厚腻，脉弦滑。

治则：健脾消食化痰。

方药：保和丸或桔半枳术汤。

7. 风痰

主症：口眼歪斜，半身不遂，肢体麻木，喉中痰鸣，苔厚腻，脉弦滑。

治则：祛风通络，豁痰开窍。

方药：牵正散、涤痰汤。

8. 虚痰

(1) 肺虚痰恋：喘咳日久，动则益甚，痰黏难咯或痰稠量多，或自汗畏寒，易于感冒，或潮热颧红，舌淡红，苔薄白，脉细滑无力。

治则：补肺化痰。

方药：补肺阿胶散合半贝丸。

(2) 脾虚痰盛：纳呆恶心，泛吐痰浊，神疲乏力，面色萎黄，不泽或虚浮，腹胀便溏，舌苔腻，脉细软。

治则：健脾化痰。

方药：六君子汤加味。

(3) 肾虚痰泛：久病痰喘气促，呼多吸少，动则更甚，痰多而稀薄，浮肿畏寒，腰膝冷痛，晨泻尿频，舌淡苔薄，脉沉细无力。

治则：温肾行水化痰。

方药：金匮肾气丸加味。

古典医籍对心系病的认识

一、《黄帝内经》选要

1. 邪在心则病心痛，喜悲，时眩仆，视有余不足而调之其输也。(《灵枢·五邪》)

2. 大寒且心下痞痛。(《素问·五常政大论》)

3. 暴热至……阳气郁发，小便变，寒热如疟，甚则心痛。(《素问·五常政大论》)

4. 脉涩则心痛。(《素问·脉要精微论》)

5. 真心痛，手足青至节，心痛甚。旦发夕死，夕发旦死。(《灵枢·厥病》)

6. 心痛引小腹满，上下无常处，便溲难，刺足厥阴。(《灵枢·杂病》)

7. 心痛引腰脊，欲呕，取足少阴。(《灵枢·杂病》)

8. 厥心痛，痛如锥针刺其心，心痛甚者，脾心痛也，取之然谷、太溪。(《灵枢·厥病》)

9. 心痛，腹胀啬啬然，大便不利，取足太阴。(《灵枢·杂病》)

10. 腹胀胸满，心尤痛甚，胃心痛也，取之大都、太白。(《灵枢·厥病》)

11. 心病者，胸中痛。……肾病者，虚则胸中痛。(《素问·脏气法时论》)。

12. 厥心病，与背相控，善瘛，如从后触其心，伛偻者，肾心痛也。(《灵枢·厥病》)

13. 厥心痛，色苍苍如死状，终日不得太息，肝心痛也。(《灵枢·厥病》)

14. 厥心痛。卧若徒居，心痛间，动作痛益甚，色不变，肺心痛也。(《灵枢·厥病》)

15. 心胀者，烦心，短气，卧不安。(《灵枢·胀论》)

16. 心脉微缓为伏梁，在心下，上下行，时唾血。(《灵枢·邪气脏腑病形》)

17. 脉痹不已，复感于邪，内舍于心。……心痹者，脉不通，烦则心下鼓，暴上气而喘，嗌干善噫，厥气上则恐。……淫气忧思，痹聚压心。(《素问·痹论》)

18. 帝曰：诊得心脉而急，此为何病？病形如何？岐伯

曰：病名心疝，少腹当有形也。帝曰：何以言之？岐伯曰：心为牡脏，小肠为之使，故曰少腹当有形也。（《素问·脉要精微论》）

19. 心病者，舌卷短。（《灵枢·五阅五使》）

20. 心热者，色赤而络脉溢。（《素问·痿论》）

21. 心风之状，多汗恶风，焦绝，善怒吓，赤色，病甚则言不快，诊在口，其色赤。（《素问·风论》）

22. 惊则心无所倚，神无所归，虑无所定，故气乱矣。（《素问·举痛论》）

23. 血脉微涩为血溢。（《灵枢·邪气脏腑病形》）

24. 阳络伤则血外溢，血外溢则衄血，阴络伤则血内溢，血内溢则后血。（《灵枢·百病始生》）

25. 血脱者，色白夭然不泽，其脉空虚。（《灵枢·决气》）

26. 心咳之状，咳则心痛，喉中介介如梗状，甚则咽肿喉痹。（《素问·咳论》）

27. 有所惊恐，喘出于肺，淫气伤心。（《素问·经脉别论》）

28. 六十岁心气始衰，苦忧悲，血气懈惰，故好卧。（《灵枢·天年》）

29. 衣被不敛，言语善恶不避亲疏者，此神明之故也。（《素问·脉要精微论》）

30. 心移寒于肺，肺消，肺消者饮一溲二，死不治。……心移热于肺，传为鬲消。（《素问·气厥论》）

31. 心手少阴之脉，是动则病，嗌干，心痛，渴而欲饮，是为臂厥。（《灵枢·经脉》）

32. 心气热，则下脉厥而上，上则下脉虚，虚则生脉痿，

枢折挈胫纵而不任地也。(《素问·痿论》)

33. 心小则安，邪弗能伤，易伤以忧。心大则忧不能伤，易伤于邪。心高则满于肺中，悗而善忘，难开以言。心下则藏外，易伤于寒，易恐以言。(《灵枢·本脏》)

34. 肺小则少饮，不病喘喝。肺大则多饮，善病胸痹喉痹逆气。(《灵枢·本脏》)

二、《伤寒论》选要

1. 太阳病，下之后，脉促胸满者，桂枝去芍药汤主之。(21)

2. 发汗后，身疼痛，脉沉迟者，桂枝加芍药生姜各一两，人参三两，新加汤主之。(62)

3. 发汗过多，其人叉手自冒心，心下悸欲得按者，桂枝甘草汤主之。(64)

4. 发汗后，其人脐下悸者，欲作奔豚，茯苓桂枝甘草大枣汤主之。(65)

5. 伤寒二三日，心中悸而烦者，小建中汤主之。(102)

6. 伤寒八九日，下之，胸满烦惊，小便不利，谵语，一身尽重，不可转侧者，柴胡加龙骨牡蛎汤主之。(107)

7. 伤寒脉浮，医以火迫劫之，亡阳，必惊狂，卧起不安者，桂枝去芍药加蜀漆牡蛎龙骨救逆汤主之。(112)

8. 烧针令其汗，针处被寒，核起而赤者，必发奔豚，气从少腹上冲心者，灸其核上各一壮，与桂枝加桂汤更加桂二两也。(117)

9. 伤寒脉结代，心悸动，炙甘草汤主之。(177)

10. 脉按之来缓，时一止复来者，名曰结，又脉来动而中止，更来小数中有还者反动，名曰结，阴也。脉来动而中

止，不能自还，因而复动者，名曰代，阴也。得此脉者必难治。(178)

11. 少阴病，得之二三日以上，心中烦，不得卧，黄连阿胶汤主之。(303)

12. 少阴病，下利咽痛，胸满心烦，猪肤汤主之。(310)

13. 少阴病，下利六七日，咳而呕渴，心烦不得眠者，猪苓汤主之。(319)

14. 伤寒厥而心下悸，宜先治水，当服茯苓甘草汤。(356)

三、《金匮要略》选要

1. 百合病不经吐、下、发汗，病形如初者，百合地黄汤主之。(百合狐惑阴阳毒病脉证治第三)

2. 血痹阴阳俱微，寸口关上微，尺中小紧，外证身体不仁，如风痹状，黄芪桂枝五物汤主之。(血痹虚劳病脉证并治第六)

3. 男子面色薄者，主渴及亡血，卒喘悸脉浮者，里虚也。(同上)

4. 虚劳虚烦不得眠，酸枣仁汤主之。(同上)

5. 胸痹之病，喘息咳唾，胸背痛，短气，寸口脉沉而迟，关上小紧数，栝楼薤白白酒汤主之。(胸痹心痛短气病脉证治第九)

6. 胸痹不得卧，心痛彻背者，栝楼薤白半夏汤主之。(同上)

7. 胸痹心中痞气，气结在胸，胸满，胁下逆抢心，枳实薤白桂枝汤主之；人参汤亦主之。(同上)

8. 胸痹缓急者，薏苡附子散主之。(同上)

9. 心中痞，诸逆，心悬痛，桂枝生姜枳实汤主之。（同上）

10. 心痛彻背，背痛彻心，乌头赤石脂丸主之。（同上）

11. 邪哭，使魂魄不安者，血气少也；血气少者属于心，心气虚者，其人则畏，合目欲眠，梦远行，而精神离散，魂魄妄行。阴气衰者为癫，阳气衰者为狂。（五脏风寒积聚病脉证并治第十一）

12. 水在心，心下坚筑短气，恶水不欲饮。（痰饮咳嗽病脉证并治第十二）

13. 心下有支饮，其人苦冒眩，泽泻汤主之。（同上）

14. 心水者，其身重而少气，不得卧，烦而躁，其人阴肿。（水气病脉证并治第十四）

15. 心气不足，吐血、衄血，泻心汤主之。（惊悸吐衄下血胸满瘀血病脉证并治第十六）

16. 妇人脏躁，喜悲伤欲哭，象如神灵所作，数欠伸，甘麦大枣汤主之。（妇人杂病脉证并治第二十二）

四、《诸病源候论》选要

1. 心气盛为血有余，则病胸内痛胁支满，胁下痛臂背膊腋间痛，两臂内痛，喜笑不休，是心气之实也，则宜泻之。心气不足，则胸腹大，胁下与腰背相引痛，惊悸恍惚，少颜色，舌体强，善忧愁，是为心气之虚也，则宜补之。（卷十五·心病候）

2. 心痛者，风冷邪气，乘于心也，其痛发有死者，有不死者，有久成疹者，心为诸脏主而藏神，其正经不可伤，伤之而痛，为真心痛，朝发夕死，夕发朝死。心有支别之络脉，其为风冷所乘，不伤于正经者，亦令心痛，则乍间乍

甚，故成疹不死。（卷十六心痛候）

3. 赤水者，先从心肿，其根在心。（卷二十一·十水候）

4. 水瘕者，由经络痞涩，水气停聚在于心下，肾经又虚，不能宣利溲便，致令水气结聚而成形段在于心腹之间，即按作水声，但欲饮而不用食，偏身虚肿是也。（卷二十一·水瘕候）

五、《温病条辨》选要

1. 邪入心包，舌謇肢厥，牛黄丸主之，紫雪丹亦主之。（上焦篇十七）

2. 脉虚夜寐不安，烦渴舌赤，时有谵语，目常开不闭或喜闭不开，暑入手厥阴也。手厥阴暑湿，清营汤主之；舌白滑者，不可与也。（上焦篇三十）

3. 热多昏狂，谵语烦渴，舌赤中黄，脉弱而数，名曰心疟，加减银翘散主之；兼秽，舌浊口气重者，安宫牛黄丸主之。（上焦篇十三）

4. 阳明温病，下利谵语，阳明脉实或滑疾者，小承气汤主之；脉不实者，牛黄丸主之，紫雪丹亦主之。（中焦篇九）

5. 阳明温病，下之不通，……邪闭心包，神昏舌短，内窍不痛，饮不解渴者，牛黄承气汤主之。（中焦篇十七）

6. 温病误用升散，脉结代，甚则脉两至者，重与复脉，虽有他证，后温之。（下焦篇六）

7. 少阴温病，真阴欲竭，壮火变炽，心中烦不得眠者，黄连阿胶汤主之。（下焦篇十一）

8. 下焦温病，热深厥甚，脉细促……甚则心中痛者，三甲复脉汤主之。（下焦篇十四）

眩晕再议

眩晕是常见的一个病证。眩者，事物皆黑，晕者，视物皆转，二者兼有，故眩晕并称。

一、源流

1.《内经》选录

《素问·至真要大论》:“诸风掉眩，皆属于肝”。

《灵枢·海论》:“脑为髓之海，……髓海不足，则脑转耳鸣，胫酸眩晕，目无所见，懈怠安卧”。

《灵枢·口问》: “上气不足，脑为之不满……目为之眩”。

2. 仲景论眩

(1) 邪在少阳——小柴胡汤证：“少阳之为病，口苦咽干目眩也。”

(2) 神魂不宁——百合地黄汤证：“百合病者，百病一宗，悉致其病也。……但头眩者。……”。“病形如初者，百合地黄汤主之”。

(3) 风湿痹痛——桂枝芍药知母汤证：“诸肢节疼痛……脚肿如脱，头眩短气，温温欲吐，桂枝芍药知母汤主之。”

(4) 湿热内蕴——茵陈蒿汤证：“食即头眩，心胸不安，久久发黄为谷疸，茵陈蒿汤主之。”

(5) 饮遏中阳——苓桂术甘汤证：“伤寒，若发汗，若吐，若下后，心下逆满，气上冲胸，起则头眩，脉沉紧……茯苓桂枝白术甘草汤主之。”

(6) 饮阻清空——泽泻汤证：“心下有支饮，其人苦冒眩，泽泻汤主之。”

(7) 水饮停膈——半夏加茯苓汤证：“卒呕吐，心下痞，膈有水，眩悸者，半夏加茯苓汤主之。”

(8) 水蓄下焦——五苓散证：“假令瘦人，脐下有悸，吐涎沫而癫眩，此水也，五苓散主之。”

(9) 阳虚水泛——真武汤证：“太阳病发汗，汗初不解，其人乃发热，心下悸，头眩……振振欲擗地者，真武汤主之。”

(10) 肺气虚寒——甘草干姜汤证：“肺痿吐涎沫……此为肺中冷，必眩，多涎唾，甘草干姜汤以温之。”

(11) 肾虚失摄——桂枝龙骨牡蛎汤证：“夫失精家，少腹弦急，阴头寒，目眩发落……桂枝龙骨牡蛎汤主之。”

《诸病源候论》“风头眩候”：“风头眩者，由血气虚风邪入脑而引目系故也，五脏六腑之精气，皆上注于目，血气与脉并于上系，上属于脑，后出于项中，逢身之虚，则为风邪所伤，入脑则脑精而目系急，目系急，故成眩也，诊其脉洪大而长者风眩，……风眩久不瘥则变为癫疾。”

《备急千金要方》：“风眩之病，起于心气不定，胸上蓄实，故有高风而热之所为也，痰热相感而动风，风心相乱而闷瞀，故谓之风眩，大人曰癫，小儿则为痫，其实则一。”

可以看出，古代风眩一证，与今日之“眩晕”有所不同。

《河间六书》：“风火皆阳，阳多兼化，阳主乎动，两阳相搏，则为之旋转。”

《丹溪心法》:“无痰不作眩，痰因火动。”

《景岳全书》:“余则曰无虚不能作眩，当以温虚为主。”“眩晕一证，虚者居其八九，而兼火兼痰者，不过十中一二耳。”

二、辨证探讨

1. 病因辨证

然眩晕既涉三因，不可专为头面风，如中伤风寒暑湿，在三阳经，皆能眩人，头重项强，但风则有汗，寒则掣痛，暑则热闷，湿则重着，吐逆眩倒，属外所因。喜怒忧思，致脏气不行，郁而生涎，涎结为饮，随气上厥，伏留阳经，亦令人眩晕呕吐，眉目疼痛，眼不得开，属内所因。或饮食饥饱，甜腻所伤，房劳过度，下虚上实，拔牙金疮，吐衄便利去血过多及妇人崩伤，皆能眩晕，眼花屋转，起则眩倒，属不内外因。(《三因》)

秦子曰：余观严用和眩晕论云：眩晕之症，《内经》主肝风上攻致是，而《原病式》释之曰，风木生火，风火皆主阳，焰得风则自旋转，然此但可论风火之眩晕，若外感六淫之邪，内伤七情之症，皆能致眩晕者，于是立外感风寒暑湿四条，又立内伤痰涎下虚两条，实为眩晕指南，然余惜其六气未全，七情未备，且其用方主治，又难于下手，刘宗厚议其论症亲切，集方欠明，深中其弊，今余改立外感三条内该六气，内伤四条，内该七情，而其主治之方，皆按经对症，不得以平淡无奇而忽之也。(《症因脉治》)

2. 虚实辨证

眩晕一证，人皆称为上盛下虚所致，而不明言其所以然之故。盖所谓虚者，血与气也。所谓实者，痰涎风火也。原病之由，有气虚者，仍因之血过多，阳无所附而然，当益阴补血。此皆不足之证也。有因痰涎郁遏者，宜开痰导郁，重则吐下。有因风火所动者，宜清上降火。若因外感而得者，虽分四气之异，皆当散邪为主。此皆有余之证也。(《微义》)

虚者，内外之邪，乘虚入表而上攻，实者内外之邪，郁痰上结而下虚。(《入门》)

3. 体质辨证

气虚肥白之人，湿痰滞于上，阴火起于下，是以痰挟虚火，上冲头目，正气不能胜敌，故忽然眼黑生花，若坐舟车而旋运也，甚而至于卒倒无所知者有之，丹溪所谓无痰不能作眩者，正谓此也。若夫黑瘦之人，躯体薄弱，真水亏欠，或劳役过度，相火上炎，亦有时时眩运，何痰湿之有哉。(《正传》)

三、论治要领

陈念祖说:“至真要大论”曰“诸风掉眩，皆属于肝”，此言实证也，宜二陈汤加防风、玉竹、川芎、天麻、钩藤、白术主之。属痰饮者二陈倍半夏，再倍加泽泻。火盛者，二陈汤加黄芩、玄参。“卫气篇”曰“上虚则眩”，此言虚证也，宜二陈汤加黄芪；虚甚者加附子。“海论”曰“髓海不足，则脑转耳鸣……”，此言病在上而根起于下，宜二陈汤加肉苁蓉、附子、巴戟天。如大虚诸药不效者，宜鹿茸一两酒煎入麝香一厘服之。又有火亢眩晕不可当者，大黄酒炒三遍研末调下。

大抵人肥白而作眩者，治宜清痰降火为先，而兼补气之药。人黑瘦而作眩者，治宜滋阴降火为要，而带抑郁之剂。外有因呕吐而眩者，胸中有死血，迷闭心窍而然，是宜行气清心自安。

肝风有上冒和旁走之分,肝风上冒颠顶,治当息风潜阳,用天麻、钩藤、白蒺藜、菊花、石决明、珍珠母、羚羊角之类。肝风旁走入络,治当祛风活络,用豨莶草、地龙、全虫、僵蚕、臭梧桐等。

肝风之因尚有血虚与水亏之别，因血不养肝者，当养血柔肝以息风和络，用当归、地黄、白芍、栀子、首乌、黑芝麻等品。因水不涵木者，当滋肾养肝，育阴潜阳，用生地、玄参、女贞子、桑椹子、牡蛎、龟板等。

痰证当辨痰浊、痰火、风痰之异。痰火当清火化痰、用黄连温胆汤、滚痰汤、雪羹汤合胆星、竺黄、竹沥、海藻。风痰则祛风化痰，取半夏天麻白术汤意配僵蚕、南星、白附子之类。痰浊之候，治当燥湿化痰，可用二陈汤加菖蒲、远志、郁金。

火盛有清肝泻火与兼泻心肾。如肝旺者清肝泻火，轻者用丹皮、山栀、黄芩、夏枯草，重者用龙胆草、大黄、决明子。心火盛者，配以泻心的黄连、木通。相火偏亢者，又宜配合知母、黄柏之类。此外，火起于邪者，还当注意佐以疏泄，酌配白蒺藜、川楝子。

泻火可暂不可久，滋阴着重肝与肾，肝阳偏亢是暂时性的标实，阴虚才是根本性的原因，因此，苦寒泻火之法，可暂而不可久。叶天士曾说："非发散可解，非沉寒可清，与六气风火迥异。"张景岳说："凡治火之法，但使火去六七，即当调其本。"

阴损及阳，辨证变法，临床必须注意证候的相对稳定与演变转化，如阴损及阳，则当区别脾虚与肾虚的不同，分别处理，脾虚以六君子汤、苓桂术甘汤为代表，肾虚以金匮肾气丸为基础。

方向·进程·选题·手段

——中医科研思路管见

祖国医学是一个伟大的宝库。在继承与发展的长河中，是否开展科学研究，是关系到中医事业成败兴亡的重要问题。本文就方向、进程、选题、手段诸方面，略抒管见如下。

一、从思维方式的发展看方向

著名科学家钱学森教授在《系统科学思维与人体科学》一文说："科学已进入'系统时代'人体科学一定要有系统观。二者就是中医的观点。所以医学的方向是中医。"那么要从人类对自然界的认识方法说起。

医学的思维方式有三个发展过程。简言之，就是整体——分析——系统的螺旋式发展过程。

中世纪以前的古代科学——整体时代。在当时的生产力发展水平上。人们还没有条件和手段分解对象。只能在直观观察的范围内。把宏观事物的整体形态作为考察的基本层次。从事物的总联系上来把握对象。而这些总联系的细节，还不可能得到说明，因而这种说法，对事物总体一般性质的认识比较正确。但认识的程度，却远不够精细和严格。古代医学具有"整体时代"的各种特征，用大自然的规律来类比解释人的生理病理过程。把人体视为与大宇宙密切相关的"小宇宙"主张"天人相应"从整体上把握了生理病理的一些重要规律。

哥白尼开始的近代科学——分析时代把自然界的各种过程和事物分成一定门类。对有机体内部按其多种多样的解剖形态进行研究。这是最近四百年来，在认识自然界方面获得巨大进展的基本条件。人们对自然界的认识达到空前的广度、深度和精度。1543年维萨里的《人体结构》与哥白尼的《天体运行论》同年发表。医学随着整个自然科学一起跨入“分析时代”。分析的方法，推动医学从群体、个体，深入到系统器官组织、细胞、分子和亚分子层次。揭示了人体和疾病过程许多极其重要的机理。建立起一系列精确而严格的理论和方法认识达到崭新的境界。

在这个时代的问题，强调了“局部论”“外因论”“机械决定论”“孤立的封闭体系”。在医学上形成“人是机器”“细胞联邦”。丢掉了前一个时代的整体观念。许多医学家感到，知道得越细越多，反而知道得越少，失去了人体的全貌，对生命的理解仍很渺茫。

从20世纪20年代提出系统论——系统时代是从研究生命机体的系统规律开始的。把生命机体当作最典型的系统。因此，对于人体科学，包括医学具有特别重大的理论和方法论价值。现代医学已从分析时代逐渐转向“系统中心论”如神经内分泌学说、稳态学说、应激学说、免疫学说、受体学说等。从不同方面揭示出人体的统一性与集成功能，思维的特点。开始从细胞、分子等“实物”转移到微观与宏观。结构与功能、物质与运动、人体与环境等种种“关系”上来，医学已走向“辩证综合阶段”。

祖国医学起始于科学的“整体时代”具有那个时代的一些重要特征。令人欣喜的是，它具有许多超过那个时代一般发展水平。而现代系统论许多重要原则，几乎都可以在那里找到某种原始思想。

中医的“天人相应论”“脏象论”“三因论”把人、病症视为一个整体。把人体与环境视为一个整体。把疾病看作病因作用于人体的整体反应。这些都包含了系统论的等级秩序原则。

再如“元气学说”提出“气聚则形成”“气散则形亡”“人之所生，全赖此气”。气的升降出入。决定着生命机体的正常活动。这和贝塔朗菲“有机论”中的“这个有机整体具有一种新质——系统质”的观点有相似之处。

现代系统论“综合性原则”在中医学术理论里得到体现。“辨证论治”是把疾病过程视为多层次、多因素、多变量、多项式的全部相互作用的集成，当然也不能把中医与现代系统论等同起来。

从思维方式的发展不难看出，中医是医学发展的方向。因为中医的基本理论和方法，包含着高而深刻的系统论思想。反映和把握了人体作为功能系统最本质的东西。这些与科学发展的总趋势相适应。与时代的要求相吻合。中医科研的方向。充分运用现代系统论和现代医学的成就，作为研究的手段，这是我们的方向，对人类作出积极的贡献。

二、学术争鸣是推陈出新的进程

科学研究通俗简单地说就是“探求未知”。人们对于自然界某一现象提出问题。用已知的知识和手段进行调查研究，实践观察和综合分析的方法，以探讨其本质，掌握它的发展规律，从而取得新的认识、新的发现、新的创造。总之，科学研究关键在于创新。

中医科学研究一定要正确处理继承与发展的关系。任何一门学科的发展都是"累极规范"（继承）与"变革规范"（突变）交叉的过程。没有继承与借鉴就不可能有以后的发展，但继承必须坚持发展的观点。我们要从继承着手，从发展着眼。继承不应该是"复制"或"循环"而应是螺旋形的前进；发展，也不是"另起炉灶"，而应在继承的基础上，不断创新，提出科学假设。

纵观祖国医学的发展，由于历代医学家的不断产生，各个不同学术流派的形成。在学术上进行百家争鸣，促进了祖国医学的不断发展，在学术领域内开辟了广阔的园地。如医经派阐发了祖国医学的基础理论，对理论体系的确立作出了巨大的贡献；经方派善于总结临床经验，把许多经验方流传了下来，是一个伟大的宝库；河间派发挥病因病机；易水派发挥脏腑病机；伤寒派创六经辨证；温热派提出了卫气营血和三焦辨证；汇通派吸取西方医学；在不同历史时期，均起了促进学术繁荣的作用。

从一个病的沿革也是如此。如历代对中风病因病机的争论。在《内经》《金匮要略》就有"内虚邪中""外风入中"的提法。在汉唐以前，一般主张"外中风邪论"，其后提出是"正气内虚"。朱丹溪主张"痰热生风"，元朝王履把唐宋以前的外因论说成是"真中风"，把唐宋以后的内因论说成"类中风"，张景岳的"非风论"认为是内伤积损，清代叶天士认为"肝阳偏亢，内风时起"，同时联系到"痰""火""虚"三者在临床上的表现。清代张伯龙云"内风昏扑。谓是阴虚阳扰，木旺生风，而气生、火生、痰生……"。清代王清任认为中风偏枯，由于气虚血瘀所致。以上对中风病因病机的深化，都是用已知知识，探求未知，逐步探索其本质。掌握其变化，日益走向真理。

科学上的创新突破，往往一时不被人们接受，甚至被视为“大逆不道”，横加指责。清代陆九芝痛斥温热学派是一例证。但叶天士终究被公认为是温热名家，对热病作出贡献。因此，在继承与发展的道路上，应该不畏艰险，不怕讽嘲，勇于建树。

同样，在探讨科学研究思维与方法之时，坚持学术争鸣，广开研究途径，才能收到振兴中医的实际效果。

三、临床科研的选题思路

现代医学科学研究，从有了实验医学以后，一般的研究程序，是从实验研究取得成果，然后到临床作试用研究。而祖国医学是几千年来临床实践经验的积累。它的理、法、方、药是世世代代千万人的临床实践。因此，从临床研究入手，这样比较符合实际，也是反映了中医的特色。

临床科研必须了解该课题的进展。国内外研究的动态。不然盲目性很大，常常出不了成果。与国内外同类成果比较，都是低水平的重复，要掌握有关文献情报资料，要重视综述资料，密切注意文摘资料，掌握近五年来的研究动态，作为选题的准备工作。

选题的原则与思路：

1. 要围绕常见病、多发病的防治。从医学发展史上考察，如张仲景因目睹伤寒之流行，感往昔之沦丧，伤横夭之莫救，乃著《伤寒杂病论》。李东垣内伤学说的提出，正当中原战乱时期，人民生活极度困难，精神上的恐惧，无休止的劳役，以及饥饿，寒温失调等恶劣条件，就成为形成内伤的主要因素。明代吴又可因崇祯辛巳年山东、河南、河北、浙江等地瘟疫流行，诸医以伤寒法治之不效。吴氏推究病情，悟出病因乃是天地间别有一种异气为患，非风、非寒、非暑、非湿，将其在实践中所获得的丰富经验，著成《瘟疫论》二卷。

在重庆召开的中医工作汇报会议指出："中医学术的发展，首先要抓急症的临床研究。"中风一病，已占我国城市人口死亡原因之首位。我们对中风进行了专题研究，总结了近三年来178例的临床资料，初步提出三个原则：①症候划分考虑经与纬，以中经络中脏腑为经，以痰瘀、风、闭脱为纬；②卒中救治围绕清与宁总结约有四法：芳香开窍法、通腑攻下法、豁痰宣窍法、回阳固脱法；③治疗始终抓住气与血，卒中期多为气血逆乱、痰瘀互阻，缓解期常见气虚血瘀、气滞血瘀、血虚生风等，无不本乎气血。

2. 要从西医的"空"点，中医的特点出发，如西医在临床上对舌诊、脉象比较忽视。而中医对脉诊、舌诊十分重视，形成了一套理论积累了丰富的临床经验，与西医相比其独特性是非常明显的。

我们从1983年3月至12月，对不整脉100例进行了研究，除了明确结、代、促、散、屋漏、雀啄脉的特征，运用现代科学方法探讨心电图，以及临床诊断、中医辨证、病机等相互关系。本组以结脉与促脉为多。结脉示缓慢型心律失常；结脉属痰瘀内阻者为多，促脉得于脏气乖违；结脉偏于阳虚，促脉可有热象，散脉特征与心房颤动的心律相似，见散脉者多为心肾阳虚、心脾肺虚，以虚损阳衰为主。代脉，心电图提示呈Ⅱ、Ⅲ联律，符合止有常数的原则。中医辨证为心阳不振、心肾阳虚、气虚血瘀。对不整脉的脉机及其成因作了探讨，丰富了脉学研究的内容。

3. 从中医与西医治疗效果比较中选题。中医和西医临床上对不少常见病都形成了各自的一套治疗方法。从实际效果来看，各有所长，各有所短。如高血压病，急速降压效果西药为长，但有不良反应。中医急速降压效果缓慢，但无不良反应，效果比较稳定。因此，高血压病作为选题还是可取的。

我们在临床实践中对高血压病进行了临床初步研究。通过155例的临床观察，提出了阴虚阳亢、肝肾阴虚、冲任不调、瘀血阻滞、痰湿瘀阻、阴阳两虚六个证候类型，进行辨证施治。从调节人体阴阳恢复自然调节功能为出发点，治疗有效率达93%。

4. 从中医理论上交叉之处探索，如过去伤寒学派与温热学派，长期争论不休，前者强调六经，后者强调卫气营血，前者强调用药必须辛温，后者强调用药必须辛凉。吴鞠通曾说："温病须竖看，伤寒须横看。"温病是温邪上受，逆传心包，三焦立论由上及下，为上下概念；伤寒从皮毛而入，太阳为一身之表，是层次概念。这是中医理论中的交叉。纵横学说的问题，这些认识都是从临床实践中来，两种学说，各有所长，亦有所短。应从临床实践中去考察。

作者对外感热病，体温38℃以上的患者100例进行了临床观察。提出了五期八类的外感热病的辨证纲领。恶寒期有表寒类、表热类；化热期有半表半里类，气热类，里实类；营血期有血热类；伤阴期有阴虚类；阳虚期有阳虚类。企图通过临床实践把伤寒学说与温病学说统一起来，在理论上进行探索。

四、提高四诊和辨证的手段

祖国医学与现代医学是在不同的历史条件下发展起来

的。各自形成不同的诊断方法。祖国医学诊断疾病，常是从整体病理生理学的角度考虑。例如寒证、热证；肾阴虚证、肾阳虚证。现代医学诊断疾病常从病原学的角度或病理解剖学的角度考虑。例如钩端螺旋体病，就是从病原学的概念；慢性支气管炎就是病理解剖学概念。在临床科学研究确定课题后，将一横一纵的诊断方法分清主次，统一考虑。将有助于对疾病的全面认识。从某种意义上说，也是提高科研水平的手段。

辨证的依据是按照望、闻、问、切四诊的症候所见，加以分析而确定，也就是要根据这些多变的输入因子加以归纳组合而成的各种辨证类型。但要使证型真实确切，首先必须使构成的因子具有精细的客观的定性和定量的标准。目前的四诊，多属于形象的直观的表现形式，这就不能适应辨证的需要。因此，要把中医四诊的质、量概念客观化使它们具有确定和明白得多的形式，这是临床研究工作必须首先解决的问题。

我在热病研究中，要求机体热型表达清楚。如翕翕发热、蒸蒸发热、壮热、烦热、恶热、潮热、寒热往来、热多寒少、寒多热少、虚热等。又如对昏迷又分为恍惚、迷蒙、神昏、昏愦四级表述。这是初步的低级尝试，有待共同努力。要提高辨证的质量，要使诊断严谨有据。除了收集充分而全面的临床客观资料，还要求辨证本身有一个定型规范，以便统一认识、统一方法、逐步形成一个比较全面而实用的中医辨证标准。辨证规范化，就可以避免因主观认识水平的不同而造成辨证的差异。同时也便于选择病例，便于得出明确的结果。如上海第一医科大学制定了一个肾虚的辨证标准，上海中医药大学制定了阴虚火旺的标准，湖北中医学院附属医院制定了肝郁的辨证标准，浙江中医研究所制定了心阴虚的辨证标准，北京市中医研究所提出脾气虚的辨证标准。这样一个一个的辨证标准制定出来，总合起来就构成了全面而完整的辨证体系。中华全国中医学会内科学会就是抓住了诊断标准与疗效标准这两个重要环节，为提高临床科研水平作出了贡献。

中国养生学史略及学术思想举要

中华民族在历史发展长河中形成的养生理论和实践，具有鲜明的民族特色和独到的经验技能，令世界叹为观止。

远在战国时代，《庄子》书中载有《养生主》之篇，其《刻意篇》中还论及导引之士，养形之人，吐故纳新，熊经鸟伸以养生等内容。《黄帝内经》中则载有大量养生学方面的内容。值得一提的，《周易》中有不少富有辩证法思想的观点，是养生哲理的先导，为我国养生学的形成和发展起了奠基作用。

长沙马王堆汉墓出土了养生学专著，如《养生方》《导引图》《却谷食气》《天下至道谈》等，也是战国时代的作品。还有《行气玉佩铭》，是在一个玉佩上铭刻着人在行气时要达到的功夫，郭沫若先生认为此为战国早期之物。可见我国养生学在战国时代已取得了相当的成就。

继后，在长期的养生实践中，我国养生学又大有发展，出现了如汉代魏伯阳的《参同契》，魏晋嵇康的《养生论》，梁代陶弘景的《养性延命录》，唐代孙思邈的《千金要方》，宋代陈直的《养老奉亲书》，元代邹铉的《寿亲养老新书》，明代高濂的《遵生八笺》，清代曹延栋的《老老恒言》等许多养生学著作。

养生学的内容相当广泛，有顺四时，节阴阳，调精神，减思虑，行气，导引，按摩，叩齿，咽津，起居，饮食药饵，以及音乐，舞蹈等，真是丰富多彩；它对我国人民的保健事业都发挥过有益的作用，有着深远的影响，直到今天，它仍然具有强大的生命力，而且随着社会的发展，越来越显示出它在人类保健事业中的优越性和重要价值。

在中国养生学发展过程中，《周易》《黄帝内经》，孙思邈以及明清各家，均有显著贡献。现举要如下。

一、《周易》是养生学哲理的先导

《周易》通过象征天、地、风、雷、水、火、山、泽八种自然现象的八卦形式，推测自然和社会的变化，认为阴阳两种努力的相互作用是产生万物的根源，提出了“动而健”“尚其变”“交则泰”等富有辩证法思想的观点，成为养生哲理的先导，为养生学的理论形成奠定了基础。

1. 动而健。《周易·乾传·象辞》说：“天行健，君子以自强不息”，意思是天体以不断运行为健，人要自强也应经常运动。这个动是要遵循一定的规律运动，而不是任意妄动，所以“无妄卦”的彖辞提出：“无妄，刚自外来而主于内，动而健，刚中而应，大亨以正，天之命也。”《内经》“不妄作劳”的养生原则，显然是受此启发而提出的。东汉华佗说：“人体欲得劳动，但不当使极耳”，他的“五禽戏”，就是从“动而健”的观念发展而来。

2. 尚其变。《周易》指出事物都是发展变化的，事物之所以变化，认为是刚柔、动静、阴阳等两个相反相成的势力相推、相摩、相荡的结果。如系辞说：“刚柔相摩，八卦相荡”，“日往则月来，月往则日来，日月相推而明生焉”，“刚柔相推，而变在其中矣”。人的生长壮老已，也是阴阳相摩、相推的结果。“大壮卦”象辞曰：“大壮，大者壮也，刚以动故壮。”但是，“刚”又不能太过，太过就会走向反面，由壮变衰。所以“节卦”说：“刚柔分而刚得中”。因而老子强调“柔”的作用，认为“柔”能使人充满生机，甚至返老还童，如《道德经》第十章说：“未气致柔，能婴儿乎。”《周易》“尚其变“的观点，提示人们要防衰抗老，就要善于在变化中调节刚柔。荀子在《修身符》中说：“治气养心之术，血气刚强，则柔之以调和。”《周易》很重视柔动静的辩证关系，如系辞说：“动静有常，刚柔断矣。”刚柔相济，动静结合，才能使事物沿着正常的轨道发展变化。《周易·丰传》又说：“日中则昃，月盈则食，天地盈虚与时消息，而况人乎。”老子过分强调“柔”和“静”的一面，孔子则竭力倡导动静结合而养生。如《孔子家语》说：“若夫智士仁人，将身有节，动静以义，喜怒以时，无害其性，虽得寿焉，不亦宜乎。”据此，后世主张动静结合养生的甚多，使我国养生学千百年来一直沿着正确的轨道发展。

3. 交则泰。《周易·泰传》说：“泰，小往大来，吉亨，则天地交而万物通，上下交而其志同也。”通过“交”达到“泰”的目的，如何才能“交”呢？一是做到“大有卦”，系辞指出的“应乎天而时行”，二是人体内部要阴阳和调，水火既济。“既济卦”曰：“坎上离下，既济”。此即中医学的心肾相交，水火既济。《周易》反复强调：“一阖一辟谓之变，往来不穷谓之通”，“变则通，通则久”。说明人体的气机要开阖往来，流通畅达，生命活动才能维持长久。《吕氏春秋》“达郁”的养生原则，可能是受了《周易》的影响。清代四川名医何仲皋的《脏腑通》一书中，还专门运用《周易》八卦理论阐述了脏腑相通的生理和不通的病理。历代养生家无不采用多种手段包括导引按摩，针灸药物，气功武术，以促使气血流通，气机畅达，脏腑通调，并与自然环境息息相通，来确保健康长寿。

二、《黄帝内经》是养生学的理论基础

《黄帝内经》是世界上现存最古老、最完整的一部医学著作，总结了先秦时期的医学理论和实践经验，在养生学方面也是集大成的，其学术思想约言之有四。

1. 顺应四时，养正避邪。《灵枢·刺节真邪）说：“（人）与天地相应，与四时相副。”告诫人们，必须顺应四时气候的变化，使脏腑功能不失其常，注意“处天地之和，从八方之理”，要“提挈天地，把握阴阳”“和于阴阳，调于四时”，在四时气候突变之际，风雨寒暑客犯之时，要“虚邪贼风，避之有时”，做到“动作以避寒，阴居以避暑”，这些就是要人们把握自然界四时阴阳变化的规律，通过自身的调节，修养，使人体阴阳之气顺应阴阳的消长变化，以求“阴平阳秘，精神乃治”，从而达到养正避邪，预防疾病的目的。正如《素问·四时调神大论》所说：“阴阳四时者，万物之终始也，死生之本也，逆之则灾害生，从之则苛疾不起，是谓得道。”

2. 饮食有节，防病延年。人体生命活动，需要饮食水谷的不断充养，而养生防病则更重视其饮食调养。如《素问·五常政大论》说：“谷肉果菜，食养尽之，无使过之，伤其正

也。”说明饮食五味的太过和不及，均可伤正为患，还指出了一些由饮食失调对健康造成的危害，如“饮食自倍，肠胃乃伤”，“膏粱之变，足生大疔”等。要求“食饮者，热无灼灼，寒无沧沧”，避免“以酒代浆”的不良嗜习，使饮食有度，不失其常，方可使化源充足，正气强盛，而达到防病延年的目的。正如《素问·生气通天论》中所说：“谨和五味，骨正筋养，气血以流，腠理以密，如是则骨气以精，谨道如法，长有天命。”

3. 恬愉乐俗，抗衰防病。《黄帝内经》认识到，人体的精神、情志与脏腑功能密切相关。如《灵枢·本脏》说：“志意和则精神专直，魂魄不散，悔怒不起，五脏不受邪矣。”告诫人们避免过度的情志刺激，“使志无怒”“使志安宁”，做到“志闲而少欲，心安而不惧”，“内无思想之患，以恬愉为务，以自得为功”。如此“恬淡虚无，真气从之，精神内守，病安从来?”反之，精神失常，“喜怒不节，生乃不固”，苛疾由是而生。通过精神调养，畅达情志，可使“形体不敝，精神不散亦可以百数。”

4. 劳逸适度，保精益寿。适度的运动对人体的健康和防病抗邪以及延年益寿起着积极作用。但是，劳逸失度，可伤精害形，百病乃生。如《素问·宣明五气论》指出，“久视伤血，久卧伤气，久坐伤肉，久立伤骨，久行伤筋。”提醒人们，应“和于术数”，要“形劳而不倦”“勿伤其正”。否则“以欲竭其精，以耗散其真”，罹患至矣。《黄帝内经》还指出了积极锻炼、修身养性的具体方法，平时既要“夜卧早起，广步于庭”，“与鸡俱兴”，又要“呼吸精气，独立神守”，进行动静兼养，使“形与神俱，而尽终其天年，度百岁乃去。”

《灵枢·本神》云："故智者之养生者，必顺四时而适寒暑，和喜怒而安居处，节阴阳而调柔刚，如是则辟邪不至，长生久视。"这是对《黄帝内经》的养生防病学术思想的高度概括。

三、孙思邈是理论与实践相结合的养生学大家

孙思邈是唐代的一位杰出的医药学家、养生学家，享年102岁，他博学多闻，一生著书颇丰，有《千金要方》《千金翼方》《五脏旁通明鉴图》《明堂经图》《千金翼方》《福禄论》《摄生真录》《神枕方》《银海精微》等书。养生内容颇广，涉及饮食、起居、导引、按摩、气功、食治、辟谷、房中术等。

1. 自慎为本。《新唐书·孙思邈传》有他回答唐代诗人卢照邻问其养生要术之语："天有盈虚，人有安危，不自慎，不能济也。故养性必先知自慎也。"所谓自慎就在于强调自我谨慎的调摄养生，"是以善摄生者，卧起有四时之早晚，兴居有至和之常制，调利筋骨有偃仰之方，祛疾避邪有吐纳之术，流行营卫有补泻之法，节宣劳逸有与夺之要。忍怒以全阴，抑喜以养阳。然后先服草木以救亏缺，后服金丹以定无穷，养性之理尽于此矣。""是以至人消未起之患，治未病之疾，医之于无事之前，不追于既逝之后。"并指示："每日必须调气、补泻、按摩、导引为佳，勿以康健便为常然，常须安不忘危，预防诸病也。"所以，凡是重视生命的人，讲究自慎养生，为其根本要旨。

2. 情志颐养。孙思邈引用嵇康的话说："养生有难，名得不去为一难，喜怒不除为二难，声色不去为三难，滋味不绝为四难，神虚精散为五难。五者必存，虽心希难老。"强

调情志活动与颐养有密切的关系。他继承《黄帝内经》的情志养生，根据“恬淡虚无，真气从之，精神内守，病安从来”的原理，提出情志修养的“十二少”。否则，“多思则神殆，多念则志散，多欲则志昏，多事则形劳，多语则气乏，多笑则脏伤，多愁则心摄，多乐则意溢，多喜则忘错昏乱，多怒则百脉不定，多好则专迷不理，多恶则憔悴无欢。”强调“此十二多不除，则荣卫失度，血气妄行，丧生之本也。”

3. 起居应时。孙思邈十分重视起居对人体的影响，他说：“冬时天地气闭，血气伏藏，人不可作劳出汗，发泄阳气，有损于人也。”“凡人卧，春夏向东，秋冬向西。”同时提出“冬不欲极温，夏不欲穷凉”的观点，说明冬季睡觉不宜过于重裘，覆被或室中安置旺火，夏天睡觉不可贪凉而露卧当风。

4. 饮食三要。对于饮食，一要适量，少食多餐，提出：是以善养性者，先饥而食，先渴而饮，食欲数而少，不欲顿而多……常欲令如饱中饥，饥中饱耳。二要清淡，少荤腥，常学淡食……常宜轻清甜淡之物，大小麦面、粳米等为佳。三要卫生，吃饭时要“戒除烦恼，不快，否则无益”；“食毕当漱口数过，令人牙齿不败”，“每食讫以手摩面与腹，令津液流通……”反对“饱食即卧”。这些观点，一直被养生家所推崇。

5. 房事适度。男女房事，主节泄应适度，抑扬其通塞。引彭祖“上士别床，中士异被，服药百裹，不如独卧”之说，来强调节制房事的重要性。指出：“凡觉阳事辄盛，心谨而抑之，不可纵心竭意，以自贼也。”不过，“凡人气力自有强盛过大者，亦不必抑忍，久而不泄。”并且根据年龄、体质提出施泄次数。在大风、大雨、大雾、大寒、大暑、雷电霹雳、远行、疲劳、饮食、醉酒、大喜、大悲，男女热病未差，女子月血，新产者皆不可合阴阳。

四、明清时期的学术特点

中国养生学，肇始于先秦，充实于汉唐宋元。至明清，进入蓬勃发展时期，不但在理论上有所建树，而且已能普及到民众之中，其学术特点有治心学说，综合调理，颐养保健等。

1. 治心学说。明太祖第十七子宁献王朱权，信奉道家学说，提出“疗人之心”的主张，后世深契其言。正德、嘉靖年间，由于皇帝昏庸，太监、贪官、污吏当道，使养生观念受到压抑，治心学说得到进一步发展。其意一方面包含着消极反抗，另一方面也确实能收延年益寿之效。洪氏校录的《霞外杂俎》，借东谷居士敖芙漫游山溪遇铁脚道人授书为题，指出摄生之要在于“每日只服一剂快活无忧散”（按：配方为“除烦恼，断妄想”），或遇事不如意，加服一剂“和气汤”（按：配方为“忍、忘”）。他解释和气汤说：“此方先之以忍，可免一朝之忿也。继之以忘，可无终身之憾也。”并指出铁脚道人得享高龄，与服膺此类以心理疗法为主的养生之术攸关。高濂撰《遵生八笺》；他将心神称为“灵君”，强调只有使其守位，人体“百属”方有所统帅。他要求人们保生须知爱养心神，才能却病延年。

到了清代，由于皇家突出“养心”，经常出入议事于“养心殿”，加以在政治上采取高压政策，大兴文字狱，也促进了治心学说的发展。较著名的著作如1697年石成金《长生秘诀》，将“心思部”列在第一，作歌云：“世间要识卫生道，喜笑常多烦恼少。对景不乐无事忧，此种地狱自寻讨。”

还说："思虑之害甚酒色，穷思极虑精神失。肾水渐枯心火炎，百病侵身寿难得。"清代中后叶，治心之学的研讨重点，逐渐转向养病方面。沈子复于是1877年撰《养病庸言》，以治心为纲，立养病之务（知、忌、拒、耐、看、调燮）、六戒（昧、忧、迎、忽、愤、糟蹋），劝告患者"生病之时不可更存壮健时习气，复原后不可便忘生病时情景"。

2. 综合调理。明清两朝的养生著作，无论静养、动养、食养、药养，都将具体调理方法的阐述放在首位，其理由诚如明·袁昌龄所云："治身养性，务谨其细。不可以小益为不足而不修，不可以小损为无伤而不防。凡聚小所以就大，损一所以至亿也。若能爱之于微，成之于著者，则知道也。"

明嘉靖年间，衢州知府周臣撰《厚生训纂》，凡性情之动，饮食起居之节，推而处己，睦亲、治家之大概，皆取其简易，加以著录。嗣后，万全（密斋）撰《养生四要》（1549），提出了寡欲、慎动、法时、却疾诸养生原则，对违反这些原则产生的疾病，皆列有药物救治办法。清代程钟龄所撰《医学心悟》，对养心颇多心得。他总结出节饮食、慎风寒、惜精神、戒嗔怒四种保生方法，强调用此"弥患于未萌"，犹如内服成仙之"人参果"一样有效。余若《同寿录》《养真集》等，讨论静养方法亦富。明代龚居中所撰《五福万寿丹书》和《红炉点雪》（1624），认为老人安养、延龄，应从居处、调摄、保形、节欲、按摩、功药（气功）六方面入手，还对"火起行长安"，"梦失封金匮"等十八种导引方法作了详尽解释，给研究动态养生，提供了有价值的资料。

注重动、静、食、药综合调理方法的著作，明代以高濂《遵生八笺》最佳。该书原题为屠隆（纬真）真人著，表明属道教人士的作品，书中“清修妙论笺”，“四时调摄笺”和“起居安乐笺”等主要谈静养，“延年却病笺”主要谈动养，“饮馔服食笺”主要谈食养，“灵丹秘药笺”主要谈药养。清代谈调理方法较全面者，还有徐文弼于1774年编撰的《寿世传真》。徐氏说，养形而至于却病延年，是人力可以胜造化之事，“只是人不为耳”。他主张修养须行内外功，宜葆精气神，宜知要知忌知伤，宜四时调理，宜饮食调理，宜护持药物，对养生方法阐述也比较透彻。

3. 颐养保健。明·王象晋《清寤斋心赏编》，曾特别指出自养之旨在于：“老年躯体素温存，安乐窝中别有春。尽道山翁拙于用，也能康济自家身”。表明该书也侧重老人养生。清代马大年《怡情小录》，介绍西山蔡季通睡诀云：“睡侧而屈，睡觉而伸，早晚以时。先睡心，后睡眼”，很切合实用。明·陈继儒《陶朱公致富奇书》中，谈到饮食养生时，向人介绍宋·陈直《养老奉亲书》的食养方法。清代裴一中撰《裴子言医》，明确提出言医须“重调摄而轻方药”，认为调摄优于祛病，利于长寿。明·嘉靖年间，新安徐春甫撰《老老余编》两卷。该书于卷首指出，做医生应当“洞烛摄养之方以副人子之孝心”。清代乾隆年间，著名养生学家曹延栋（慈山）撰《老老恒言》五卷。该书系作者75岁“老态毕现”之时，凡有涉养生者，摘取以参得失，亦只就起居寝室琐屑求之，希冀使老者“成获康宁之福”。书中卷五为粥谱说，认为养生家书粥谱之方甚多，爰撰为谱，先择米，次择水，次火候，次食候。不论功力深浅之不同，“第取气味轻清、香美适口者为上品，少逊者为中品，重浊者为下品”，共100种，借为调养治疾之需。曹氏强调，“养生之道，惟贵自然，不可纤毫着意”，主张从节饮食，调精神，慎起居，辅运动等方面进行摄养。他本人身体力行，食精而少，不用晚餐，享年90余岁。因此，直到目前，这些论点和方法，对老年保健仍不乏积极意义。

综上所述，养生学的内容非常广博，可分为静态养生与动态养生两大部分，静态养生重在治心，动态养生重于气功，而动静结合养生学说越来越受到养生学家的重视。新中国成立以来，中国养生学得到进一步的发扬，如《中国养生全书》等著作问世，展现了中国养生学发展的广阔前景。

年 谱

1930 年 10 月 26 日，先生出生于江苏省启东县新安镇。

1947 年先生求学于江苏启东董氏中医学校。对《中西汇通医书五种》《六因条辨》有所认识。对《内经知要》有所了解。

1950 年又拜启东名医、上海市纺织工业局第二医院中医顾问吴安庆为师，主攻《伤寒论》，以背诵原文为主，逐条进行讲解，前后对比分析，便于领悟。继而学习《金匮要略心典》《黄帝内经素问集注》《叶天士外感温热篇》等。

1953 年 2 月参加上海市第五中医进修班，学习现代医学知识以及继承整理祖国医学遗产的思路与方法，张镜人教授为班主任。先生从此称张镜人为老师，非常尊敬，直至今日。

同时，在上海市嵩山区行医，参加上海市卫生工作者协会，还接受政府安排的预防防疫工作任务。

1954 年 2 月参加上海市开业医师医学进修班，此班主要是为提高西医开业医师临床水平而办，任课老师均为沪上第一流的西医专家，马永江教授任班主任，先生被推选为学习委员，历时三年之久。为日后进入综合性医院工作，打下良好的基础。

1955 年 3 月前往上海市卫生局直属中医门诊所工作（后改为上海市公费医疗第五门诊部，现为上海中医药大学岳阳医院门诊部）。这是先生从事中医生涯中新的起点。

为了培养青年中医，经徐福民主任推荐，先生向陈大年老师学习妇科，向章次公老师学习内科。章次公老师赴北京任卫生部中医顾问前夕，特持《柳选四家医案》相赠，并题字曰“医案为古人积验所在，近贤经验之总结亦汇集于医案，特持赠，云鹏同志揣摩，章次公倚装，时同事于第五门诊部。”

1956 年 6 月徐福民等与先生撰写“青木香治疗高血压病的初步观察”，发表于《上海中医药杂志》1956;(1):19。此文为青木香治疗高血压病的首次报道，其后为医家所重视，不少书刊引述。

1956 年 7 月调至上海市公费医疗医院（后改为延安医院，现为华东医院北楼）筹建中医病房，成立中医科。

在医疗实践中，又拜姚揖君与曹惕寅为师。姚师重在经方的应用，喜用温药与补肾；曹师主张万病唯求一通，药取灵通流动之品。两师均有所长，先生总是兼收并蓄，为我所用。

其后，又进上海市卫生局中医内科进修班，主要进修中医经典著作及内科学。

1958 年进上海中医学院第一届中医进修班深造。当时的培养目标是造就一批中医师资人才，补充中医教学力量薄弱的现象。经入学考试，先生被分配在“伤寒论”组学习、研究、备课、试讲教学等。

1959年在上海警备区西医学习中医班讲授《伤寒论》，得到好评。

1960年在上海中医学院第二届中医进修班讲授《伤寒论》，沈济苍老师表示满意。又在上海中医学院附属推拿学校讲授《伤寒论》，反映良好。

1961年中华医学会上海分会神经精神科学会召开1961年年会，“中西医结合神经衰弱辨证分型的研究”一文，博得西医专家、中医专家的欣赏。

1963年发表“对《伤寒论》与《内经·热论》关于六经问题的我见”一文于《上海中医药杂志》1963；(9)：13，因中医学术界对《伤寒论》与《内经·热论》的关系有所争论，先生有感而作，得到章巨膺、沈济苍老师的赞同，该文发表后得到研究《伤寒论》学者的引述。

1963年先生从事肝病的研究，曾与厦门康良石一起进行病房会诊。撰写“中西医合作治疗慢性肝炎的疗效观察及中医分型的初步探讨”，发表于《上海中医药杂志》1963；(1)：13，引起有关单位的关注。

先生还参加上海市肝病协作组，成员有上海市第一人民医院夏理彬，上海肿瘤医院孙曾一等。

1965年8月贯彻中央精神，以卫生工作队形式，由上海市卫生局王聿先局长带领，上海市延安医院（华东医院、公费医院合并）前往奉贤，先生任四团公社卫生工作队指导员，负责培训，医疗及思想工作，历时九个月，主动要求留下来工作，医院领导未允而回院。

1967年上海市延安医院以“上海市星火医疗队”为名，组织医院医务人员奔赴贵州平塘县，为少数民族群众送医送药，历时一年。先生坚持巡回医疗，走遍西关地区120个村寨，受到当地人民的欢迎。由于先生的出色工作，受到上海领导的表扬，被上海市卫生局评为上海市卫生系统积极分子。

1970年11月根据卫生部意见，上海市支援云南，将延安医院北楼（原上海市公费医疗医院）全院迁往云南省昆明市，定名为昆明市延安医院。先生举家搬迁昆明。从此，为云南省昆明市各级领导干部及广大群众服务达18年之久，所到之处，口碑皆好。

1973年先生任昆明市延安医院中医科副主任。

受聘于昆明医学院附属第一医院西医学习中医班，讲授《中医内科学》。

1974年受聘于解放军72医院西医学习中医班，讲授《中医内科学》。

1974年应梁国才主任所约，共同撰写《心脏病基本知识》，云南人民出版社出版。

1974年先生开展冠心病研究，设专科门诊。曾发表“沉没培养灵芝与人工栽培灵芝治疗冠状动脉粥样硬化性心脏病的临床观察”一文，刊《云南医药》1974;(4):21，以及云南冠心片等临床观察。

1974年任教于昆明市卫生局西医学习中医班第1~3期，主讲《温病学》及临床经验，效果较好。

1974年至1984年先生在中华中医学会云南分会举办的专题学术讲座主讲《伤寒论》、“温病学说”、“内科证治”达36次。经民意调查，先生学术水平，讲课艺术，名列前茅。

1975年至1978年为昆明军区军医学校西医学习中医班第1~3期讲授《中医内科学》，为培养西医学习中医人才，不辞辛劳。

1977年至1978年为云南省中医研究班第1~2届讲授《伤寒论》、“冠心病辨证论治”、“发热初议”、“附子辨证应用”等。

1979年至1986年为云南省中山业余学校讲授《伤寒论》《温病学》《内科学》等课程。

1979年5月中华全国中医学会召开全国第一届中医学术会议，“发热初议100例分析讨论”被选为大会交流。

1979年获昆明市延安医院先进工作者荣誉称号。

1979年被选举为中华中医学会昆明分会常务理事兼秘书长。

1979年为云南省在职温课班讲授“诊断与辨证”。

1979年“肝炎辨治探讨”，获昆明市卫生局1979年科技二等奖。

1980年3月，昆明市卫生局为了加强中医工作，调先生至昆明市中医医院任中医内科主任之职。

1980年5月20~27日参与中医古典医籍专题辅导讲座，主讲《温病学》。

1980年10月参加中华全国中医学会在昆明召开的“全国中医理论整理研究讨论会”，各抒己见，很有启发。

1980年获昆明市中医医院先进工作者称号。

1980年“日全食对人体有无影响的观察研究”获昆明市卫生局1980年科技三等奖。

1980年“高血压病中医临床研究”获昆明市卫生局1980年科技一等奖；获昆明市科学技术协会优秀学术论文四等奖。

1981年在上海参加耗散结构理论讨论会。

1981年8月25日昆明市科技进修班速成日语班学习期

满，先生经考试合格准予结业。

1981 年 12 月 16~22 日中华全国中医学会内科学会成立暨首届学术交流会在武汉召开，“攻下法在急症领域治疗中的地位”一文，在大会上交流，先生被选为内科学会委员。会上结识江西张海峰教授，江苏朱良春主任，幸甚。

1981 年“攻下法在急症领域的应用研究”获昆明市卫生局 1981 年科技三等奖；获昆明市科学技术协会优秀学术论文四等奖。

1981 年先生与上海中医学院合作的“从日全食对心血管疾病患者的影响看中医的‘天人相应’学说”课题，获上海市卫生局 1981 年中医药科研成果二等奖。

1982 年 4 月 26 日著名科学家钱学森教授接见先生，并进行座谈。

1982 年 8 月 29 日聘先生为《云南中医杂志》编辑委员会委员。

1982 年“不整脉的特征及中医治疗研究”获昆明市卫生局 1982 年科技三等奖。

1982 年获昆明市中医医院先进工作者称号。

1983 年 2 月“《伤寒论》要义”对《伤寒论》的主要精神及内容，进行概括，自 1981 年至 1983 年于《云南中医杂志》连载七篇。帮助读者系统理解《伤寒论》有积极意义。

1983 年 7 月先生去烟台参加全国中医学会内科学会中风病、热病学术交流会。与北京王永炎、陕西张学文、山东陆永昌、成都杨明均等进行热烈讨论。

1983 年 12 月 20 日参加“云南省中医、中西医结合临床科研方法讲习班”开幕式。

1983 年 12 月 29 日经中国中西医结合研究会云南分会邀

请，为“中医、中西医结合临床科研方法讲习班”讲课“临床科研之经验简介”（开展高血压病、冠心病的中医临床研究经验）。

1983年“中风证候类型及治疗要点的研究”获昆明市卫生局1983年科技一等奖；昆明市科学技术协会优秀学术论文四等奖。

1983年“不整脉与心电图及临床诊断辨证的相互关系的研究”获昆明市卫生局1983年科技三等奖。

1984年3月22~23日主持组织昆明地区“风温诊治规律探讨”专题讨论会。

1984年5月22日参与云南省中医学会组织的“中医内科心肾疾病系统讲座提高班”，在翠湖科技宫报告厅作了“中医对心系病的认识”学术报告。1984年8月14日、1984年8月21日作了“眩晕中风”学术报告。1984年10月23日、1984年10月30日作了“参伍不齐”的学术报告。

1984年6月，先生以“王清任瘀血学论与常见心血管病的临床探讨”论文，参加在河北举行的王清任学术思想讨论会。

1984年9月先生受聘于昆明市中医医院学术委员会副主任。

1984年12月11日，在昆明市科技宫报告厅作“厥脱诊治探讨”的学术报告。

1984年获昆明市中医医院优秀知识分子荣誉称号。

1984年“王清任瘀血学说与常见心血管疾病的临床研究”，获昆明市卫生局1984年科技二等奖。

1984年“脉塞通治疗急性脑血管病的研究”，获昆明市卫生局1984年科技二等奖。

1985年先生任云南省卫生厅医学科技成果中医学科评审委员。

1985年先生在云南中医学院讲授《伤寒论》及“脉学研究”。

1985年先生在云南省内科、儿科进修提高班讲授《伤寒论》、温病名著、《内科学》，任副班主任，主持教务工作。

1985年至1987年先生任昆明市卫生系统中医专业考评委员会副主任，兼办公室主任。

1985年5月13日“光明日报”第二版发表了先生的“中医学理论与现代科学总趋势相适应”的文章。文中系统论述中医学的基本指导思想是与现代科学的总趋势相适应的，中医学术能够历数千年而发展至今，决不是偶然的。

1985年全国第二次中风病学术研讨会在长春召开，先生在大会上宣读了“试论中风与气血”，提出“气血逆乱”是中风的总病机，引起与会者的兴趣。

1985年9月10日云南中医学院表扬先生为学院建设和培养中医药人才作出了贡献，颁发荣誉证书。

1985年12月应刘强之邀，撰写“卒中救治务求清”医话一则，入编《名老中医医话》一书，由科学技术文献出版社重庆分社出版。

1985年获“昆明市中医医院优秀知识分子”荣誉称号。

1985年“消栓冲剂治疗急性脑血管病临床研究，获昆明市卫生局1985年科技一等奖。

1986年2月5日，受聘为“疑难病中医专家函诊中心”专家。

1986年4月5日云南《春城晚报》发表记者采访稿，“云厚雨猛，弓劲箭远”，记昆明市中医医院中医内科，报道医护人员的优良医疗服务态度和狠抓医疗质量，提高医护人员素质的事迹。

1986 年 6 月 16 日，云南省卫生技术高级职务评审委员会认定先生主任医师职务资格。

1986 年 6 月 16 日在山东召开“中风病中医临床诊断暨疗效标准鉴定会”，先生在大会上宣读了“关于中风诊断及疗效标准的刍议”，与会者表示赞同。

1986 年 6 月 18 日先生受中华全国中医学会山东分会邀请，在泰安进行讲学，题为“发热证治探讨”，得到好评，并与录像。

1986 年 6 月 29 日受聘《中国医药学报》特约编辑。

1986 年 7 月第二届全国中医心理学学术讨论会在黑龙江召开，先生发表“不寐的心理过程与治疗”的论文。

1986 年 8 月任云南省中医学会第二届理事会理事，云南省中医学会内科专业委员会副主任。

1986 年在国际科技交流传统医学专修班，先生讲授“心病中医疗法”，博得国际友人的称赞。

1986 年 10 月中华全国中医学会内科学会第二次学术交流大会在成都召开，先生递交了“心脑血管病应用虫类药临床探讨”一文。

1986 年 12 月 18 日先生被昆明市科学技术协会评为第二届学会活动积极分子光荣称号。

1986 年“缺血性中风辨治规律及运用通腑化痰法诊治的临床研究”被评为卫生部 1986 年度重大科技成果乙级奖，先生为中风病中医诊断疗效评定标准的主要完成者之一，分享该项目科技成果奖。

1986 年“不寐心理过程与治疗”获昆明市卫生局 1986

年科技二等奖。

1987 年 1 月 8 日受聘为云南中医学院学术科研评审委员会成员。

1987 年先生应云南省撰写科研论文学习班之邀，作了“勤于累积，善于探索”的报告，得到胡军的协助，受到与会者的好评。

1987 年云南中医学院授予先生“教书育人优秀教师”光荣称号。

1987 年 12 月先生调至上海市中医文献馆工作。

1988 年 6 月 1 日上海市卫生局高级卫生技术职务评审委员会复核确认先生主任医师卫生技术职务。

1988 年 6 月 3 日先生被上海市中医文献馆聘为馆长助理兼老中医经验及民间医药研究室主任。

1988 年全国第三次中风病学术研究会在陕西汉中召开，先生作了“中风发病原委研究现状”的学术报告。

1989 年 1 月 4 日健康报报道题为“致力祖国医学的继承与发扬”，主要介绍先生所负责的老中医经验和民间医药研究室的工作业绩。

1989 年 10 月前应詹文涛主任之约，先生为《长江医话》撰写“攻下法拾零”，“中风气血论”，“厥逆释义与临证”，“治温良机在气分”等。由北京科学技术出版社出版。

1989 年“姜春华教授临床思路与方法的研究”经审批列为 1989 年国家中医药管理局课题，先生为课题负责人。

1990 年 11 月先生被选举为上海市中医药学会第一届理事。

1991 年 6 月 20 日先生与上海市卫生局中医处施志经副处长参加全国继承老中医药专家学术经验工作座谈会（江西

庐山），交流了上海市的继承工作特点，听取了全国各地的经验。华东地区代表希望在上海开一个现场交流会。

1991 年 9 月 19 日上海市中医文献馆召开了“馆员中秋茶话会”，国家中医药管理局朱杰副局长、上海市卫生局党委副书记周立光作了指示，姜春华教授、张镜人教授、裘沛然教授、李国衡教授先后讲了话，先生作了上海市中医文献馆近年来继承整理老中医学术经验工作概况的报告。

1991 年 10 月 6 日参加首届上海市科技节大型医疗咨询活动，结识不少科技界人士。

1991 年应施杞教授所约，参与并统稿《历代中医学术论语通解》一书，上海科学技术文献出版社出版。

1992 年 1 月遵姜春华老师所嘱，先生撰写“姜春华学术观点与临床思路举要”发表于《中医药研究》1992；（2）：5。

1992 年 3 月主编《中国历代中医格言大观》上海文汇出版社出版。

1992 年 7 月 15～18 日先生出席国家中医药管理局中医脑病急症协作组科研工作会议，会议由北京中医学院王永炎教授主持，国家中医药管理局医政司司长陈佑邦参加会议。

1992 年 10 月先生被评为上海市卢湾区“老有所为精英奖”。

1992 年 10 月 1 日先生开始享受中华人民共和国国务院政府特殊津贴待遇。

1992 年 10 月受聘于上海市高等教育局、上海市高等学校教师高级职务评审委员会中医学科评议组成员。

1992 年 10 月参加“’92 食疗文化研讨会”，发表了“中国养生学史略及学术思想举要”一文。

1993 年 1 月受聘为南通市良春中医药临床研究所名誉董事暨专家委员。

1993 年 1 月 20 日先生接受上海电视台采访：开展科学研究必须走科工贸一体化的道路，由记者霍云主持。

1993 年 4 月 23 日上海市名老中医学术之家正式成立。上海市卫生局副局长张明岛教授为学术之家题写了匾名。市卫生局的王道民局长和全国著名老中医专家张镜人参加了开幕仪式，并亲自揭牌。先生为上海市名老中医学术之家办公室主任，积极参与了筹建工作。

1993 年 6 月受聘为上海中医药大学、上海市中医药研究院专家委员会名誉委员。

1993 年 8 月江苏省南通市卫生局编写的《南通地方中医史》，登录先生生平简介及学术思想。

1993 年 8 月 20 日《中国医药荟萃丛书全国专科特长名医选编》收录先生专科特长传略，并受聘担任特约编委，天津人民出版社 1994 年 6 月出版。

1993 年 8 月受聘担任《中国当代高级专业技术人才大辞典》编委会编委。中国华侨出版社，1995 年 6 月出版。

1993 年 8 月 25 日上海电台《万家新潮》节目播出“治病求医，妙手回春治肝硬化”。走访先生及病员，介绍治疗肝硬化的体会。

1993 年 10 月 31 日应邀参加上海市广播电台《名医坐堂》，在静安区体育馆，举行“百名专家大型疑难杂症医疗义诊活动”。

1993 年 12 月 25 日上海市卫生局批准成立上海市名老中医诊疗所，集中高水平的中医技术力量，以攻克疑难杂症，解除病家痛苦为己任，先生被邀参与该所诊疗业务，定每周四上午为门诊时间。开幕时卫生部张文康副部长到会并致贺词。

1994 年 1 月 30 日参加东方广播电台、上海市卫生局防疫处、上海慢性肝炎防治研究中心、上海市中医肝病医疗协作中心组织的“健康上海，全市肝病防治专家义诊活动”，在上海美术馆举行。1 月 31 日文汇报刊登记者摄影报道“这是上海名医张云鹏教授、邬祥惠教授在义诊”。

1994 年 4 月受聘为“上海市中医中风医疗协作中心”顾问。

1994 年 5 月应上海广播电台所约，撰写“中风的中医防治”入编《名医坐堂》一书。四川人民出版社出版。

1994 年 6 月先生主持裘沛然教授为导师的朱立鸣博士毕业论文答辩委员会，对裘老的教学有方，十分推崇。

1994 年 8 月 1 日 ~2 日在北京举行首届中韩学术研讨会（中风病），由中国中医药学会、韩国韩医师协会主办，卫生部副部长、国家中医药管理局局长张文康，以及诸国本副局长，先后发表了热情洋溢、支持鼓励的讲话。先生作了题为“中风病治则研究述评”的发言，受到中外学者的肯定。与韩国韩医师协会国际委员长裴元植教授、大韩韩医学会内科学会会长林逸圭教授相识与交流。学术继承人花根才副主任医师也参加了会议。

“中风病治则研究述评”一文，后被全国急症大会论文专辑所收录。

1994 年 10 月主编《姜春华学术经验精粹》，中国中医药出版社出版。

1994 年 11 月 23 日出席上海市卫生局《上海卫生志》中医人物传录评议会。

1995年1月2日上海市卫生局、东方广播电台、上海医科大学、上海中医药大学、第二军医大学等联合举办'95沪上百名医学专家大型健康咨询活动，在静安体育馆进行。先生应邀参加，咨询者颇多。

1995年1月4日举行上海市继承老中医药专家学术经验导师带教经验交流会。张镜人教授、颜德馨教授发了言，先生作了继承研究班工作回顾与展望的介绍。

1995年8月18日上海市中医文献馆、上海市对外文化交流协会，为庆祝上海市中医文献馆老中医门诊部分部成立，在新锦江大酒店白玉兰宴会厅举行开幕式，先生应邀参加。

1995年8月19日香港文汇报报道："上海市中医文献馆昨开设门诊分部，上海市中医药科技情报研究所学术委员会主任、肝胆心脑血管疾病专家张云鹏等著名老中医今天为闻讯赶来的海外华人坐堂义诊。"

1995年9月接受韩国留学生金光先临诊学习。

1995年11月2日沪卫中医（95）字第19号文件"关于荣获上海市名中医的通知"中确定先生为"上海市名中医"。

1995年11月10~15日先生应国家中医药管理局科技教育司邀请，赴北京参加起草全国老中医药专家学术经验继承工作的有关文件。

1995年12月上海市卫生局召开大会授予先生"上海市名中医"称号，并颁发荣誉证书与铜牌。

1995年12月9日由上海市卫生局、东方广播电视台组织在华东医院举行上海市名中医大会诊，先生热忱参加，患者颇多，应接不暇。

1995年12月12日应邀参加上海中医药大学关于市教育

委员会重点学科专家论证会。

1996 年 2 月 20 日北京中医药大学王永炎院士介绍美国加州董丽蓉医师前来临诊进修。

1996 年 3 月 11 日先生受聘为上海市中医文献馆顾问。

1996 年 3 月 28 日先生等所著“肝病辨治心法”一文荣获第三届世界传统医学大会暨世界传统医学优秀成果大奖赛，国际优秀成果奖（美国旧金山）。

1996 年 4 月 9 日在上海市继承老中医药专家学术经验研究班专题学术讲座作“攻下法临床应用一得”的报告。

1996 年 4 月 27 日在 WHO 合作项目脑血管病中医康复研讨会上交流“中风病中医康复治疗探赜”一文。

1996 年 5 月受聘为中国传统医学研究会风湿病研究所研究员。

1996 年 6 月 25 日在上海市名老中医学术之家，召开上海市第二届继承老中医药专家学术经验工作指导老师座谈会，先生作了“开展继承工作概况”的报告。

1996 年 10 月长春中医学院任继学教授来函询问关于明清中医珍善孤本精选之事。

1996 年 10 月先生应李积敏之约，撰写“审因辨证独到，秘方选药举隅”一文，入编《中国传统医学名医特技荟萃》一书，任常务编委，中国中医药出版社出版。

1996 年 10 月上海市人事局、上海市卫生局、上海市医药管理局，沪人（1996）167 号文件，确定先生为第二批全国老中医药专家学术经验继承工作指导老师。

1996 年荣获“上海市老有所为精英奖”光荣称号。

1995—1996 年度荣获“上海市普陀区五好文明家庭”光荣称号。

1997年1月7日国家中医药管理局，国中医药继办[1997] 1号文件，关于公布全国第二批继承工作中第一批老中医药专家及继承人名单的通知。先生为指导老师，陈理书、杨悦娅为学术继承人。

1997年2月20日举行上海市继承老中医药专家学术经验研究班学术继承工作会议，先生作了教学计划及其说明的报告。

1997年2月27日在上海中医药大学举行全国第二届上海市继承老中医药专家学术经验拜师大会。国家中医药管理局指派全国老中医药专家学术经验继承工作办公室负责人前来参加大会，上海市人事局、卫生局、医药管理局的领导均出席了会议。陈理书作为学术继承人代表在拜师大会上发言。文汇报对大会及时作了报道。

1997年4月30日举行上海市第二届继承老中医药专家学术经验出师大会。先生与学术继承人周琴花、花根才出席会议，分别领取荣誉证书与出师证书。

1997年5月先生的医学成就与传略被收录刊登在《世界名人录》，并聘为特约顾问编委。香港中国国际交流出版社。

1997年8月5日参加上海市人民政府参事、南宋以来何氏世医第28代传人何时希教授告别仪式，感慨万千。

1997年9月前应张学文教授所约，撰写“临证四法使之‘醒’”，一文，入编《近代中医名家论治中风病荟萃》一书。陕西科学技术出版社出版。

1997年9月前受王丁南先生所邀任《古今中风医案荟萃》一书顾问，并将“中风发病原委研究现状”一文入编。陕西科学技术出版社出版。

1997年9月27日在香港南洋酒店24楼召开《世界名人

录》首发式暨出版交流会，先生受邀参加。

1997年10月受聘为上海市卫生局卫生系列高级专业技术职务任职资格评审委员会名老中医学科评议组成员。

1997年10月受聘为陕西咸阳中医疑难病研究所特约研究员。

1997年11月受聘为中国科技文献研究编辑委员会中医典籍编辑部编辑。

1997年10月16日上海中医药大学基础医学院院长吴敦序教授介绍日本檀上敏秀前来临诊学习。

1997年10月21日参加上海市卫生局中医药科研成果鉴定会。

1997年11月21日国家中医药管理局全国老中医药专家学术经验继承工作办公室赵来玺等对我市继承老中医药专家学术经验工作进行阶段检查，对带教单位、指导老师、学术继承人进行检阅。检查领导对上海市的继承工作作了“目光远，思路明，管理好，教学实”的评价。

1997年荣获“全国老有所为奉献奖”。

1998年1月先生接到通知云：鉴于您为社会做出的杰出贡献，成就卓著，已录入《中华成功者》大型权威资料专辑及电脑档案库。

在先生的积极筹备组织下，上海电视台外文台“都市漫步”节目于1998年3月20日、21日；8月28日、29日，四次播出关于我市继承老中医药专家学术继承工作成就的电视报道片。

1998年4月30日应上海市中医药学会邀请，以“攻下法临床应用一得”一文，作为上海市名中医学术讲座的学术报告。

1998年5月31日、6月2日“脂肪肝防治思路新探”科研论文荣获第四届世界传统医学大会、世界传统医学优秀科技成果、国际优秀成果奖（美国洛杉矶）。

1998年6月出席’98世界医学成果博览及现代医学论坛大会，6月26~29日马来西亚槟城召开。先生被推选为荣誉主席。大会交流了“脂肪肝防治要领”论文荣获’98世界医药成果杰出论文优秀奖。会议期间与陈志仁先生、蔡铨忠先生相识并留影。

1998年8月应约“张云鹏治疗心脏病的临床经验”一文，胡坚文整理。入编“名老中医经验精要”一文，由香港医药出版社出版。

1998年9月30日先生接通知云：鉴于您在医学领域已取得的成就，聘任为香港中华中医药学院客座教授荣誉职称。

1998年10月入选《科学中国人·中国专家人才库》一书。

1998年国家中医药管理局课题“姜春华教授临床思路与方法的研究”以出版《姜春华学术经验精粹》为体现，获上海市卫生局中医药科技成果奖，1998年局级三等奖。

1998年11月10日召开了继承研究班指导老师带教经验座谈会。先生代表继承研究班介绍继承工作开展的概况。颜德馨教授、秦亮甫教授、沈自尹教授等老师先后发了言。会上肯定了继承研究班的工作。

1998年12月22日先生在全国第二届继承名老中医药专家学术经验研究班，作了“肝病辨治心法”的专题学术报告。

1999年1月6日《中国当代著作家大辞典》收录先生的

业绩。

1999年3月北京崔月犁传统医学研究中心来函要求填写专家网络登记表，先生欣然同意。因在中华全国中医内科学会成立大会时会晤，对崔老颇有感情。

1999年3月受邀参加上海市中西医结合医院名医门诊。

1999年4月28日先生获世界传统卫生组织圣塔莫妮卡医学科学家奖。

1999年5月香港世界传统医学研究会敬聘先生为国际学术顾问。

1999年6月荣获“上海市卫生局系统优秀共产党员”称号。

1999年6月18日上海市方浜中路59号名医堂邀请先生应诊。

1999年7月先生被上海市卢湾区瑞金二路街道党委在“我为创建文明社区添光彩”活动中评为“十佳”带头人。

1999年8月31日上海广播电台《名医坐堂》节目主持人邀请先生作“脂肪肝的中医治疗”一席谈，同时接受听众的提问，效果满意。

1999年9月上海中医药学会举办“上海市名中医学术与临床”学习班，邀请十位“上海市名中医”讲学，先生于9月27日应邀作了“攻下法临床应用一得”学术报告。

1999年10月15日召开上海市继承老中医药专家学术经验期满工作评审委员会会议。先生代表全国继承研究班说明出师考核要求的特点，逐个简要介绍继承人情况。专家提问、审查、投票表决。张明岛副局长作了讲话。

1999年11月先生主编《中国中医独特诊断大全》文汇出版社出版。现已告罄。

1999 年 12 月国际互联网全球寻医问药世界名医数据库已注册登录先生业绩。

2000 年 1 月 24 日《中国中医药报》名医名方录，刊登先生的简历及降脂理肝汤的主治、用法、方解及临床应用。

2000 年 2 月主编“疑难病中西医结合诊治丛书”《中风病》。科学技术文献出版社出版。

2000 年 3 月 8 日中国中医研究院信息研究所、香港中医药（中国）网络有限公司聘先生为“中国中医药网”专家团专家。

2000 年 4 月受聘为上海第二医科大学附属仁济医院名中医会诊中心特聘专家。

2000 年 4 月 25 日先生为上海市培养高层次中医临床人才研究班讲课，讲题为：“伤寒论要义”，既阐明基本精神，又联系临床实际，颇具指导意义。

2000 年 5 月 12 日上海市传染病医院院长施志经邀请先生为上海市传染病医院特聘中医专家，定期应诊。

2000 年 5 月 16 日敬邀全国著名中医临床家江苏朱良春教授为上海市培养高层次中医临床人才研究班讲课，朱老作了“虫类药在内科疾病中的应用经验举隅”的学术报告，南通市良春中医药临床研究所所长朱婉华陪同前来协助，先生主持会议，受到热烈欢迎。

2000 年 6 月 20 日诚邀全国著名中医临床家浙江何任教授为上海市培养高层次中医临床人才研究班讲课，何老作了《金匮要略临床应用》的学术报告，先生主持会议，受到一致好评。

2000 年 6 月 28 日九江路 150 号上海市名医苑聘请先生为专家顾问团成员，定期门诊，配备陈燕燕主治医生为助手。

2000年6月30日上海国际医学交流中心聘先生为上海市医学专家会诊中心特约专家。

2000年9月主编《伤寒论阐微》，是中华医学学术文库之一，中国人事出版社出版。

2000年11月《当代名老中医图集》收集了先生的照片、生平资料及学术继承人杨悦娅、陈理书的工作单位名称。由中医古籍出版社出版。

2000年11月30日根据沪卫中医2000年1号《关于开展上海市高层次中西医结合临床科研人才选拔培养工作的通知》等有关规定，确定先生为同济大学附属铁道医院王红仙西医副主任医师的中医指导老师。已签订培养协议书，市卫生局中医处批准。

2000年12月22日召开“希望之星”结业大会。根据沪卫中医（1996）2号文精神，先生于1997年10月至2000年10月期间带教并指导上海市优秀青年中医临床医师（希望之星）胡坚文主治医师，经考核结业，对指导老师特颁发荣誉证书。

2000年12月23日上海市卫生局邀请先生参加上海市人民政府组织的文化、卫生、教育三下乡的活动。上海市名中医下乡点设在青浦徐泾。陈理书副主任医师亦陪同前往助诊，受到当地群众的欢迎。

2000年12月国际卫生医学研究院聘先生为中医学一级教授。

2000年12月主编《家庭自然疗法·肝胆病》上海远东出版社出版。

2001年2月28日“美国中华医学荟萃杂志”第一届编

辑委员会聘先生为特邀编委。

2001年3月学生同济大学附属铁路医院王红仙与先生制定跟中医导师计划书，上交市卫生局中医处。

2001年4月3日根据“上海市高层次中西医结合临床科技人才培养计划”，在上海中医药大学研修部，先生向全班30名学员提出具体工作的实施要求：一、三个字的要领。二、三结合的方法。三、三方面的内容。市卫生局中医处张仁副处长、祝培英科长亦到会讲话。

2001年4月12日江苏省中医医史文献学术交流暨章次公学术思想研讨会在苏州召开，大会邀请先生参加，并在会议主席台就座，以“次公导师永远是楷模”为题，作了大会发言。会议期间，与张华强、黄煌、平马直树、加藤久幸等教授交谈，欣慰。

2001年6月8日复旦大学医学院金山医院聘请先生为中医顾问，定期查房与门诊，进行业务指导。指定张颖副主任医师为助手。

2001年6月14日先生参加国家中医药管理局科技教育司召开的全国中医药继续教育“十五”计划座谈会。

2001年6月20日日本简佩薰女士来电云：遵小高修司会长之意，诚邀先生于今年10月赴东京参加第十六届中日传统医学学术交流会，作专题学术报告。6月22日东京发出有关问题传真文件。6月23日先生给东京发传真复函表示接受邀请。

陈理书整理

后　记

中国中医药出版社编辑出版《中国百年百名中医临床家丛书》，乃中医学术界之善举，欣慰之至。余亦惭为入选。遂由胡军主任医师，周琴花、杨悦娅、陈理书副主任医师予以整理，陈理书并为之统稿。

本书收集经系统观察、资料完整之病案，其中涉及病种62种，病案举例64则。基本概括主要学术思想及临床经验。不当之处，尚希匡正。

余从事临床医疗、科学研究生涯中，蒙北京王永炎院士及云南詹文涛、赵天敏、何文丽、李明英；浙江张继业；上海梁国才、孙玮、王辉萍、余恒先等先生、同道支持与帮助，借此出版之际，谨表谢忱。

张云鹏